Elisabeth Vogt
Gisela Schlieper

Neurodermitis

Elisabeth Vogt/Gisela Schlieper

NEURO-DERMITIS

Psyche, Ernährung, Hautkosmetik

Zweite, durchgesehene Auflage

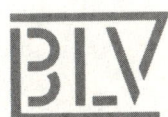

CIP-Titelaufnahme der Deutschen Bibliothek

Vogt, Elisabeth:
Neurodermitis: Psyche, Ernährung,
Hautkosmetik / Elisabeth Vogt;
Gisela Schlieper. – 2., durchges. Aufl. –
München; Wien; Zürich: BLV, 1990
   ISBN 3-405-13761-6
NE: Schlieper, Gisela:

> # Die Haut ist
> # der Sinn aller Sinne
>
> *Thomas von Aquin*

BLV Verlagsgesellschaft mbH
München Wien Zürich
8000 München 40

© 1990 BLV Verlagsgesellschaft mbH,
München

Gesamtherstellung: Friedrich Pustet,
Regensburg

Printed in Germany · ISBN 3-405-13761-6

Das Ersterscheinen dieses Buches
liegt erst ein gutes halbes Jahr
zurück. Seither erreichten
Autorinnen und Verlag viele
Rückmeldungen von Betroffenen
und Angehörigen, die die
Notwendigkeit und den Sinn dieses
Buches bestätigt haben. Auch
diese 2. Auflage möge die
Leserinnen und Leser finden, für
die sie geschrieben wurde, und
weiterhin dazu beitragen,
Nerodermitikern Unterstützung,
Zuversicht und Hoffnung zu
vermitteln.

Inhalt

Zu diesem Buch

Neurodermitis ist die Bezeichnung für eine Erkrankung des Organismus, die sich über die Haut ausdrückt und ganz unterschiedliche Krankheitsverläufe kennt. Sie hat ebenso viele Ursachen und Auslösefaktoren wie Namen. Die gebräuchlichsten sind »endogenes Ekzem« (= von innen kommend, anlagebedingt) oder »atopisches Ekzem« (= anders reagieren). Das Wort Neurodermitis beinhaltet eine Beteiligung der Nerven im Zusammenhang mit einer Hautentzündung. Neurodermitis ist also nicht nur eine Erkrankung der Hautoberfläche, sondern ein von vielen Faktoren geprägtes Krankheitsbild, über das es ebenso viele Sichtweisen von Betroffenen und Behandelnden wie Ursachen und Auslösefaktoren gibt. Ein ganz wesentlicher Aspekt in der Behandlung ist sicher, daß die einzelnen Patienten mit ihrer ganz individuellen Reaktion, Veranlagung, Persönlichkeit und Geschichte gesehen werden.

Die Zahl der von Neurodermitis Betroffenen steigt stetig an. Sprach man 1973 noch von 300 000, so waren es 1985 schon 600 000. Heute müssen etwa zwei Millionen Menschen in der Bundesrepublik Deutschland damit leben. Immer mehr Kinder sind davon betroffen.

Neurodermitiker haben eine sehr trockene und empfindliche Haut, die auf Einflüsse von innen und außen reagiert. Im Säuglings- und Kleinkindalter findet sich häufig Milchschorf. Davon sind überwiegend der Kopf und die Wangen betroffen, später wechseln die befallenen Stellen auf Ellenbeugen, Handgelenke, Kniekehlen und Hals. Sie können sich auch über den ganzen Körper ausbreiten. Kennzeichnend für jede Phase ist immer der außerordentlich quälende Juckreiz.

▷ Die Bereitschaft zur Krankheit ist in der Anlage vorhanden, was sich auch in der Krankheitsbezeichnung »Neurodermitis konstitutionalis« ausdrückt. Die Haut ist das schwächste Organ der Neurodermitiker, mit dem sie auf verschiedenartige Belastungen reagieren.

▷ Spannung, Streß und seelische Konflikte werden häufig von Neurodermitikern über die Haut verarbeitet. Sie ist Ausdrucksmittel für akute Gefühle und Anspannung. Neurodermitiker sind sehr verletzlich, können sich schwer zur Wehr setzen und haben meistens Probleme, eigene Wünsche und Bedürfnisse direkt auszudrücken. Sie haben die Tendenz, sich zu überfordern und selbst einzuschränken. Häufig wird ein überangepaßtes Verhalten mit blockierter Aggressivität beobachtet, die sich jedoch auch in Form von offenem, aggressivem Verhalten wie ein »Platzen aus der Haut« entladen kann.

Neben einem starken Bedürfnis nach Ordnung und Sauberkeit findet man bei ihnen oft auch einen hohen Leistungs- und Perfektionsanspruch.

▷ Von der Anlage her liegt meistens eine allergische Reaktionsbereitschaft auf bestimmte Stoffe zugrunde. Das können Pollen, Nahrungsmittel, Schimmelpilze, Hausstaubmilben, aber auch Gifte aus der Ernährung und Umwelt sein.

Das körpereigene Abwehrsystem der Neurodermitiker ist gestört. Ein gesunder Organismus reagiert auf eindringende Erreger und Stoffe von außen mit Antikörperbildung im Immunsystem. Der Atopiker reagiert anders. Er bildet in seinem Abwehrsystem so viele Antikörper, daß eine Überreaktion entsteht, die den Allergenen den Weg durch die Schutzschranke der Haut und Schleimhaut ermöglicht. Die geschwollene, überempfindliche Haut/Schleimhaut ist nicht mehr in der Lage, die eindringenden Allergene abzuwehren. Es findet sozusagen ein aggressiver Prozeß im Körper statt, der dann auf der und über die Haut ausgetragen wird.

Beim Auftreten dieser massiven Symptome bleiben die meisten Neurodermitiker von einer Behandlung mit Cortison nicht verschont. Cortison ist ein Nebennierenrindenhormon, das in den fünfziger Jahren entdeckt wurde. Es lindert Entzündungen und Juckreiz und dämpft die Abwehrreaktion des Körpers. Der therapeutische Einsatz von Cortison, sei es äußerlich oder innerlich, kann, kurzfristig angewendet, die quälenden Symptome lindern und in akuten Schüben lebensrettend sein. Es kann Symptome angehen, aber nicht die Ursachen. Neurodermitiker müssen wissen, daß Cortison sehr vorsichtig dosiert und nicht zu einem Dauermedikament werden sollte.

Nebenwirkungen bei längerer Cortisonbehandlung können unter anderem sein: Hautatrophie, Hautdehnungsstreifen, Stoffwechselstörungen, Gewichtszunahme. Knochen, Muskeln und die Produktion des körpereigenen Cortisons können geschwächt werden. Bei Kindern kann es auch zu Wachstumsstörungen kommen.

Daß Neurodermitis heute vermehrt auftritt, steht sicher auch im Zusammenhang mit den stets zunehmenden ungünstigen Umwelteinflüssen. Unsere Nahrungsmittel werden mehr und mehr denaturiert, und auch die psychischen Belastungen wachsen ständig an. Die Konfrontation mit Umweltgiften, die wir aufnehmen und einatmen, nimmt täglich zu, führt zur Vergiftung unseres Körpers und macht krank. Durch diese Faktoren wird unser Immunsystem immer mehr belastet und geschwächt, bis der Körper auf die Überlastung mit Neurodermitis reagiert. Auslösefaktoren zum Ausbruch der Krankheit können im körperlichen, seelischen und geistigen Bereich liegen. Meistens sind mehrere Faktoren dafür verantwortlich, daß die in der Anlage vorhandene Schwäche zum Tragen kommt. Da auch unser Immunsystem von Körper, Geist und Seele beeinflußt wird, ist es wichtig, alle drei Bereiche positiv zu unterstützen, um wieder ein gesundes Gleichgewicht herzustellen.

Körperliche, seelische und geistige Vorgänge stehen im Zusammenhang und werden von dem, was man auf den drei Ebenen tut, fühlt und denkt, beeinflußt.

Es ist sicher nicht einfach und erfordert häufig sehr viel Zeit, Mut, Feingespür und Kraft, herauszufinden, was den Betroffenen hilft bzw. schadet. Welche Nahrungsmittel sie vertragen, wann Entspannung angesagt ist, wo die eigenen Grenzen für Extremsituationen, körperliche und seelische Belastungen oder Streß liegen.

Eine ausgewogene, aus naturbelassenen und vielen frischen Nahrungsmitteln bestehende, möglichst vegetarische Ernährung kann den meist übersäuerten Körper günstig beeinflussen und das Immunsystem stabilisieren. Raffinierten Zucker sollten Neurodermitiker meiden, da er die Darmflora negativ beeinflußt, und auf Weißmehl, Farb- und Konservierungsstoffe sollte weitestgehend verzichtet werden.

Der Umgang mit einer chronischen Erkrankung ist nicht vergleichbar mit dem einer akuten, bei der zum Beispiel durch die Operation, die Abheilung der Wunde, das Ende meistens abzusehen ist. Die chronische Erkrankung ist unberechenbar und einengend.

Neurodermitiker sind, gerade nach längeren »Schüben«, wie man die akuten Krankheitsausbrüche nennt, oft völlig erschöpft. Der unerträgliche Juckreiz, der immer wieder mit exzessiven Kratzattacken beantwortet wird, macht schlaflose Nächte zur Qual und bringt die Betroffenen häufig an die Grenzen ihrer Belastbarkeit.

Die Haut beansprucht sehr viel Zeit und Pflege. Meist wird die ganze Energie dafür gebraucht, den »Alltag« gerade so zu schaffen, was für die Umwelt schwer zu verstehen ist und den unmittelbar Mitbetroffenen oft sehr hilflos macht.

Viele verzweifelte Neurodermitiker fühlen sich der Krankheit ausgeliefert und wünschen sich, gerade im akuten Schub, die Erlösung durch den Tod. Aber an Neurodermitis stirbt man nicht. Wer die Krankheit erlebt hat, kann diese Todeswünsche, in einem Zustand nahezu unerträglicher Spannung, allzu gut verstehen.

Wir sind von außen oft mit vielen ungesunden und negativen Umständen konfrontiert und sollten unsere Kräfte dazu nutzen, herauszufinden und zu tun, was uns gut tut. Das wird für jeden anders aussehen, aber wir müssen uns klar darüber sein, daß Streß und Überforderung sich ungünstig auf unsere körpereigenen Abwehrkräfte auswirken, Entspannung, Freude und Lachen sie hingegen stärken. Vielleicht kann dieses Buch zu etwas mehr Verständnis beitragen.

Teil I
Erfahrungen von Betroffenen, Ärzten und Therapeuten

Einführung

Als Neurodermitikerin habe ich viele Jahre nach einem Buch gesucht, in dem ich Erfahrungen von Betroffenen über den Umgang mit ihrer Krankheit und außerdem alternative, unkonventionelle Therapiemethoden finden würde, die sich von der herkömmlichen Behandlung unterscheiden. Mehr als zehn Jahre lang ließ mich der Gedanke nicht los, dieses Buch, das ich auf dem Markt nicht fand, selbst zu schreiben. In den vergangenen zwei Jahren habe ich dieses Vorhaben nun realisiert. Ausgangsmaterial meiner Arbeit sind allgemein verständliche und vor allem authentische Berichte von betroffenen Neurodermitikern/innen, Eltern, Partnern und Fachleuten mit der Erfahrung unterschiedlicher Behandlungsmethoden.

Ich begann die Arbeit an diesem Buch in einer Phase der Erschöpfung, nachdem ich nahezu drei Jahre lang keinen abklingenden, geschweige denn erscheinungsfreien Hautzustand gehabt hatte. Dieses Buch ist eine persönliche Auseinandersetzung mit dieser Krankheit. Es hat mich durch viele leidvolle Erfahrungen begleitet, bis hin zu dem glücklichen Moment, als meine Haut tatsächlich wieder erscheinungsfrei war.

Oft plagten mich Zweifel, wie offen ich meine eigene Geschichte eigentlich darstellen sollte. Aber dann fragte ich mich, wen ich schützen muß und wem ich schade, wenn er/sie liest, wer oder was sich hinter meinem Namen verbirgt, wer ich wirklich bin. Der Weg durch diese Krankheit ist ein wesentlicher Teil meines Lebens, den ich nicht verleugnen kann.

Es ist mir ein Anliegen, in diesem Buch den/die selbst betroffene/n Leser/in den Freunden/Angehörigen und den oft hilflosen Eltern Unterstützung, praktische Hinweise und Anregungen im Umgang mit der Krankheit zu bieten, Verständnis für die Krankheit zu vermitteln, gefühlsverbundene Informationen zu geben und die Hoffnung zu verstärken, daß das Leiden ein Ende haben kann. Ich sehe meine Aufgabe nicht darin, allgemeingültige Rezepte und Ratschläge zu erteilen und Betroffenen oder Erziehenden mit diesem Buch Schuldgefühle zu verursachen, sondern ich möchte alle, die in irgendeiner Weise mit Neurodermitis konfrontiert sind, ermutigen, in ihren Bemühungen und Anstrengungen niemals aufzugeben.

In den Interviews wird immer wieder deutlich, daß durch die Auseinandersetzung mit der Krankheit häufig ein persönlicher Lernprozeß stattfand, der die Einstellung zum Leben und zur Umwelt veränderte und dadurch bessere Lebensbedingungen schuf.

Ich weiß, wie schwer es oft ist, nicht zu verzagen und auch den Angriffen von außen gewachsen zu sein. Denn Neurodermitiker sind nicht nur damit konfrontiert, sich mit den Erfahrungen ihrer Erkrankung auseinanderzusetzen, sondern auch mit der Last der Vorurteile gegenüber Hautkranken, die ihre

Umgebung hat und die sie manchmal selber teilen. Gerade Hautkranke entsprechen nicht den gesellschaftlichen Normen von Schönheit, die auf Reklametafeln an den Straßen und in Illustrierten darauf hinweisen, welche äußerlichen Schönheitsideale gelten.

Die Reaktionen der Umwelt, bestehend aus Ekel, Ablehnung und der unbegründeten Angst vor Ansteckung, hat schon manche Neurodermitiker in die Isolation getrieben. Die Betroffenen fühlen sich oft allein. Sie empfinden sich häufig als Zumutung für ihre Umwelt und brauchen gerade deshalb in akuten Schüben nicht nur Zeit und Ruhe für ihren Körper, sondern auch viel Liebe, Verständnis und das Gefühl, nicht allein gelassen zu werden.

Ihn nicht allein zu lassen, heißt in diesen Zeiten auch, ihn in seiner Verzweiflung trotz seines Bedürfnisses nach Rückzug und vielleicht der Tendenz, nun leichter »aus der Haut zu fahren«, anzunehmen. Daß das oft nicht leicht ist, steht außer Frage, aber die Reflexion, Konfrontation und Auseinandersetzung mit dem Gegenüber ist den Betroffenen oft erst wieder möglich, wenn der Schub abgeklungen ist.

Es ist sicher oft nicht leicht für einen Außenstehenden, die Selbstzerstörung mit ansehen zu müssen, und ich kann die Hilflosigkeit im Umgang mit der Krankheit verstehen. Aber versuchen Sie, die Wünsche eines Neurodermitikers zu respektieren, und vermeiden Sie »gut gemeinte Ratschläge«. Die Idee, den Juckreiz mit Essigwasser zu lindern, und den Vergleich mit dem juckenden Mückenstich haben Neurodermitiker schon allzu oft gehört.

Natürlich gibt es weder den oder die Neurodermitiker/in noch die eine Behandlungsmethode. Allen gemeinsam jedoch ist eine besonders sensible Seele, auf die man aufpassen muß. Jeder muß lernen, sich abzugrenzen. Allen gemeinsam ist auch die Betroffenheit der Haut. Sie ist unser größtes Organ, Sinnesorgan, Organ des Kontaktes, das uns sowohl nach innen als auch nach außen abgrenzt. Wir müssen aufmerksam werden für das, was uns »unter die Haut geht«, und lernen, unsere Konflikte adäquat auszutragen, statt unserer Haut diese Aufgabe zu überlassen. Wenn wir gelernt haben, unsere Gefühle direkt zu empfinden und auszudrücken, können wir unsere Haut entlasten. Dazu gehört auch ein natürliches Verhältnis zu unserer Wut.

Neurodermitis ist also auch eine Krankheit, die sehr stark mit Grenzen zu tun hat. Wenn wir lernen, die Grenzen für unsere eigene Belastbarkeit wahrzunehmen und zu schützen, und die betroffenen Kinder darin unterstützen, ihnen Selbständigkeit und Freiräume lassen, damit sie lernen, Verantwortung für ihre eigenen Gefühle zu übernehmen, so ist das schon der halbe Therapieerfolg.

Seien Sie als Eltern mit Ihren Gefühlen zum Kind ganz ehrlich. Plagen Sie sich nicht mit Schuldgefühlen. Versuchen Sie, Ihr Kind anzunehmen, und respektieren Sie seine Grenzen. Aber setzen auch Sie Ihrem kranken Kind da die Grenze, wo Sie sie empfinden. Sie helfen ihm damit, denn das Gespür für seine eigene Grenze ist gestört und muß erst entwickelt werden. Mit Offenheit und

Klarheit nehmen Sie das Kind ernst. Das spürt es und kann lernen, die »krankmachenden Strukturen« langsam aufzugeben.

Ich wünsche allen Betroffenen, ihren eigenen Weg aus der Krankheit zu finden und möchte ihnen mit diesem Buch Mut machen, sich aktiv mit dieser Herausforderung auseinanderzusetzen und herauszufinden, was sie ganz persönlich brauchen, um den Gesundungsprozeß positiv zu beeinflussen.

Ich danke allen, die mich begleitet haben.

Elisabeth Vogt

Auszüge aus meinem Tagebuch

Es ist wie ein Wunder, wenn die Haut nicht mehr juckt!

Im Jahre 1960, mit zwölf Jahren, erkrankte ich erstmals an Neurodermitis, die sich zunächst in den Ellenbeugen manifestierte. Ich wurde praktischen Ärzten, Dermatologen und Homöopathen vorgestellt, bekam Salben, Tinkturen und Cremes, auch cortisonhaltige darunter, Beruhigungsmittel und Calciumspritzen und sollte Tomaten und Citrusfrüchte meiden. Die Mutter einer Freundin empfahl, die Arme mit Papphülsen zu versteifen, damit ich nicht kratzen könne. Meine Familie beschwerte sich über meine Unruhe und meinte, daß ich das Kratzen mit dem Willen beeinflussen solle. Dies sei wohl nur eine Frage der Beherrschung. Das hat mich verletzt, unsicher gemacht und immer mehr eingeengt.

Helfen konnte mir letztendlich niemand. Die Symptome kamen und gingen und breiteten sich weiter am Rücken aus. Ich wurde immer nervöser und die Beruhigungsmittel immer stärker.

Ich war damals ein braves Kind, vernünftig und angepaßt. Weinen hatte ich verlernt. Inzwischen weiß ich, daß sich die Pubertät und die zur Pubertät gehörende, notwendige Auflehnung nach außen in mir abspielte. Aggressive Impulse waren nicht erwünscht, und ich richtete sie in Form von körperlicher Selbstverwundung gegen mich. Ich mußte mich kratzen, um meine Grenzen zu spüren, die ich nach außen nicht setzen konnte.

Etwa zu diesem Zeitpunkt drehte meine Mutter in ihrer Verzweiflung die Gashähne auf. Sie war damals selbst von sehr viel Angst und Sorge geplagt und glaubte, das Leben nicht mehr bewältigen zu können. Als mein Bruder und ich in die Küche kamen und die Hähne zudrehten, verbot sie uns, jemand davon zu erzählen. Wir wurden dadurch zu den Verbündeten unserer Mutter, die mit ihr dieses »Familiengeheimnis« teilten.

Mein damaliges Leben bestand aus Druck, Rücksichtnahme und Verständnis. Die familiäre Atmosphäre war von Schweigen und Konfliktvermeidung geprägt. Botschaften der Eltern waren subtil, und ich war auf meine Wahrnehmung angewiesen. Ich habe erspürt, was von mir erwartet wurde, habe mich angespannt zurückgehalten und geschwiegen. Aber meine Haut hat rebelliert und ihre eigene Sprache gefunden, bis letztendlich der ganze Körper befallen war und ich mich in meiner Haut nicht mehr »zu Hause« fühlte.

Ich vermute, daß der appellative Selbstmordversuch meiner Mutter und meine damals beginnende Pubertät sicher die Hauptfaktoren waren, die die in der Anlage vorhandene Bereitschaft zur Neurodermitis ausgelöst haben.

Die nächsten Seiten sollen die wichtigsten Stationen zeigen, wie ich die letzten Jahre mit der Krankheit gelebt habe, wie sehr ich an der Selbstzerfleischung verzweifelte, mit der ich immer und immer wieder hautnah konfrontiert war – mit allen Hoffnungen und Ängsten, dem ewigen Auf und Ab, allen Behandlungsversuchen und Einschränkungen, der Isolierung und Scham, eben mit allem, was zum chronischen Leiden eines an Neurodermitis erkrankten Menschen gehört. Ich bin durch die »Hölle« gegangen, habe mich immer »hautloser« und schutzloser gefühlt, bis ich die Früchte meiner Erkenntnisse und Bemühungen ernten konnte, nachdem ich gelernt hatte, mit der Krankheit zu leben, um sie schließlich zu »überwinden«.

20. 11. 76

Meiner Haut geht es so schlecht, daß mir wieder nichts anderes übrigblieb, als mit einer Cortisoneinnahme zu beginnen. Ich kann mich momentan nicht sehen. Die Haut ist kaputt, durch das Cortison esse ich zuviel. Der Juckreiz macht mich verrückt. Meine Haut sieht häßlich aus, ich kann mich überhaupt nicht akzeptieren, lehne meine zerstörte und unästhetische Hauthülle ab. Außerdem bin ich permanent müde, obwohl ich genügend Schlaf habe. Ich glaube, mein Körper wehrt sich mit dieser Müdigkeit. Mindestens eine Woche möchte ich einfach nur schlafen. Ich weiß, daß es nur eine Flucht wäre, aber ich habe Angst vor diesem juckenden, »aufgekratzten«, quälenden Leben.
Ich darf mich nicht so hängen lassen, ich muß mich zusammenreißen, damit ich dem Alltag gewachsen bin.

23. 12. 76

Ich war so froh! Einige Tage hatte sich meine Haut erholt. Ich glaubte, über den Berg zu sein. Und nun kratze ich mich wieder wie in schlechtesten Zeiten in den Schlaf. Ich habe starke Gewissensbisse, daß ich mich so zerstöre und frage mich, was meine Haut mir sagen will.
Allein komme ich da wohl nicht weiter . . .

10. 01. 77

Ich bin kraftlos, müde und matt, kann nicht durchatmen und fühle mich den Anforderungen, insbesondere den bevorstehenden Prüfungen nicht gewachsen. Die Haut ist eng. Jede Bewegung strengt mich an und tut mir weh. Eigentlich sollte ich nach diesen Urlaubstagen ausgeglichen und erholt sein. Ich weiß nicht, warum meine Haut einfach nicht besser wird. Wo mag nur die Ursache für dieses Leiden liegen? Wenn ich wüßte, daß es eine psychische ist, würde ich sofort eine Therapie beginnen. Wer könnte mir nur helfen? Wer kennt sich aus?
Ich will kein Cortison mehr nehmen . . .

16. 01. 77

Widerwillig habe ich gerade eine Cortisontablette genommen. Ich halte das einfach nicht mehr aus. Das Jucken macht mich ganz nervös. Kein Wunder, daß ich mich auf nichts konzentrieren kann. Körperliche Anstrengungen wirken sich auch sehr schlecht auf meine Haut aus. Ob das Kratzen Aggressionen gegen mich selbst sind, eine körperliche Reaktion auf mein Mich-nicht-akzeptieren-Können? Durch dieses körperliche Unwohlsein fühle ich mich natürlich auch psychisch nicht wohl.

Ich möchte schreien. Hilfe, so hilf mir doch jemand! Wer, wer könnte mir helfen, wer kann nachfühlen, wie scheußlich so eine Hautkrankheit ist? Neurodermitis nennen sie das, aber was ist schon eine Neurodermitis? Lieber hätte ich irgendwelche Schmerzen als diese verdammte Juckerei, die dann sowieso mit Schmerzen endet.

Es spielen so viele Faktoren mit: dieser elende Juckreiz, das häßliche Aussehen, unangenehme Gefühle, dieses Aus-der-Haut-schlüpfen-Wollen. Alles ist eng, ich kann mich nicht bewegen, ich fühle mich ausgetrocknet. Wer leiht mir seine Haut, für wenige Stunden nur?

All dem gegenüber bin ich so machtlos, kann nur kratzen oder salben oder Cortison nehmen, empfinde aber kaum Linderung, nur nervöser und deprimierter werde ich und meine Haut immer häßlicher.

Ich sehe schwarz für die bevorstehenden Prüfungen und den damit verbundenen Leistungsdruck.

19. 02. 77

Ich halte es nicht mehr aus. Es juckt und juckt und juckt. Ich kratze mich noch tot. Warum habe ich nicht irgendeine andere Krankheit, warum, warum, warum nicht? Ich mag nicht mehr, ich will nicht mehr, ich kann nicht mehr. Ich bin nervös, müde und zerschlagen, ich schaffe es nicht mehr lange. Ich werde wahnsinnig.

Was ist es nur, was war es? Warum ging es mir in den letzten Jahren so einigermaßen erträglich mit der Haut, was ist los? Ich will und muß die Ursachen dieser Krankheit herausfinden, so kann es nicht weitergehen. Ich leide, ich bin krank. Ich kann nicht mehr, ich kann wirklich nicht mehr.

Die reine Symptombehandlung hilft nicht. Es muß doch psychische Zusammenhänge geben. Ich will einen Therapeuten suchen!

09. 03. 77

Gibt es wohl einen Zusammenhang, daß ich so passiv bin, nicht streiten, keine Aggressionen zeigen kann? Nur beim Kratzen bin ich ganz aktiv. Wovor habe ich eigentlich so viel Angst?

Es waren meine Eltern, die nie gestritten, sondern nur geschwiegen haben, die mir eine verpflichtende, einengende Erziehung zukommen ließen. Diese gehorsame, rigide, unkreative, unflexible Erziehung, diese passive Vergewaltigung machte ein Gefängnis aus meiner Haut. Irgendetwas will heraus, sie juckt und brennt, sie platzt und schreit. Sie schreit nach Leben.

17. 03. 77

Seit einer knappen Woche geht es mir besser mit der Haut. Ich bin sehr froh darüber, kann aber keinen Zusammenhang sehen.

21. 03. 77

Ich war ein paar Tage bei meinen Eltern. Meine Haut meldet sich wieder, sieht schlimm aus. War es die Anstrengung oder eher die Situation? Es ging mir nicht gut, trotzdem habe ich gesungen, um meine Eltern zu beruhigen. Sie sollen glauben, eine glückliche Tochter zu haben. Ich vermute, daß sie etwas anderes nicht sehen oder hören wollen. Fällt es mir deshalb so schwer, Bedürfnisse und Wünsche zu äußern, offen zu sein?

Ich bin einfach zuviel verletzt worden, jetzt verletze ich mich selber.

30. 03. 77

Ich bin verzweifelt über meine Haut. Der Zustand verschlechtert sich weiter. Mir ist kalt, obwohl die Heizung auf Hochtouren läuft.

Gerade habe ich in der psychosomatischen Beratungsstelle angerufen, um mir den entsprechenden Fragebogen zuschicken zu lassen. Einen Termin werde ich wohl erst in sechs Wochen bekommen.

05. 04. 77

Am Sonntag habe ich den Fragebogen an die psychosomatische Beratungsstelle abgeschickt. Hoffentlich dauert es nicht so lange. Ich sehe schlimm aus, ich hasse meinen Körper und »mein Körper haßt mich«!!!

06. 04. 77

Ich halte es nicht mehr aus. Ich empfinde jeden Tag als Last. Ich schaffe es fast nicht mehr. Wenn das so weitergeht, mag ich nicht mehr leben. Das ist doch kein Leben, das ist keine Haut, in der ich mich wohlfühlen kann. Ich bin so verzweifelt, so krank, so kaputt, so unglücklich. Ich weiß nicht mehr, was ich machen soll. Ich kann ja nicht mehr wollen bei dieser Quälerei.

So helft mir doch und meldet euch bald, ihr aus der psychosomatischen Beratungsstelle.

08. 04. 77

Trotz Cortisonbehandlung geht es mir weiterhin schlecht. Ich weiß kaum noch, wie ich mich bewegen soll, damit ich diese enge Haut nicht ständig spüre. Innerlich friere ich, aber die Haut ist heiß. Ich kann kaum schlafen und träume sehr schlecht.

Gestern kam endlich Nachricht aus der psychosomatischen Beratungsstelle. Sie haben mich für den 14. 04. vorgemerkt. Dieser Termin ist jetzt ein Strohhalm für mich, der hoffentlich zu einem Seil wird, an dem ich mich wieder festhalten kann.

14. 04. 77
Nach dem Termin in der psychosomatischen Beratungsstelle bei Frau Dr. D.
Zunächst hatte ich Angst, aber dann habe ich angefangen, zu erzählen. Habe erzählt und erzählt, wohl mehr als 1½ Stunden. So lange habe ich noch nie über mich gesprochen. Jetzt sitze ich zwar hier und kratze, aber ich bin froh, dort gewesen zu sein. Ich fühle mich entlastet und verstanden. Sie hat mich ernst genommen und war bemüht, mir zu helfen. Es war ein völlig neues Gefühl, nicht glauben zu müssen, es interessiert den anderen nicht, was du zu sagen hast. Sie hat sehr aufmerksam zugehört und fast immer da eingelenkt, wo meine Ablenkungsmechanismen einsetzten. Empfohlen wurde mir, zunächst mit einer Einzeltherapie zu beginnen. Ich sollte über die Sitzung nachdenken und auf jeden Fall zu einem zweiten Termin kommen.

15. 04. 77
Weiterhin Cortison ... nur die Hoffnung hält mich noch am Leben!
Ich spüre meinen Körper als unangenehme, unförmige Masse, als häßliches Gebilde, das irgendwie zu mir gehört, gehören will, gehören muß, aber nicht angenommen werden kann.

17. 04. 77
Meine Haut drückt meine Konflikte aus. Wie werde ich die zwei Wochen bis zum nächsten Termin noch überstehen?
Mit einem Kopfschuß wäre alles vorbei ...
Schwerkranke würden mich sicher undankbar nennen, aber ich fühle mich so. Wer nahezu jeden Millimeter seiner Haut als unangenehm, ja unerträglich empfindet, wer denkt da noch an Dankbarkeit?

18. 04. 77
Ich habe Nerven wie Spinnweben.
Es juckt und juckt und ich kann überhaupt nicht aufhören zu kratzen. Morgen steht mir eine Psychologie-Klausur bevor. Wie soll ich das nur schaffen, ich kann mich überhaupt nicht konzentrieren.

24. 04. 77
Vor ein paar Tagen war ich bei der Hautärztin. Ich bekomme seither wieder mehr Cortisontabletten. Meine Haut beruhigt sich dadurch zwar langsam, aber die unangenehmen Nebenwirkungen machen sich bemerkbar. Ich vegetiere nur so dahin. Mein Magen kommt mir vor wie ein unbezähmbares Loch, das nur noch gefüttert werden will. Ich habe in den wenigen Tagen fast drei Kilo zugenommen. Ich muß aufpassen und die Dosis möglichst schnell reduzieren.

01. 05. 77

Ich habe das Gefühl, abgelehnt zu werden. Wenn sich jemand in der S-Bahn von mir wegsetzt, beziehe ich das auf mich. Woher sollen die Menschen auch wissen, daß ich keine ansteckende Hautkrankheit habe.

Am meisten lehne ich mich wohl selber ab. Ich schleiche um mich herum und kann mich kaum erreichen. Ich fange an zu begreifen, daß ich mich selbst betrüge. Ich mache mir selber etwas vor, rücke unwichtige Dinge und Gedanken in den Vordergrund. Ich kratze auch wieder.

Könnte Kratzen auch bedeuten, mit seiner Aufmerksamkeit nur an der Oberfläche zu bleiben, nur an der Oberfläche herumzukratzen? Die Haut juckt und lenkt davon ab, nach innen zu hören. Um was geht es wirklich?

04. 05. 77

Nach dem zweiten Termin bei Frau Dr. D.

Es war schon eine etwas vertrautere Atmosphäre. Trotzdem hatte ich Angst davor, verschiedene Dinge anzusprechen. Ich glaubte, die Berechtigung für die Therapie verloren zu haben, da es mir etwas besser ging. Den Leidensdruck und daß ich immer noch Cortison nehme, habe ich wohl vergessen.

Frau Dr. D. meinte, daß es ein Teil meiner Krankheit sei, mir selbst keinen Raum verschaffen zu können. Sie konnte mir auf lange Sicht keinen Einzeltherapieplatz anbieten. Ein analytisch orientierter Dermatologe, nach dem ich mich erkundigte, hätte auch erst ab Frühjahr 1978 einen Platz.

Also verlasse ich die Beratungsstelle mit einer Adressenliste von Analytikern, um die ich mich jetzt kümmern muß.

08. 05. 77

Ich verstehe mich nicht, ich bin wie gelähmt. Alles kommt mir so abweisend und unfreundlich vor. Ich zweifle, habe Angst, habe Schwierigkeiten, an mich heranzutreten, mich zu erreichen, um mich dann endlich zu verstehen.

Aus Angst vor der Therapie frage ich nach ihrem Sinn und ob Verdrängung nicht auch eine Lösung sei. Bequemer wäre es natürlich, aber ich sehe auch, daß sie mich nicht weiterbringt.

11. 05. 77

Ich lebe nur noch von Cortisontablette zu Cortisontablette.

Heute war ich wieder bei der Hautärztin. Muß weiterhin eine Tablette täglich nehmen, sie befürchtet sonst einen Rückschlag. Ich auch. Für abends hat sie mir noch eine Beruhigungstablette verordnet.

Habe einige Therapeuten von meiner Liste angerufen und fast nur Absagen bekommen. Viele waren sehr unfreundlich. Die einzige eventuelle Möglichkeit ist bisher eine Gruppe ab Herbst. Ich habe viel Angst vor diesen Anrufen. Immer wieder muß ich zehn Minuten vor der vollen Stunde abpassen, immer wieder kostet es mich viel Überwindung.

14. 05. 77

Hautverschlechterung, chronischer Schnupfen, Bindehautentzündung. Ich fühle mich mies und matt. Kratze wieder und esse zuviel. Ich kann nicht ich selbst sein. War ich es jemals?
Habe derzeit wenig Lebenswillen.
Ob ich eine Existenzberechtigung finden kann, eine positive, lohnende, bejahende Lebenseinstellung, mit menschlicher Umgebung und gesunder Haut? Ich gebe mir noch eine Chance!

18. 05. 77

Ich bin mir fremd, ich spüre mich nicht. Wie soll ich mich auch spüren mit dieser Haut, die nicht zu mir gehört? Ich fliehe, flüchte, ich muß immer stark sein und wäre so gerne einmal schwach. Ich möchte mich fallen lassen dürfen, abschalten, ganz locker sein, frei sein, frei von Zwängen, frei von Stärke, von Ängsten, von Hautkrankheiten, frei von psychosomatischen Erscheinungen. Einfach frei, gelöst, ehrlich und vielleicht ein ganz klein wenig glücklich.

24. 05. 77

Ich erlebe mich wie eine, die sich selbst sucht und dabei immer mehr verliert.
Die Anrufe bei den Therapeuten sind ein harter Nervenkitzel. Komme mir vor wie eine Bettelmusikantin.
Die Hautärztin hat mir heute empfohlen, im Sommer an die Nordsee zu fahren. Ich sollte es wenigstens versuchen.

01. 06. 77

Ein Wochenende in den Bergen. Meine Freunde schwärmten davon, wie schnell sie abschalten und auftanken könnten. Landschaft, Luft und Ruhe übertrug sich auf jeden von ihnen. Warum nicht auf mich, warum kann ich das alles so wenig genießen? Ich war aufgewühlt und äußerlich total zerkratzt. Alles hat mich nur angestrengt und dadurch, trotz der schönen Umgebung, erschöpft und traurig gemacht. Auch die Bergwanderung war für mich eine einzige Qual. Der Juckreiz wurde durch die körperliche Anstrengung fast unerträglich. Ich konnte die Schönheiten der Natur zwar wahrnehmen, aber es kam innerlich nicht an. Ich war den Tränen näher als der Freude.
Was mag das wieder gewesen sein? War es die herabgesetzte Cortison-Dosis, die Nachwirkung der Prüfungen, ein Aktivwerden meiner Hausstaub-Allergie durch die staubig-schmutzige Umgebung des Schlafraumes, war es die mir fehlende Zeit zwischen den Prüfungen und der Abfahrt?
Sicher haben mehrere Faktoren zusammengespielt. Für mich ist es immer wieder belastend zu sehen, daß es anscheinend nur mir so geht. Ich suche Gründe und komme trotzdem nicht weiter.
Abends habe ich gegen den Juckreiz Antihistaminika genommen und trotzdem wohl mindestens 1½ Stunden gekratzt. Ich war fertig, alles war offen, und ich

hatte solche Schmerzen, daß ich am liebsten nur noch geweint hätte. Das hat die Haut dann für mich übernommen.

Heute habe ich wieder einige Therapeuten angerufen. Die einzige bisherige Aussicht auf eine Einzeltherapie wäre ab Herbst.

04. 06. 77

Will ich leben?
Darf ich leben?
Muß ich leben?
Soll ich leben?

Laßt mich leben!
Laßt mich mein Leben leben!
Laßt mich lernen,
Mein Leben zu leben!

Ich will ich sein –
Ich will ich sein
In einer Haut,
Die mir paßt.

09. 06. 77

Traum der vergangenen Nacht:
Ich stand unter Strom. Offene Kabel waren direkt mit meinem Bein verbunden. Niemand konnte sich entschließen, den Stecker aus der Dose zu ziehen. Irgendwann erbarmte sich eine Frau, das zu tun. Meine innere Anspannung und die Spannung auf der Haut kommt für mich in diesem Traum zum Ausdruck.

Ich war heute bei einem Therapeuten, Herrn H.

Am liebsten wäre ich wieder umgekehrt, aber ich habe die Spannung ausgehalten. Nachdem kassentechnische Fragen geklärt waren, war der Bann etwas gebrochen. Ich habe wohl ziemlich abstrakt über meine Gefühle geredet. Familiäre Hintergründe schienen ihn mehr zu interessieren, als Frau Dr. D. Im Nachhinein merke ich, daß ich stark bemüht war, meine Unsicherheit zu verbergen. Er fragte nach meinen Träumen.

Auch er plädierte zunächst für eine Einzeltherapie mit anschließender Gruppe, aber er kann mir vorläufig keinen freien Analyseplatz anbieten.

27. 06. 77

Ich bin so froh, daß meine Haut langsam besser wird. Habe einen regelmäßigen Rhythmus, gehe sehr früh schlafen und bin somit einigermaßen ausgeglichen. Viele Freunde von mir verstehen das nicht, da sie einen ganz anderen Rhythmus haben.

22

Wenn ich zu mir stehe, kann ich mich auch durchsetzen. Äußere Bedingungen kann ich noch am ehesten verändern. Ich muß mich jetzt in erster Linie um mich kümmern.

01. 07. 77
Es gibt etwas Gutes zu berichten, meine Hautverbesserung hält weiterhin an.

03. 08. 77
Das war ein kurzes Intermezzo.
Meine Gleichgültigkeit und Lethargie beunruhigen mich. Ich habe ein Gefühl, als ob ich gar nicht lebe. Alles schwimmt an mir vorbei und gleitet mir aus den Händen. Ich nehme nichts wahr, nicht Freude, nicht Trauer, nicht Schmerz. Meine Gefühle sind tot, das beängstigt mich. Das einzige, was ich spüre, ist Juckreiz, Juckreiz, Juckreiz. Wer oder was bin ich eigentlich? Dieses mickrige, juckende, ängstliche Etwas möchte ich nicht sein. Ich bin so bedeutungslos, so bedeutungslos wie diese häßliche, zerkratzte Hautoberfläche. Ich hasse mich dafür.
Warum bin ich mir so fremd? Ich weiß nicht, wer ich bin, was ich fühle, was ich will, ob ich leben oder sterben möchte. Ich kenne mich nicht, kenne meinen Körper nicht, spüre nur eine zerstörte Masse. Ich möchte meine Gefühle kennenlernen.
Am Freitag habe ich wieder einen Termin bei einer Psychologin.

18. 08. 77
Ich bin nicht ich. Ich unterdrücke meine Gefühle und Bedürfnisse und lasse sie unterdrücken. Meine Haut spricht ihre eigene Sprache.
Da ist sie wieder, diese Traurigkeit, diese unberechenbare Traurigkeit, die so hilflos, so stumm macht.
Ich möchte äußern können, was in mir vorgeht, möchte es wissen für mich und möchte es denen sagen können, die es betrifft, die mich verstehen, mir helfen können und wollen. Stattdessen kratze ich.
Was ist das, dieses Gefühl, übermannt zu sein von Gefühlen, mit denen ich mich nicht verstehe, mit denen ich nicht umzugehen weiß, die einfach da sind? Sicher haben auch sie ihre Existenzberechtigung, aber am liebsten ignoriere ich sie oder vernichte sie sogar, wehre sie ab, verdränge sie, bis nichts mehr da ist, nichts mehr da sein kann, da sein darf. Das ist das Ende ...

21. 08. 77
Wann werde ich endlich ein Gefühl für meine eigenen Grenzen bekommen?
Auch die Haut ist eine Grenze.
Wenn ich keine Grenze setze, wird es mein Körper weiterhin für mich tun.
Das ist Neurodermitis!!

02. 09. 77
Es ist etwas
Unausgesprochenes,
Unsicheres,
Unstetes,
Ungewisses,
Undurchschaubares
und doch
Bekanntes,
Typisches in mir,
Was sich auf meiner Haut,
Meinem Gesicht ablesen läßt,
Was mich zeichnet,
Häßlich macht
Und fremd.
Ich spüre nur Enge und Juckreiz.

05. 09. 77
Endlich habe ich nun Frau S. (Psychotherapeutin) erreicht. Sie gab mir für den
kommenden Freitag einen Termin. Vom telefonischen Eindruck habe ich
Angst vor ihr. Auch Angst hat ihren Platz im Leben, wir müssen damit fertig
werden.
Ich will mir ja durch eine Therapie helfen lassen, aber sie ist ständig wieder da,
diese Angst. Angst vor den Gesprächen am Telefon, Angst vor Absagen,
Angst vor Kontaktgesprächen, Angst vor dem Schweigen. Vielleicht Angst vor
der Wahrheit, Angst vor mir selbst ...

09. 09. 77
Nach dem Gespräch bei Frau S.
Durch die letzte Erfahrung bei einer Psychologin bin ich sehr unsicher zu
diesem Vorgespräch gegangen. Der sterile Flur in dieser Praxis hat mich noch
zusätzlich beklemmt. Trotzdem habe ich jetzt im nachhinein ein ganz gutes
Gefühl und glaube, mit ihr sprechen zu können. Sie konnte auch mal lachen,
und durch entsprechende Fragen habe ich mich nicht immer mehr verschlossen, sondern für meine Verhältnisse relativ viel erzählt. Es ging dieses Mal sehr
viel um mein Elternhaus. Frau S. meinte, daß diese subtile »unoffene« Atmosphäre sehr viel kaputt machen könne. Mir ist wieder bewußt geworden, daß
mein Körper auf die rigide, strenge Erziehung, die so wenig Raum für
individuelle Entfaltung ließ, sich über die Haut eine Ausdrucksmöglichkeit
gesucht hat.
Wir haben einen zweiten Termin vereinbart. Ab Oktober wäre es möglich, bei
ihr zwei und sobald wie möglich drei Wochenstunden zu bekommen. Was soll
ich dreimal wöchentlich eine Stunde lang über mich erzählen? Schaffe ich es

allein oder brauche ich Hilfe? Ambivalente Gefühle ... Immerhin gibt es neunundzwanzig Jahre aufzuarbeiten. Sie wird mir schon dabei helfen, dafür ist sie ja da.

13. 09. 77
Zweiter Termin bei Frau S.
Letzte Woche war ich noch so entlastet, daß ich nach der langen Zeit endlich eine Therapeutin gefunden hatte. Heute würde ich am liebsten kneifen. Diese Unruhe macht sich durch starken Juckreiz auf meiner Haut bemerkbar. Ich bin feige.
Nach dem Gespräch: Ich kratze, ich bin total erledigt. Damit hatte ich nicht gerechnet. Es handelt sich wirklich um eine klassische Analyse auf der Couch. Ihre Versicherung, daß sie mich zum Liegen nicht zwingen wird, daß ich selbst entscheiden kann, hat mich wieder beruhigt. Wenn ich jetzt nicht anfange, werde ich es vielleicht nie wieder versuchen. Mir bleibt keine andere Wahl, denn meine psychosomatischen Beschwerden haben Hochkonjunktur.

14. 09. 77
Ich bin entschlossen, die Analyse zu beginnen.
Habe heute Nacht von Frau S. geträumt, habe davon geträumt, aufgebaute Schutzmechanismen zu erkennen und abzutragen.
Jetzt kann ich endlich ich werden und dann hoffentlich ich sein!

15. 09. 77
Der Brief mit dem Analyseantrag und Überweisungsschein liegt im Briefkasten. Damit sind die Würfel endgültig gefallen. Ich werde mit dieser Analyse beginnen und versuchen, mir da auf die Schliche zu kommen, wo ich mich selbst belüge.

22. 09. 77
Ich bin wieder so traurig. Die Sinnfrage läßt mich nicht los. Wofür ist diese Krankheit gut?
Ich möchte so gern heiter sein und fröhlich durch den Tag hüpfen. Aber überzeugt fröhlich, von innen heraus fröhlich und frei. Diese leblose Stimmung in mir und die schmerzhafte enge Haut lassen meine Spontaneität sterben. Wenn ich aufhören könnte, mich wie tot zu fühlen, wäre ich sicher offener für meine verborgenen Gefühle, könnte Glück und Freude, Trauer und Schmerz erkennen, erfahren, erleben, könnte einfach sein, ich sein. Noch bin ich so leer, luftleer, fühle mich vacuum-verpackt, dann möchte ich um mich schlagen und schreien.
Mein Ziel für die Analyse ist die Suche nach meinen ursprünglichen Gefühlen und einem adäquaten Ausdruck, den die Haut für mich nicht mehr übernehmen muß.

26. 09. 77

Ich friere. Ich habe ein sehr starkes Verlangen nach Zärtlichkeit. Die Haut hindert mich daran, mich zu zeigen.

Ich habe Bedürfnisse, Bedürfnisse, die ich ausdrücken, aussprechen möchte.

Ich möchte verstanden, möchte geliebt werden, um meinetwegen geliebt werden und mich um meinetwillen lieben.

Ich, ich, ich bin doch schließlich auch etwas wert, auch mit einer zerstörten Haut.

28. 09. 77

Komme gerade von Herrn Dr. H., der die Therapie befürwortet hat. Er sprach von einer sehr eindeutigen Indikation, meinte allerdings, daß eine Analyse sehr lange dauern wird, da es bei Hautkrankheiten ein langwieriger Prozeß sei, in die Tiefe zu kommen. Möchte trotzdem versuchen, mich zu beeilen.

Er hatte keine Bedenken, daß die Kasse die Analyse nicht genehmigen wird.

30. 09. 77

Oft denke ich, ich habe einen wichtigen Teil meines Lebens nicht gelebt, habe sehr wesentliche Erfahrungen nicht machen dürfen. Meine Pubertät, meine Jugend, die Zeit der Abgrenzung habe ich brav und angepaßt an mir vorbeiziehen lassen. Damals begann meine Haut zu rebellieren.

Tränen können befreiend sein, erlösend,
Tränen können peinlich sein.
Sie lassen die Augen anschwellen,
Damit man sich noch einmal an sie erinnert.

Wer fragt dich,
Ob du leben willst
Und
Wann du sterben willst?
NIEMAND!

Du hast zu leben,
Um auf den Tod zu warten.
Du mußt für den Tod leben.
Ist das ein Ziel?

22. 10. 77

Ich schlafe in den letzten Nächten sehr schlecht und kratze viel. Fühle mich uralt und überhaupt nicht belastbar. Träume ständig von den bevorstehenden Therapiestunden bei Frau S., in denen ich sehr starken Leidensdruck spüre.

02. 12. 77
Meine Haut ist wieder sehr unruhig, und ich kratze und zerstöre mich. Bin verzweifelt und wütend auf mich. Warum werde ich nicht wütend auf alle, die mir weh getan und mich verletzt haben?
Irrtümer der Vergangenheit sollten mich vor solchen der Zukunft bewahren.

31. 12. 77
Meine Haut macht mir so zu schaffen, daß ich am liebsten schreien würde. Kratzen und eincremen sind erzwungene Berührungen. Brauchen würde ich andere.
Für das kommende Jahr wünsche ich mir, daß meine Liebe zu mir wachsen kann und ich mich samt meiner Haut neu erfahre.

03. 01. 78
Ein unglücklicher Jahresanfang mit einem unbefriedigenden Hautzustand. Es juckt und juckt, und ich halte es wieder einmal kaum aus. Ich habe Schmerzen und würde am liebsten davonlaufen.
Ich möchte es so gerne ohne Cortison schaffen.

13. 01. 78
War bei der Hautärztin und bekomme Cortisonsalben und Antihistaminika gegen den Juckreiz.

15. 01. 78
Durch die Cortisonsalbe wird meine Haut besser. Aber es sind noch Stellen da, die anders aussehen. Habe Angst vor Hautatrophie, wenn ich meiner Haut immer wieder Cortisonsalben zuführe. Warum wird man von Hautärzten nicht auf solche Nebenwirkungen hingewiesen? Ich darf mich nicht verrückt machen.

20. 01. 78
Traum der vergangenen Nacht: Behandlung in einer Zahnarztpraxis, die sehr modern und auf dem neuesten technischen Stand eingerichtet war. Der Zahnarzt wollte mir eine Spritze geben und sah dabei meine Haut am Hals. Ekel war in seinem Gesicht abzulesen. Er holte Handschuhe, um mich zu behandeln. Ich war entsetzt und erklärte ihm, daß es keine ansteckende Krankheit sei.

23. 01. 78
Erneute Hautverschlechterung, Krise in der Analyse. Ob ich überhaupt weitermachen soll?

05. 02. 78
Warum ist es gerade jetzt wieder so schlimm? Ist es die Analyse, die viel aufwühlt? Wodurch muß ich mich da kämpfen?

11. 02. 78

Ich bin meine eigene Feindin.

Ich fühle mich nicht und weiß nicht was ich fühle. Ich kann so gerade die Umrisse meines Körpers wahrnehmen, aber was sich darin abspielt, ist mir nicht bekannt.

Haut – du Hülle der Ausweglosigkeit!

26. 02. 78

Es ist wieder soweit wie im letzten Jahr. Die Haut juckt, spannt, sie schmerzt. Ich spüre jede Bewegung, fühle mich körperlich sehr erschöpft, kann nicht richtig durchatmen, bin verzweifelt. Am liebsten nähme ich jetzt Cortison, um zu überleben.

Sind es Berührungsmangelschäden? Sie fehlt mir sicher, die Berührung, aber andererseits ertrage ich sie nicht.

06. 03. 78

Zwei Tage wurde es besser, ich fühlte mich wieder etwas mehr als Mensch. Doch gestern habe ich so sehr gekratzt, daß ich jetzt jede Faser meiner Haut unangenehm spüre. Ist das wirklich die einzige Möglichkeit, mich und meinen Körper zu spüren?

30. 03. 78

Ich müßte dringend zum Friseur, habe aber Hemmungen, weil mein Hals so kaputt ist. Diese ewigen Erklärungen, keine ansteckende Krankheit zu haben . . .

14. 04. 78

Die Verzweiflung treibt mich zum Wahnsinn und läßt mich sehr unglücklich sein. Ich bin ein verkümmertes Etwas, das an einer steilen Felswand hängt, immer wieder herunterrutscht und sein Ziel nie erreicht.

Manchmal denke ich, daß ich für etwas bestraft werde, von dem ich nichts weiß.

Haut, wann wirst du mir endlich passen? Ob ich noch in dich hineinwachsen kann?

16. 04. 78

Traum: Ich war bei einem Gynäkologen bestellt. Wartete in einer sehr luxuriös, sehr steril eingerichteten Praxis. Alles war in Weiß, viele frische Früchte standen herum. Ich wurde in eine Umkleidekabine gebeten. Als ich mich ausgezogen hatte und bemerkte, wie meine Haut aussah, verließ ich fluchtartig die Praxis, da ich Angst hatte, der Arzt würde mich so nicht behandeln.

20. 04. 78
Sie ist unerträglich, diese Trockenheit meiner Haut. Es können doch nicht nur
Ölbäder und Fettcremes sein, die sie braucht. Was fehlt ihr wirklich?
Gleich treffe ich mich mit Dieter. Mit einer anderen Haut würde ich viel lieber
mit ihm zusammen sein. Was mir diese Haut und dieser Zustand alles *nicht*
ermöglicht. Lebensfreude kann sich überhaupt nicht entfalten. Die Angst vor
Ablehnung beeinträchtigt mich.

30. 05. 78
Es ist Analysepause und ich würde dringend eine Stunde brauchen. Es geht mir
sehr schlecht. Ich weiß eigentlich gar nicht so genau warum. Fühle mich faul
und vermodert. Meine Haut beruhigt sich überhaupt nicht, sie ist nur eine
kribbelnde, unangenehme Hülle. Auch die Nächte sind eine einzige Qual. Das
Leben bringt mich um. Ich sollte ihm zuvorkommen. In zwei Wochen fahre ich
in die Klinik nach Norderney. Nur diese Hoffnung läßt mich momentan
überleben.

14. 06. 78
Im Zug nach Norderney.
Habe Zeit zum Nachdenken. Mir wird immer wieder klar und durch die
Analyse aktualisiert, mit welchem emotionalen Defizit ich habe leben müssen.
Das konnte ich mir lange nicht eingestehen. Aber wie soll ich jetzt weiter damit
fertig werden? Kann ich in der Analyse etwas nachholen? Dort kann ich nicht
gestreichelt oder als Tochter geliebt werden. Jetzt setze ich meine Hoffnung in
den Norderney-Aufenthalt. Ich kann nicht weiter als von heute bis morgen
denken.

16. 06. 78, Norderney
Gleiche unter Gleichen. Eine Gemeinsamkeit, die mir mein Leiden etwas
erleichtert. Ich bin damit nicht mehr allein. Jeder kann hier meine Haut sehen,
wird mich verstehen, kann es nachempfinden, wenn es juckt, und ekelt sich
nicht. Ich nehme nicht mehr nur noch gesunde Haut und schöne Körper wahr
und kann kurze Ärmel tragen, ohne mich dafür schämen zu müssen.
Vier Wochen muß ich wenigstens aushalten. Vielleicht kann ich hier mit
eigenen Kräften meine alte Haut abstreifen, hier lassen, ins Meer werfen, um
mit neuer Haut und Kraft dem Alltag wieder gewachsen zu sein.

17. 06. 78
Es ist einfach toll, wie schnell das Jucken aufgehört hat. Ich fühle mich gleich
wohler und bin darüber sehr glücklich. Meine Haut scheint sehr dankbar zu
sein für dieses Leben ohne Streß und Verantwortung, mit Meerluft, Sonne und
Ruhe.

19. 06. 78

Ich bin sehr glücklich darüber, daß meine Haut so gut wird. Keine neuen Stellen, es juckt wenig bis gar nicht. Die Ruhe tut mir gut, ich fühle mich endlich mal wieder wohl.

24. 06. 78

Wetterumschwung, Regen, Sturm. Ist er für die Verschlechterung verantwortlich?
Ich erkundige mich nach einem Buch über Neurodermitis und Neurodermitiker, das über das rein Medizinische hinausgeht. Da es ein solches Buch auf dem Markt nicht gibt, nehme ich mir vor, selbst daran zu arbeiten.

15. 07. 78

Traum: Ich kam nach Hause zurück, freute mich sehr über meine Haut, die ich meinen Freunden zeigen wollte. Als ich die Ärmel hochschob, waren die Arme schon wieder aufgekratzt.

19. 07. 78

Heute bin ich entlassen worden. Mit einem guten Hautzustand und vielen Ängsten bezüglich der Zukunft sitze ich wieder im Zug.

24. 07. 78

Ich will ein besseres Verhältnis zu meinen Grenzen bekommen, um Freundschaften zu finden, in denen Geben und Nehmen ausgewogen sind.

Nach fünf Wochen Norderney und 2½ Monaten Sri Lanka (Meerklima), folgt eine relativ stabile Zeit bis Januar 1979.
Abgrenzungsprobleme am neuen Arbeitsplatz, familiäre Konflikte (Verpflichtungen, Krankheiten der Eltern) und der Selbstmordversuch einer Freundin überfordern mich und führen wieder zur Hautverschlechterung.

10. 01. 79

Meine Neurodermitis schleicht sich wieder an, setzt sich immer mehr durch, belastet mich. Die Haut ist trocken und rot, sie will mir etwas sagen, aber ich verstehe es nicht. Am liebsten würde ich mich vergraben in ein tiefes Loch, in dem ich schlafen könnte und meine Ruhe hätte. Ich bin traurig, fühle mich verpestet und entsetzlich einsam.
Vaters lebensbedrohliche Krankheit und der Verlust meiner Wohnung tragen sicher zu dieser Verschlechterung bei.

27. 02. 79

Ich fühle mich wie ein aufgekratztes Wrack, bin überhaupt kein Mensch mehr. Mein Gesicht ist trocken, meine Haut spannt überall, kann den Hals kaum bewegen, die Lymphdrüsen sind geschwollen. Ich bin schlapp, meine Augen sind ständig schwer und müde, alles strengt mich an. Der bevorstehende Umzug in die Wohngemeinschaft ängstigt mich. Habe überhaupt viele Ängste momentan, auch irreale Ängste. Auf der Straße, in meinem Zimmer, vor Geräuschen, vor der Arbeit, vor meiner Analyse, vor Menschen, vor mir selbst. Ich komme nicht heraus aus der Tiefe, aus dem Mist. Nur eines weiß ich: So »tot« wie momentan möchte ich nicht weiterleben.

23. 04. 79
Ich habe mein Leben lang so getan, als würde ich keine Angst kennen, und nie bewußt wahrgenommen, daß mein Leben aus Angst bestand. Ich hatte nie die Unbefangenheit eines Kindes. Ich habe sehr bald gespürt, was ich meinen Eltern zumuten und was ich sie nicht fragen konnte, und habe ein Bewußtsein dafür entwickelt, mich so zu verhalten, daß sich niemand aufregen muß. Das hat mich innerlich eingeengt und wurde äußerlich auf der Haut sichtbar.

28. 08. 79
Ich fühle mich verstopft und vergiftet und weiß nicht, wie ich mich entgiften kann.
Gerade jetzt im Sommer spricht jeder von zarter, schöner, gesunder und weicher Haut. Auch die Werbung ist voll davon. Aber für mich ist es nicht nur das Aussehen, dieses häßliche Entstelltsein. Es ist einfach kein Leben mit dieser verstümmelten Haut und den »Ameisenhaufennerven«. Da hat kein Genuß, keine Lebensfreude Platz, da ist nur Verzweiflung, tiefe, zerkratzte Verzweiflung.
Berührungsmangelschäden?

23. 12. 79
Ein Weihnachtsbesuch bei den Eltern. Ich bin sehr nervös, kratze, kratze und kratze. Ich schlafe sehr schlecht. Meine Haut ist heiß und geschwollen, sie brennt. Sobald ich mein Elternhaus betrete, falle ich in alte Verhaltensmuster zurück. Meine Psyche hat hier einen anderen Atem, der sich über die Haut ausdrückt.

29. 07. 80
Mein Gesicht ist fleckig, brennt, spannt. Es ist, als würde sich all meine Unruhe darin widerspiegeln. Meine Analyse ist zuende, ist das der Grund?

22. 10. 80
Ich komme mir vor wie eine Aussätzige. Seit vier Wochen bewandert die Neurodermitis wieder meinen Körper, er wächst immer mehr zu. So schlimm war es seit Norderney nicht mehr. Am liebsten würde ich ins Krankenhaus gehen, aber das ist auch nur eine vorübergehende Linderung.

28. 10. 80

Die Aussaat meiner Psyche bedeckt bald meine ganze Haut. Schwellung, Juckreiz, Trockenheit, Kratzen, Verzweiflung. Offene Stellen nässen. Die Spannung wird durch unkontrolliertes, hemmungsloses Kratzen etwas reduziert. Endlich kann ich unbeherrscht sein, aber der Preis ist hoch. Schmerz, erneute Spannung, schlechter Schlaf. Wahnsinn! Wer kann diese Qual verstehen, der sie nicht selber kennt?

Hoffnung auf Homöopathie, Hoffnung auf eine schöne, kleine Wohnung. Solange ich noch Hoffnung habe, werde ich auch weiterleben.

02. 11. 80

Versuch mit Homöopathie: Luesinum. Zunächst massive Hautverschlechterung, dann ganz leichte Verbesserung zu spüren, jetzt wieder leichte Verschlechterung.

16. 11. 80

Ein Besuch bei den Eltern hatte wieder eine Hautverschlechterung zur Folge. Mein Gesicht ist geschwollen und heiß, die Augen entzündet. Es war turbulent, anstrengend, einengend, anpassend. Konfliktvermeidung heißt auch, keine Verantwortung für mich übernehmen, heißt Anpassung an das, was andere von mir wollen, heißt brav und unauffällig sein. Ich will lernen zu sagen: Ich möchte, ich will neu anfangen zu erfahren, wer ich bin.

25. 11. 80

Meine Haut verschlechtert sich weiterhin. Ich soll das Luesinum zunächst absetzen.

01. 12. 80

Ich stelle meine Ernährung auf Vollwertkost um: kein raffinierter Zucker mehr, kein Weißmehl, kein Fleisch.

Jemand empfiehlt mir, andere statt mich zu kratzen.

21. 12. 80

Nichts funktioniert in mir, nur ich funktioniere immer noch nach außen, nach den Erwartungen der anderen. Leben lohnt sich nicht, nicht, wenn ich es nur ertragen muß und nicht genießen kann.

15. 01. 81

Gestern ein Hauch von Besserung, heute geht alles wieder von vorne los. Die Haut juckt, ist rot und häßlich. Ich lebe neben dem Leben und kann die Wand dazwischen nicht durchbrechen. Ist die Grenze zwischen mir und dem Leben denn wirklich nicht passierbar?

19. 05. 81
Mein Gesicht ist wieder sehr, sehr schlimm. Will keine Nähe, will am liebsten niemanden um mich herum. Die Krankheit zwingt mich in die Isolation. Es ist schwer, eine neue Wahrheit zu finden, zumal sich die krankmachende Wahrheit so tief eingegraben hat. Ich will meine Wahrnehmung verändern und meine Kräfte in mir positiv umgestalten.

20. 11. 81
Ein weiterer Versuch: Kartoffelkur. Habe fünf Tage lang nur Kartoffeln gegessen, keine Veränderung spürbar.

31. 07. 82, Thailand
Schlimmste, superinfizierte Neurodermitis, Fieber, Blutvergiftung. Bekomme immer wieder hohe Dosen Antibiotika, die allerdings nur kurzfristig greifen. Habe vorzeitig den Rückflug gebucht.
Werde hier am Strand mit unkomplizierter, gesunder, schöner und sonnengebräunter Haut konfrontiert. Ich selbst laufe langärmelig und verbunden herum. Und das bei dieser Hitze, wo die Haut oft das fast einzige »Kleidungsstück« ist. Sie wird gezeigt und gebräunt. Das will ich ja gar nicht, will mich nur normal bewegen können. Die Hitze ist sehr anstrengend für mich. Ich traue mich weder ins Wasser, noch in die Sonne. Vermummt stolpere ich durch die Gegend, statt mich von Sonne und Wind streicheln zu lassen.
HAUT – du Wahrnehmungsorgan der Liebe . . .!
Und ich hatte mir soviel von dieser Reise erhofft, an Lebenskraft, Lebensfreude, Energie, innerer Ausgeglichenheit und Ruhe. Jetzt komme ich erschöpft zurück und würde dringend Energie für den Endspurt meines Studiums und die Diplomarbeit brauchen.

02. 08. 82
Wenn ich gesunde Haut sehe, bekomme ich ein gemischtes Gefühl aus Wehmut und Wut. Es macht mich traurig und aggressiv zugleich. Mein Körper spannt und eitert und ist in der größten Hitze herbstlich eingehüllt. Die Krusten und Eiterstellen müssen ja abschrecken, Ekel erregen, Distanz schaffen. Ich versuche, alles zu verstecken, und wenn ich angesprochen werde, rede ich von infizierten Mückenstichen.
Es sind immer noch vier Tage, bis ich in Deutschland bin.
Meine Reisepartnerin klagt über einen Pickel an der Nase. Wie gerne würde ich tauschen mit ihr.

24. 08. 82
Nach der Reise.
War in der Hautklinik und im Tropeninstitut. Ich nehme schon die dritte Packung Antibiotika, die wohl unerläßlich waren, aber unterdrückend wirken

und meinen Körper weiterhin vergiften. Darf ich solche Reisen in Zukunft nicht machen? Der Arzt meinte, daß es Menschen gibt, die sich mit Fußpilz ins Bett legen, und solche, die im Rollstuhl Weltreisen machen. Recht hat er, man soll sich von seinen Krankheiten nicht tyrannisieren lassen.

08. 09. 82
Ich sehe aus wie eine verschrumpelte Kartoffel und so fühle ich mich auch. Habe keine Lebenskraft und keine Hoffnung mehr. Fühle mich einfach nicht gesund, stopfe alles in mich hinein, nur keine Kraft. Das Leben kann ja keinen Spaß machen, wenn immer irgendetwas weh tut, spannt, juckt, einengt. Sehne mich nur noch nach dem Abend, damit ich mich endlich zurückziehen kann.

25. 12. 82
Nur wenn ich den Kampf mit mir, den Kampf gegen mich aufgebe, wenn ich meine Energie *für* statt gegen mich einsetze, kann ich gesund und sicher glücklicher werden.

07. 01. 83
Die letzten Tage und Nächte waren verheerend. Dieser zwickende Juckreiz nach körperlicher Anstrengung ist kaum auszuhalten. Nachts finde ich keinen Schlaf, tagsüber renne ich zwischendurch auf die Toilette, um ungestört kratzen und etwas Spannung abbauen zu können.

17. 01. 83
Seit ein paar Tagen fühle ich mich richtig gut, vor allem körperlich: keine Atemnot, die Haut wird immer besser, kein Brennen, keine Flecken im Gesicht. Ich bin so froh, hüpfe, singe, kann es nicht fassen. Ich kann mich kaum erinnern, wann ich mich das letzte Mal so gespürt habe. Ich fühle mich auch gleich um so vieles sicherer. Ich bin sehr froh und dankbar und kann den Menschen ins Gesicht sehen, da sie meines auch ruhig sehen können.

20. 01. 83
Der Höhenflug ist schon wieder vorbei. Ich kratze. Die Unberechenbarkeit dieser Krankheit macht mich wahnsinnig.

03. 02. 83
Ich spüre, wie meine Gefühle unter der Haut festsitzen. Ich bin unsicher, ängstlich und verspannt. Wenn ich von außen verletzt werde, kratze ich, damit ich meine Gefühle nicht wahrnehme. Ich lenke von mir ab durch Kratzen, Essen, oder das Anhören von Problemen anderer.

05. 02. 83
Hoffnung, Verzweiflung, Angst. Wechselbäder in mir. Ich bin bereit, mir jede Grenze anzuschauen, um sie überschreiten zu können. Die Haut ist die Grenze zwischen außen und innen. Wenn ich kein Gefühl für meine Grenzen bekomme, kann ich nicht lernen, meine Grenze »Haut« zu schützen.

10. 02. 83
Meine Diplomarbeit kostet mich viel Kraft. Mutter ist sehr schwer krank, wahrscheinlich wird sie nicht mehr gesund. Belastende Situationen, die sich natürlich auch auf der Haut ausdrücken.

27. 02. 83
Am 21. Februar ist Mutter gestorben. Ich bin sehr dankbar, daß ich sie die letzten Tage in den Tod begleiten durfte. Es waren zehn Tage höchster psychischer Anspannung für mich. Mein ganzer Körper ist eine einzige Wunde. Ich bin völlig erschöpft. Meine Haut, meine Augen, alles ist angestrengt, gereizt, ausgelaugt. Ich möchte trauern können um dich, damit ich leben kann in mir.

03. 03. 83
Mein Körper ist aufgewühlt: äußerlich – kaum eine Hautpore kann mehr frei atmen; innerlich – Luftnot, chaotisches Atmen, ich drohe zu ersticken. Die Zähne sind aufeinandergebissen, nichts herauslassen, nur nichts herauslassen, reiß dich zusammen!! Ich bedränge mich, betrüge mich selbst. Chaos in mir statt Gefühl, statt Trauer und Schmerz. Ich werde durch die Krankheit gehen müssen, um zum Leben zu kommen. Trauer bedeutet auch Leben, gehört zum Leben wie Freude, Wut und andere Gefühle.

21. 03. 83
Ich wollte diese Woche wieder einmal fasten, aber wie ein blutrünstiger Hund schnappe ich zu, habe ein unbezähmbares Hungergefühl. Ich sollte es mir in dieser angespannten Situation nicht verübeln.

31. 03. 83
Die Diplomarbeit ist fertig. Dennoch kann ich nicht genießen, bin weiterhin unruhig. Ich will wieder lachen lernen, von innen heraus lachen. Möchte locker und entspannt werden, um alle Verkrampfungskrankheiten zu verlieren.

06. 04. 83
War sieben Tage bei meinem Vater, das war sehr anstrengend und aufreibend. Konfrontation mit Krankheit und dem Altwerden. Unausgedrückte Gefühle machen sich über die Haut Platz. Die Macht des Schweigens und Verschweigens – wie immer schon.

23. 04. 83

Verzweifelte Tränen, aber wieder nur die, die überlaufen. Draußen treibt ein wunderschöner Frühlingstag die bloßgelegte Haut in die Natur. Ich fühle mich entstellt, behindert, ausgeschlossen, allein. Die Krankheit schränkt mich ein, Spontaneitäten sind nicht erwünscht.

In der Zeitung steht ein Stellenangebot: »gepflegtes Äußeres«. Auf so etwas kann ich mich nie melden, mein Äußeres macht mich sehr unsicher. Der erste Eindruck ist nun mal der äußere!

16. 05. 83

Nach einem schamanistischen Reinigungszeremoniell fühle ich mich gut, meiner Haut geht es besser. Ich spüre Kraft, bin wieder ein Stückchen weitergekommen. Ich bin zunächst mal für mich und meine eigene Gesundheit verantwortlich.

18. 05. 83

Genau einen Tag haben die Hoffnung und das Hochgefühl angehalten. Ich zerstöre mich wieder. Es ist wie ein Zwang. Welche Macht diese Zerstörung doch hat. Ich klage mich an. Wie kann ich lernen, die Krankheit zu akzeptieren? Manchmal denke ich, ich habe es geschafft, habe es nicht mehr nötig, zu leiden. Dann wieder lande ich senkrecht auf dem Boden. Alles ist vorbei, ich habe keine Kraft, bin mutlos und verzweifelt. Wielange werde ich noch gegen mich kämpfen müssen?

28. 05. 83

Vor einigen Wochen habe ich mit einer Verhaltenstherapie bei Frau M. angefangen. Das ist harte Konfrontation. Das Versteckspiel ist vorbei. Ich werde mich zu meiner Haut bekennen müssen, werde nackte, zerstörte Haut zeigen, mich eventuell der Kritik der anderen aussetzen, statt mich weiterhin zu verkriechen. Ein neuer Weg, ein schwerer Weg, ein angstmachender Weg. Der Sommer steht bevor, das heißt dieses Mal eine andere Konfrontation mit meiner kranken Haut; mich nicht mehr verstecken, nicht mehr zudecken, sondern mich zeigen, mich akzeptieren, Reaktionen ertragen lernen. Es werden sicher Schübe kommen, auch durch die Angst, doch da muß ich durch. Es erfordert einen hohen Energieaufwand, mich rund um die Uhr zu verstecken. Was wird mir alles passieren, wenn ich mich in meiner ganzen Blöße und Unvollkommenheit offenbare?

24. 10. 83

Der Sommer war einigermaßen erträglich. Anfang Oktober ist meine Therapeutin plötzlich auf unbestimmte Zeit nach Südamerika gegangen. Wieder ein unfreiwilliges Therapieende.

Bin seit knapp drei Wochen in Griechenland. Hatte mir durch Ruhe und

Meerklima Besserung versprochen. Stattdessen verschlechtert sich die Haut von Tag zu Tag. Es ist wieder so schlimm wie nach Mutters Tod. Die Fingernägel graben sich immer wieder in die gleichen Furchen. Ich sehe mich mittlerweile wirklich als schwer gestört an, absolut lebensunfähig, voll von kranker, negativer Energie. Ob ich mir einen zuverlässigeren Therapeuten suchen sollte?

06. 02. 84
Hautschübe, immer wieder leichtere Fieberschübe, seit einigen Jahren schon. Was hilft mir all die theoretische Erkenntnis? Habe gehört, daß Hypnosetherapie bei Hautkrankheiten besonders erfolgversprechend sein soll. Ob ich das versuchen sollte? Lernen durch erneute Konfrontation mit der Auslösesituation.
Die nächste Entlastung wird in diesem Sommer ein Aufenthalt in einer Hautklinik in Davos sein.

30. 04. 84
Heute Nacht habe ich von einem Kleinkind geträumt. Es mußte gewickelt werden und weinte. Beim Ausziehen sah ich, daß sein ganzer Körper von Neurodermitis befallen war.

07. 05. 84
Immer wiederkehrende Zerstörung, ein paarmal täglich. Die Nägel graben sich immer wieder tief in schon bestehende Wunden ein. Ich will es nie wieder tun – und schon ist es passiert. Dann tut es nur noch weh. Ich könnte schreien. Es ist wie ein Teufelskreis, den ich nicht verlassen kann. Warum habe ich keine Krankheit, an der ich operiert werden und genesen kann?!

28. 06. 84
Seit dem 13. 06. bin ich hier in Davos. Nach anfänglicher, stetiger Besserung jetzt massiver Rückfall. Innere Unruhe, inneres Frieren, Verzweiflung, Tränen, alles wie gehabt. Beschenkt mit Zeit und Ruhe, habe ich etwas in mir, das mich drängt und peitscht. Da hilft auch kein Autogenes Training. Wieder das Gefühl, versagt zu haben – ich zerstöre mich. Das können doch nicht nur der Pollenflug und der Vollmond sein. Ich schaffe es nicht, ich kann mit dieser Krankheit nicht leben . . .

01. 08. 84
Heute werde ich entlassen. Ich habe hier, obwohl ich immer wieder sediert wurde, keine ruhige, juckreizfreie Nacht gehabt und reise mit einem schlechteren Hautzustand ab, als ich gekommen bin. Trotzdem nehme ich viele Eindrücke, Erfahrungen und Vorsätze mit – auch die Hoffnung, mit der Krankheit leben zu lernen. Die Vorstellungen für mein Buch werden konkreter.

16. 09. 84
Warum muß ich durch so eine schwere Prüfung?
Nehme wieder Cortison, vierzig Tabletten und vierzig Milligramm gespritzt.
Ich werde mit der Krankheit nicht fertig und werde nicht erlöst von ihr. Bin
arbeitslos, dauernd erschöpft, ausgelaugt, ohne Perspektive.

29. 09. 84
War eine Woche bei meinem Vater, und das im akuten Schub. Bin völlig
erschöpft. Die Situation dort ist zu belastend für mich, ich bin einfach nicht
gesund und darf dort nicht so lange bleiben, es überfordert mich. Auch die
langen Zugfahrten strengen mich sehr an. Mir ist wieder nur nach Rückzug
zumute.

30. 09. 84
Ich kann meinen Hals kaum bewegen, meine Ohren sind offen und feucht.
Meine Hände sind völlig aufgerissen, ich kann nur noch mit Handschuhen
arbeiten.
Seit einem Jahr habe ich jetzt keine Ruhe mehr gehabt.

09. 10. 84
Im Traum stand ich vor einem Spiegel und sah mein Gesicht, meinen verletzten
Körper. Ich schaute mich im Spiegel an und sagte zu mir: Ich will nicht mehr
leiden, will keine roten Flecken mehr im Gesicht haben.
Völlig aufgekratzt bin ich aufgewacht.

20. 10. 84
Seit 2½ Wochen bin ich stationär in der Hautklinik. Es ging nicht mehr anders.
Werde mit hohen Cortisondosen behandelt.

24. 10. 84
Gestern wurde ich aus der Klinik entlassen. Hatte noch ein Gespräch mit einer
Psychologin, die mir eine psychosomatische Klinik oder eine weitere ambu-
lante Psychotherapie empfahl.

28. 10. 84
Juckreiz, Schlaflosigkeit, langsam aber stetig geht es wieder los. Das kann doch
nicht alles vergebens gewesen sein!!?

26. 11. 84
Die ganze Haut ist wieder zerstört. Das bevorstehende Weihnachtsfest und die
daran geknüpften familiären Erwartungen machen mich sehr unruhig.

08. 03. 85
Habe gerade sieben Tage gefastet. Ganz leichte Besserung der Haut.

03. 10. 85
Jeden Tag werde ich müde wach. Das Leben ist nur noch anstrengend für mich, ich schaffe gerade meine Arbeit. Klinikaufenthalte, Ernährungsumstellung, Fasten und Therapien haben mir bisher nicht wirklich geholfen.

07. 11. 85
Aufgrund ständiger finanzieller Mehrbelastung durch spezielle Ernährung, ständigen Wäschewechsel, spezielle Wasch- und Pflegemittel, durch Kleidungsstücke aus Naturmaterialien habe ich vor einiger Zeit einen Antrag auf Schwerbehinderung gestellt. Heute kam der Bescheid vom Versorgungsamt: »25 Jahre chronisch krank, 50 Prozent Minderung der Erwerbsfähigkeit.« Da steht es nun schwarz auf weiß, ein mulmiges Gefühl.

15. 12. 85
Ich träumte von einem Meister, der zu mir sagte, daß ich Kräfte in mir hätte, die gegen mich arbeiten würden. Daher käme der Juckreiz. Dieses Leben sei noch nicht dafür bestimmt, meine Kontrolle aufzugeben.

30. 12. 85
Wieder geht ein schlimmes Jahr zu Ende, unruhig, trocken, zerkratzt. Was juckt mich wirklich?
»Verletzungen« werde ich mein Buch nennen, das ich über Neurodermitis schreiben will.

16. 02. 86
Seit Ende Januar ein Versuch mit Neuraltherapie und Eigenblutbehandlung bei Doktor R. Trotzdem, oder gerade deswegen, wird es immer schlimmer. Der Juckreiz nimmt so überhand, jede Bewegung schmerzt, jedes Händewaschen tut weh. Alles ist zu eng, ich komme nicht heraus aus meiner Haut.

05. 03. 86
Habe überhaupt keine Ruhe mehr gefunden. Liege wieder in der Hautklinik, wußte keinen anderen Ausweg. Ich will endlich wieder eine erscheinungsfreie Haut haben, und wenn es nur für eine kurze Zeit ist. Seit Monaten schon schaffe ich gerade noch mit viel Anstrengung meine Arbeit. Die Umstände hier sind katastrophal, von gesunder, ausgewogener Ernährung halten sie nichts, aber ich bin wenigstens vorübergehend für nichts verantwortlich.

22. 03. 86
Wieder ein Todesfall in der Familie. Ein für mich sehr wichtiger Mensch ist gegangen. Ich werde um Entlassung bitten, damit ich zur Beerdigung fahren kann. Durch intensive Cortisonbehandlung ist die Haut einigermaßen abgeheilt.

05. 04. 86

Es ist wieder so, als wäre ich nie in der Klinik gewesen. Zudem Pollenflug, sehr starker Heuschnupfen.

Einen verwundeten Hund am Straßenrand würde man erschießen, wo ist da der Unterschied?

16. 05. 86

Nach vierzehntägigem Urlaub in Italien. Südtirol, Gardasee, Umbrien – Blütenpollen, Katzenhaare, Staub. Der Hautzustand wurde immer schlimmer. Wir flüchteten ans Meer. Die Zeit war wohl zu kurz, als daß sich dort etwas hätte bessern können. Bin von einer inneren Unruhe geplagt, umhergetrieben, ohne ruhenden Pol, der mir die Nähe und den Mittelpunkt in mir ermöglicht. Fühle mich entwurzelt und ungeborgen. Wohin gehöre ich? Wofür ist das alles gut?

Ein Jahr nach dem anderen vergeht. Habe ich gelebt? Was ist Leben, Lebensqualität? Ist es meine Aufgabe, ein krankes Leben zu führen? Was kann ich selbst dagegen tun, habe ich es überhaupt in der Hand? Am Meer war ich wieder mit sehr viel gesunder Haut konfrontiert. Es hat mich sehr traurig gemacht, die Einschränkungen, die Behinderung so hautnah zu spüren.

24. 05. 86

War bei einer Wahrsagerin. Ich sei gesund, sagt sie, sei nur krank an der Seele. Mein Leben sei bisher nicht schön gewesen, aber jetzt würde ich bald zur Ruhe kommen.

26. 06. 86

Ich bin nur noch ein Bündel lebloser, aufgekratzter, vertrockneter Häßlichkeit, alt, energielos, ohne Glanz. Fühle mich schmutzig, unappetitlich, unattraktiv, unerotisch und ausdruckslos. Ich halte diesen Druck nicht mehr aus, bekomme keine Luft mehr.

02. 07. 86

War wieder bei meinem Hausarzt. Er meinte, wenn wir das Spurenelement finden würden, das mir fehlt, ginge es mir schlagartig besser. Ist die Hilfe doch stärker auf der körperlichen Ebene zu suchen?

30. 07. 86

Hatte von einer Therapiemethode mit Milchpeptiden nach Prof. Gauri gehört. Vom 21. 07. bis heute habe ich diese Milchpeptide genommen. Mein Hautzustand verschlechterte sich von Tag zu Tag, ich bekam Niesanfälle, Kopfschmerzen, geschwollene Lymphdrüsen, Fieber. Katastrophale Auswirkungen, Körper, Hals und Gesicht geschwollen und nässend, ich konnte mich überhaupt nicht mehr bewegen. Dazu die unerträgliche Hitze. Habe heute, nach Abspra-

che mit der Ärztin der Klinik und meinem Hausarzt, damit aufgehört. Werde durch die psychische Entlastung etwas ruhiger. Wie ein Zentnerbrocken fiel es von mir. Ich konnte endlich wieder baden und mich mit Teer behandeln.
Mehr und mehr ist mir klar geworden, wieviel Druck ich mit mir herumschleppe, daß der Druck wohl der größte Anteil an meiner Krankheit ist und das Kratzen als Ventil für diesen Druck dient. Was laß ich nicht in mich herein, was heraus? Vielleicht sollte ich aufhören, zu hinterfragen und immer alles verstehen zu wollen.

01. 08. 86
Warum dulde ich vor allem die sogenannten negativen Gefühle nicht und zwinge meinen Körper dazu, sie auszudrücken? Als die Neurodermitis bei mir mit zwölf Jahren begann, wurde es mir verboten, zu fühlen und darüber zu sprechen. Die Gründe und Ängste von damals gelten heute nicht mehr. Dennoch ist es sehr schwer, nach der Erkenntnis den Schritt der Veränderung zu gehen. Ich muß sehr aufmerksam sein.

24. 08. 86
Der Hautzustand ist katastrophal –
und doch werde ich weitergehen.
Der Weg geht immer weiter zu mir.
ICH bin es.

Still werden, das ist meine Lebensformel.
Je stiller ich werde, desto klarer kann ich die Liebe meiner Seele spüren.

30. 08. 86
Versuch mit Bachblüten. Vielleicht können sie mich unterstützen!?

21. 09. 86
Nach einem Besuch bei der Familie.
Voller Neurodermitis-Schub. Schlimmster Zustand am Körper, Risse, Schmerzen bei jeder Bewegung, inneres Frösteln, heiß und kalt. Mein Gesicht ist geschwollen und glüht. Wie viele Tränen sitzen da fest? Es wird ignoriert, niemand spricht mich darauf an. Sehen sie es wirklich nicht?
Ich werde es noch einmal mit einer Therapie versuchen. Morgen rufe ich Frau B. W. an.

21. 10. 86
Meine Haut schreit für mich, das ist mir heute klarer denn je. Es kommen kurz Gefühle hoch, und schnell mach ich den Deckel wieder zu.

28. 10. 86

Habe mit der Therapie angefangen. Es fällt mir sehr schwer, mir einzugestehen, daß ich immer noch Hilfe brauche. Angst, Mundtrockenheit, Herzklopfen, Frieren, Spannung auf der Haut. Hier kann ich mich nicht mehr verstecken.

01. 11. 86

Traum: Eine Gruppe wollte schwimmen gehen. Sie sagten mir gleich, daß ich nicht mitkommen könne, da Hautkontrollen durchgeführt würden.

12. 11. 86

Ich bin zerkratzt, blockiert, geschwollen und gestaut. Es ging nicht mehr anders. Am 4. Dezember habe ich wieder einen Termin in der Klinik in Davos.

06. 12. 86

Traum: Sehe eine Wüste. Alles ist sehr trocken. In der Ferne bin ich.

07. 12. 86

Seit dem 4. Dezember bin ich in der Klinik. Kam mit letzter Kraft hier an. Es geht mir täglich schlechter. Ich wußte gar nicht, daß das möglich ist. Jede Bewegung ist eine Qual, selbst Lächeln tut mir weh. Ich hoffe, es ist eine Reaktion auf das Reizklima. Ich werde mich zunächst eine Woche mit Kartoffeln entlasten. Möchte versuchen, ohne Cortison auszukommen.

09. 12. 86

Mein Gesicht ist heiß, ich kann es kaum bewegen. Es ist wie erfroren, eine Maske, die platzt, sich abschält. Ich erkenne mich nicht mehr, bin entstellt.
Bei der Visite heute habe ich den Vorschlag zur Cortisonbehandlung abgelehnt, jetzt geht es nicht mehr anders.

15. 12. 86

Ich bin wieder ein Mensch.
Cortison, Bettruhe und Reis-Kartoffel-Kost haben mir dazu verholfen.

27. 12. 86

Bekomme immer wieder Cortison, was kurzfristig hilft, um nach dem Absetzen sofort wieder den alten Zustand herzustellen.
Ich möchte nicht, daß das Hautthema das Hauptthema meines Lebens bleibt, daß es mein Leben so sehr bestimmt und beeinträchtigt. Ich will mich nicht länger lebendig begraben fühlen, ich will leben. Diese Krankheit ist auch eine Aufgabe in meinem Leben, eine Herausforderung.

29. 12. 86
Ich friere, bin angespannt und schutzlos. Habe Cortison bekommen, die erste Schicht sofort wieder abgekratzt. Das Nachthemd klebt am Körper, das Bett wurde heute schon dreimal bezogen. Alles ist blutig. Bin schnell den Tränen nahe, habe keine Kraft.
Der unaufhörliche Schneefall, familiäre Sorgen, ein Stück Schokolade ...? Spekulationen. Es gibt so viele unbeantwortete Fragen.

31. 12. 86
Dank Cortison ist es zum Jahreswechsel ein wenig erträglicher geworden. In wenigen Stunden ist ein schweres Jahr vorbei.

07. 01. 87
Cortisontabletten, -salben, UVB-Bestrahlungen, alles wird versucht. Ständige Schneestürme und unaufhörlicher Juckreiz. Ich bin angespannt, habe ständig einen sehr hohen Puls und friere, friere, friere. Habe Angst vor dem Ausziehen, vor dem Juckreiz, vor Kratzen, vor Wasser, vor Salbe ... Wie bewege ich mich am besten, wie komme ich am schonendsten ins Bett? Selbst die Fersen und Fußsohlen sind seit einiger Zeit trocken und aufgeplatzt.
Ich will den Sinn dieser Selbstzerstörung verstehen.

09. 01. 87
Bei der Visite heute wollten sie mir unbedingt Antibiotika verordnen, die ich abgelehnt habe, da ich mir nichts davon verspreche. Gleich bin ich eine renitente Patientin für sie. Haben uns wieder auf Cortison geeinigt. Komme mir vor wie eine Alkoholikerin, die zur Flasche (Droge Cortison) greift. Kratz- und Cortisonsucht als Überlebensventil.

15. 01. 87
Seit gestern habe ich einen Schub, der alle bisherigen weit übertrifft. Zwei Tage hatte ich mich zusammengerissen, aber gestern ging es nicht mehr. Bekomme jetzt neben den Salben auch noch Cortisontabletten. Bin völlig verzweifelt, nervlich am Ende. Das brauche ich wohl, um endlich an frühere unterdrückte Gefühle zu kommen, um sie befreiend herauszulassen und Blockaden zu lösen. Gerade heute habe ich viele alte Tränen geweint.

16. 01. 87
Ob ich die Krankheit brauche, um Schwäche zuzulassen, Schwäche zeigen zu können?

18. 01. 87
Die scharfen Geschosse machen sich bemerkbar, die Haut erneuert sich.

23. 01. 87
Nach kurzem Cortisonhöhenflug wieder Rückfall. Jetzt ist es so, daß ich mit Cortison entlassen werde, nur, damit ich reisefähig bin. Allein der Gedanke an Kofferpacken überfordert mich. Es sei hier wohl nicht das richtige Klima für mich, meinte mein Arzt heute. Mehr fiel ihm dazu nicht ein.
Muß ich an die Nordsee, ist das die Lösung? Ich weiß gar nichts mehr.

28. 01. 87
Ich will meine Krankheit annehmen als Aufgabe meines jetzigen Lebens, um innerlich wachsen zu können.

06. 02. 87
Bin wieder zu Hause und arbeite auch. Stark rauchende Kollegen in meinem Arbeitszimmer nehmen mir und meiner Haut die letze Luft zum Atmen. Ich bin erschöpft, völlig erschöpft. Die ganze Haut platzt auf, ich friere, habe heiße, rote Stellen, bin voller Kratzspuren. Es überrascht mich, daß ich überhaupt noch Haut habe. Auch die Haut an den Ohren platzt auf, sie schuppt, näßt.
Habe ein sehr starkes Bedürfnis, Abfall abzuwerfen, mich zu entladen, entlasten, zu reinigen. Jetzt kann ich nur noch hoffen, daß ich durch die Therapie bei Frau B. W. weiterkomme. Ein Strohhalm, an den ich mich klammere.
Meine Freunde kümmern sich rührend um mich. Wo wäre ich ohne sie?

11. 02. 87
Es ist, als müsse ich die Krankheit aufrechterhalten, um an meine Substanz zu kommen.

12. 02. 87
Es gibt keinen freien Flecken an meinem Körper. Welche Kraft hält diese Krankheit so fest?

18. 02. 87
Komme wieder an die Grenzen meiner Belastbarkeit. Spüre nur noch meinen kranken, verletzten Körper: Schmerzen, Enge, Juckreiz, Überdruck, hoher Puls und Herzjagen.
Habe mir die Schilddrüsenwerte abnehmen lassen. Vielleicht findet sich ja doch zusätzlich eine organische Störung.

24. 02. 87
Die Schilddrüsenwerte sind im Normbereich.
Nehme ein neues Antihistaminikum. Mein Hausarzt erzählte mir heute von einem neuen Medikament, Fumarsäure, mit dem Erfolge bei Neurodermitis erzielt worden seien. Werde es demnächst ausprobieren.

25. 02. 87
Heute bin ich mit so viel Spannung in die Therapiestunde gekommen, daß mir
gar nichts anderes übrigblieb, als mich verbal zu entladen. Ich ging erleichtert
und leichter nach Hause. Aber ich habe geschwitzt und jetzt ganz fürchterlich
gekratzt. Nur wenn ich in die Badewanne gehe, kann ich mich noch bewegen.
Ich sehe den zerstörten Körper mit etwas mehr Distanz. Ich glaube, ich bin
wirklich etwas losgeworden.

01. 03. 87
Ingrid hat mich in die Klinik gebracht. Der Körper reagierte anders als die
Seele.
Seit der letzten Therapiestunde verschlechterte sich mein Hautzustand so, daß
ich in die Klinik gegangen bin, statt aus dem Fenster zu springen. Liege jetzt
hier im Krankenhaus, habe versagt, habe es wieder nicht geschafft. Ich mache
mir Vorwürfe, auch weil ich wieder am Arbeitsplatz fehle.
Die Haut ist sehr, sehr trocken, ich bekomme Cortison auf Cremebasis, die
Haut soll austrocknen. Ich unterdrücke die Symptome wieder, statt sie zu
durchleben.

04. 03. 87
Hauterneuerung durch Austrocknen. Mit Cortison werde ich langsam wieder
ein menschliches Wesen.

12. 03. 87
Bin gestern auf eigenen Wunsch entlassen worden. Behandlung noch mit
Hydrocortison. Mein Zustand ist momentan so gut, daß ich mich gleich beim
Friseur angemeldet habe.

31. 12. 87
Nach der Entlassung aus der Klinik habe ich eine Behandlung mit Fumarsäure
begonnen. Der Hautzustand verbesserte sich von Monat zu Monat. Ich habe
einen guten »Hautsommer« hinter mir: nur wenige kleine Stellen in den
Kniekehlen, Armbeugen und am Hals, Juckreiz nur noch hin und wieder
nachts oder nach körperlichen Anstrengungen durch Schwitzen, allerdings
nicht mehr so zerstörerisch, da die Haut stabiler ist.
Gegen meine Verspannungen konnte ich mir endlich wieder Massagen für
meinen Rücken verschreiben lassen, seit über zwölf Jahren bin ich erstmals
wieder in der Sauna gewesen. In der Umkleidekabine habe ich keine Angst
mehr davor, daß eine Verkäuferin kommen könnte.
Meine Blutwerte haben sich verbessert. Ich wurde in diesem Jahr sehr häufig
auf meinen guten Hautzustand angesprochen.
In meinen Träumen kommen noch häufig »Hautszenen« vor.

02. 05. 88

Abends liege ich oft im Bett und kann es kaum fassen, daß es nicht mehr juckt. Es ist wie ein Wunder – ich spüre meine heile, weiche Haut und bin dankbar und glücklich darüber. Nur noch viele kleine, weiße Narben am Körper und ein paar Stellen an den Händen erinnern an die Neurodermitis. Manchmal weiß ich gar nicht, womit ich das verdient habe.

Ich finde, daß die Haut immer noch besser wird, und habe keine Angst vor dem bevorstehenden Sommer.

Wenn ich nach körperlicher Anstrengung schwitze und Schweißperlen an meinem Körper herunterrinnen, bin ich ganz gerührt, daß das möglich ist: Ich kann schwitzen und es juckt nicht.

Ich spüre, daß es dieses Mal anders ist als in früheren, abgeklungenen Intervallen. Mein Körper scheint wieder in der Lage, selbst Abwehrkräfte zu bilden.

31. 12. 88

Rückblick auf ein aktives, intensives und ereignisreiches Jahr mit Höhen und Tiefen – und meine Haut war gesund!!!

Keine Einschränkungen mehr durch die Haut. Vieles war möglich, was mir in den letzten Jahren verwehrt war: Ich bin wieder am und im Meer gewesen, habe Sonne und Wind gespürt und mich über meine gesunde Haut gefreut. Ich konnte an einem Tanzprojekt teilnehmen, habe mir einen meiner Jugendträume, nämlich »Fallschirmspringen«, erfüllt, konnte einen Massagekurs belegen, im Liegewagen nach Italien fahren und einfach spontane Entscheidungen treffen. Habe wieder Lust und Mut zum Reisen.

In meiner Therapie gibt es noch einiges zu tun. Jetzt sind die Schichten dran, die unter der Verzweiflung über die Krankheit lagen. Meine Lebensqualität hat sich verändert, ich gehe wieder auf das Leben zu.

Ich bin vierzig Jahre alt geworden und fange erst jetzt zu leben an.

Ich kann nicht sagen, das oder jenes habe mir geholfen, kann keine Patentrezepte geben, denn es gibt nicht nur eine Lösung. Es waren viele, viele Mosaiksteinchen, die mir geholfen haben, gesund zu werden, mein inneres Gleichgewicht zu finden. Wesentlichen Anteil daran hatten sicher die Umstellung meiner Ernährung und die therapeutische Aufarbeitung verschiedener Verhaltensweisen, die mich »krank machten«. Viele Probleme sind mir klarer und meine Lebenseinstellung ist positiver geworden. Meinen Eltern bin ich heute dankbar dafür, daß sie mir diese Herausforderung mit auf den Weg gegeben haben.

Ausschlaggebend für mich ganz persönlich war sicher auch der spirituelle Weg, den ich gegangen bin, die Entscheidung »für das Leben«. Eines Tages habe ich für mich den Entschluß gefaßt, mein Leben auch mit der Krankheit anzunehmen und es nicht durch eigenes Zutun zu beenden.

Ich habe sehr viel gelernt durch meine Krankheit. Sie war wohl nötig, um mich weiterzubringen, um mich zu dem Menschen zu machen, der ich heute bin. Die Erfahrungen, die ich durch die Krankheit gemacht habe, helfen mir, zufriedener zu sein. Sie helfen mir sicher auch in meinem Beruf, im Umgang mit chronisch kranken Menschen.

Die Arbeit an diesem Buch hat mich die ganze Tragik dieser Krankheit noch einmal durchleben lassen. Ich habe erlebt, wieviel Energie eine chronische Krankheit fordert und wieviel mehr Kraft der Kampf gegen die Krankheit kostet. Eine Krankheit akzeptieren heißt auch, Energien frei zu machen fürs Leben, für die Dinge, die so notwendig sind, um gesund zu werden und zu bleiben.

Natürlich bin ich nach wie vor latent Neurodermitikerin, die nicht weiß, wann der nächste Schub auf sie wartet. Es gibt ein paar Stellen an meinen Händen, die mich mahnend erinnern, nicht zu vergessen, was ich so mühsam gelernt habe. Aber ich bin zuversichtlich und möchte jeder/m Neurodermitiker/in Mut machen, nicht aufzugeben.

Iris, 20 Jahre

In der Pubertät ging es mir besonders schlecht

»Könnt Ihr Euch denn gar nicht beherrschen?« Mit diesen Worten wurde ich von meinen Großeltern empfangen, denn meine Zeugung war ein »Betriebsunfall«. Im Familienplan war ich erst zwei Jahre später vorgesehen. Die Schwangerschaft, so kurz nach der Geburt meines Bruders, wurde meinen Eltern von den Großeltern mütterlicherseits zum Vorwurf gemacht.

Meine Mutter, die selbst als Kind Milchschorf hatte und seit ihrer Pubertät Neurodermitikerin ist, hatte während der Schwangerschaft mit mir einen außerordentlich schlechten Hautzustand. Ich selbst bekam als Kleinkind von drei Jahren Neurodermitis. Zunächst waren es nur einzelne Herde an den typischen Stellen, Armbeugen und Kniekehlen, die sich immer mehr ausbreiteten. Die Symptome wanderten zunächst an die Innenseiten der Oberschenkel weiter. Später waren auch die Arme sehr stark befallen.

Mein Vater ignorierte die Neurodermitis von Anfang an, er reagierte weder auf die Krankheit noch auf das Kratzen. Es war einfach kein Thema zwischen uns. Wir hatten auch nie engeren Körperkontakt. Zur Mutter bestand als Kleinkind allerdings sehr viel Körperkontakt, der jedoch mit zwölf, dreizehn Jahren plötzlich abbrach. Sie war es auch, die mit mir von Arzt zu Arzt ging, die mir aber alle nicht wirklich helfen konnten. Die übliche medikamentöse Palette wurde ausprobiert: juckreizstillende Säfte und Tabletten, Salben, Cremes, Teer, Zink und natürlich auch Cortison.

Als Kind haben mich diese Salben und Cremes und die ganzen Gerüche, die damit verbunden waren, sehr gestört. Wenn ich nach Teerbehandlungen in die Schule mußte und den Geruch mitnahm, beeinträchtigte mich das sehr, es war mir einfach unangenehm. Von anderen bin ich deswegen in der Schule nicht abgelehnt worden. Auch sonst habe ich keine schlechten Erfahrungen wegen der Neurodermitis gemacht. Im Gegenteil, ich bin eher auf Verständnis und Mitleid gestoßen.

Erwähnen möchte ich noch, daß ich ein wütendes und jähzorniges Kind mit einem sehr sensiblen Kern gewesen bin. In der Grundschule habe ich auf jede Äußerung sehr empfindlich reagiert, auch wenn sie gar nicht böse gemeint war. Auf dem Gymnasium hat das öfter gewechselt. Mal fühlte ich mich trotz der Neurodermitis ganz gut und hatte das Gefühl und die Sicherheit, von den anderen gemocht und akzeptiert zu werden, da sie mich ja kannten und wußten, wie das ist; mal kamen wieder sehr sensible Phasen, in denen ich mich überhaupt nicht wohlfühlte in meiner Haut und mit ihrer äußeren Erscheinung. In solchen Zeiten zweifelte ich wieder, bezog alles auf mich und zog mich eher zurück.

Natürlich wird der Rückzug durch die Krankheit auch gefördert. Ich habe immer wieder viel mit ihr entschuldigt. In der Schule ist es mir oft so gegangen, daß ich meine Haut als Ausrede benutzt habe, wenn ich mal keine Lust auf eine Stunde hatte. Ich fühlte mich natürlich auch nicht gut, aber mit etwas mehr Disziplin und Zusammenreißen hätte ich die letzten Stunden noch überstehen können. Es war leicht für mich, mich so zu entziehen, denn jeder hat es verstanden. Was sich damals abspielte, begreife ich eigentlich erst heute. Ich bin dadurch einigen Auseinandersetzungen und Verpflichtungen aus dem Weg gegangen. In Zukunft möchte ich gerne anders damit umgehen, mich dem Notwendigen stellen.

Ich möchte noch einmal auf die Wut und den Jähzorn als Kind zurückkommen. Leider habe ich feststellen müssen, daß ich heute diese Gefühle eher destruktiv gegen mich richte. Ich zerstöre Gegenstände, an denen ich sehr hänge, zerkratze meine Haut, esse zuviel oder beschimpfe mich überkritisch. Die Menschen, die es eigentlich betrifft, bekommen eher wenig davon mit. Mir ist auch aufgefallen, daß mich die Neurodermitis sehr sensibel gemacht hat gegenüber anderen Menschen. Ich habe früher sehr stark im anderen Menschen gelebt, habe vorher schon gewußt, was der andere will, war nie ich selber. Aus lauter Rücksicht und Angst vor Konflikten habe ich gar kein Gespür für meine eigenen Grenzen entwickelt. Das habe ich jetzt verstanden und bin daher gerade auf der Suche nach meinem eigenen Leben. Ich will lernen, auf mich selbst Rücksicht zu nehmen und meine eigenen Grenzen zu erkennen, damit ich meine Haut schützen kann.

Aber wie ging es mit der Behandlung weiter:

Mit neun Jahren wurde ich zu einer Kinder-Kurerholung in den Taunus geschickt. Ich habe mich dort sehr unwohl gefühlt. Die Haut blieb unverändert, es waren sechs verschenkte Wochen. Die anschließende Behandlung mit homöopathischen Mitteln bei einer Heilpraktikerin brachte auch keine Besserung. Einen Vorschlag von ihr, es mit Eigenblutbehandlungen zu versuchen, habe ich damals aus Angst vor Spritzen abgelehnt.

Bis zur Pubertät war die Krankheit zwar unangenehm für mich, ich konnte aber ganz gut damit leben. Während der Pubertät wurde es immer stärker und vor allem auch lästiger. Es kamen Stellen am Hals und im Gesicht hinzu, die mich zusätzlich sehr belasteten, da sie nicht zu übersehen waren. Gerade in dieser Zeit, als ich mir gegenüber äußerst kritisch war und mich ständig mit anderen Gleichaltrigen verglich, ging es mir sehr schlecht. Denn als Neurodermitikerin schneidet man in der Pubertät besonders schlecht ab. Es wurde damals überhaupt nicht mehr besser, wodurch ich eine sehr lange depressive Phase hatte, die drei Jahre anhielt, von meinem fünfzehnten bis zum achtzehnten Lebensjahr. Bezüglich der Neurodermitis war das bisher meine schlimmste Zeit, natürlich auch bedingt durch die optische Erscheinung.

Mit achtzehn Jahren war ich in einer Hautklinik in Davos. Der Aufenthalt hier hat mir sehr gut getan. Durch das Klima und reine Pflegecremes ohne cortisonhaltige Zusätze habe ich einen guten Hautzustand erreichen können. Hier habe ich auch erkannt, daß ich meine Haut immer wieder überfettet habe. Ich hatte vorher, vor allem nachts, sehr fette Salben genommen und jetzt gemerkt, daß viel nicht unbedingt viel hilft.

Eine Woche nach der Entlassung veschlechterte sich mein Hautzustand wieder so sehr, daß man mir nicht glaubte, in einer Klinik gewesen zu sein. Nach einer Akklimatisierungsphase reduzierten sich die Hauterscheinungen wieder auf ein erträgliches Maß.

Weißmehl und raffinierten Zucker habe ich während dieser Zeit in der Schweiz auch ganz weggelassen, ich versuche jetzt überhaupt, mich mehr und mehr vollwertig zu ernähren. Nüsse und Erdbeeren habe ich wegen einer Lebensmittelallergie aus meinem Ernährungsplan gestrichen, da sie Hautverschlechterungen zur Folge hatten. Auch Pollenflug im Frühjahr, trockene Heizungsluft, Druck, Streßfaktoren und psychische Belastungen verursachen bei mir immer wieder Neurodermitisschübe. Oft habe ich allerdings auch beobachtet, daß die Reaktion erst nach dem Streß, wenn ich gerade wieder zur Ruhe gekommen bin, kommt. Außer in kurzen Urlaubsphasen kenne ich keine symptomfreie Haut mehr.

Der Oberkörper ist meistens frei. Die Beine waren häufig schon sehr zerkratzt. Allerdings sind in der letzten Zeit am meisten das Gesicht, der Hals und das Dekolleté betroffen. Das unangenehmste Gefühl ist die heiße, rote, angeschwollene und unbewegliche Haut. Die optische Erscheinung macht mir natürlich auch zu schaffen. Gerade jetzt im Sommer werde ich viel darauf angesprochen. Oft versuche ich, mich mit einem Witz wie »Kratzspuren von Garfield« oder »der unartigen Katze zu Hause« weiteren lästigen Fragen zu entziehen. Was soll ich anderes machen?

Cortisonpräparate nehme ich nur noch, wenn es gar nicht anders geht, wenn zum Beispiel Verpflichtungen auf mich zukommen, bei denen die äußere Erscheinung wichtig ist.

Den Juckreiz empfinde ich, glaube ich, nicht ganz so schlimm wie andere Neurodermitiker. Tagsüber habe ich ihn meistens ganz gut unter Kontrolle. Nur nachts, im Schlaf, wenn ich ihn nicht voll bewußt wahrnehme, fange ich zu kratzen an. Morgens wundere ich mich dann, warum ich so zerkratzt bin. Der Hals ist aufgekratzt und feucht und ich kann ihn kaum bewegen. Dann kommt es wieder hoch, dieses Gefühl von Lästigkeit und Einschränkung und Klotz am Bein. Um solchen nächtlichen Orgien vorzubeugen, trage ich jetzt häufig Baumwollhandschuhe in der Nacht, damit ich mich nicht ganz so schlimm zerstöre.

Es gibt Zeiten, da kann ich mit dem Juckreiz ganz gut umgehen, mich sogar über ihn hinwegsetzen, ihn vergessen; z. B. durch Gedanken, Tätigkeiten oder die Konzentration auf irgendetwas anderes. Mit Autogenem Training habe ich manchmal vor dem Einschlafen ganz gute Erfahrungen gemacht. Aber wehe, wenn ich erst einmal angefangen habe zu kratzen, dann ist alles zu spät. Durch das Kratzen verstärkt sich der Juckreiz und ich kratze mehr und mehr. So eine Kratzattacke kann ziemlich lange dauern, es wird dann ein richtiger Teufelskreis.

Am schlimmsten ist der Juckreiz bei mir im Frühjahr durch den zusätzlichen Pollenflug oder am Abend. Im Bett, wenn die Entspannung kommt, wird auch er stärker. Ich fange oft am Hals zu kratzen an und kann so schnell nicht wieder aufhören. Aufpassen muß ich auch, wenn ich auf die Toilette gehe. Ich fange dann erst einmal an, in den Kniekehlen zu kratzen und muß zusehen, daß es nicht ausartet. Mir kommt es oft wie eine Angewohnheit vor, die ich nicht lassen kann.

Erwähnen möchte ich noch, daß ich seit der Pubertät an einer Anorexie (Magersucht) und Bulimie (Eß-Brechsucht) leide. Manchmal vermute ich auch hier einen Zusammenhang, daß sich gerade seither die Neurodermitis so extrem verschlechtert hat. Beide Krankheiten haben etwas sehr Selbstzerstörerisches. Oft habe ich Schuldgefühle, daß ich durch das induzierte Erbrechen im Rahmen der Bulimie den Stoffwechsel so durcheinanderbringe, daß die Haut sich gar nicht mehr erholen und regenerieren kann.

Es ist ein Teufelskreis, aus dem ich allein fast nicht mehr herausfinde.

Sabine, 23 Jahre

Durch die Krankheit bin ich ein anderer Mensch geworden

Neurodermitis hatte ich schon von Geburt an. Es begann in den Ellenbeugen und Kniekehlen. Die Kinderärztin vermutete später eine Erdbeerallergie. Ich bekam immer wieder Salben (wahrscheinlich Cortison), die Hauterscheinungen verschwanden erst einmal. Das Ekzem breitete sich auch an anderen Körperstellen aus, z. B. am Hals. Mit Salben, auch wieder Cortison, bekam ich es damals ganz gut in den Griff.

Als Jugendliche war ich beschwerdefrei. Herausgekommen am ganzen Körper ist es dann mit einundzwanzig Jahren. Ich habe alles mögliche versucht, war bei verschiedenen Hautärzten und auch beim Heilpraktiker. Aber für eine langwierige homöopathische Behandlung, bei der ich zunächst mit einer Verschlimmerung der Symptome rechnen mußte, war ich damals nicht offen. Es ging mir wahnsinnig schlecht. Ich wollte die Hauterscheinungen einfach nur los haben, mich wieder bewegen können. Also nahm ich erneut Cortisonsalben.

Ich wußte nun endgültig, daß es sich um eine Neurodermitis handelt. Väterlicher- und mütterlicherseits waren bereits Allergien und Hautreaktionen bekannt. Über die eigentlichen Ursachen habe ich aber damals nicht viel nachgedacht. Heute vermute ich Zusammenhänge in der Beziehung zu meiner Mutter bzw. in der Abnabelung von ihr. Ich denke jetzt auch immer häufiger über meine damalige Partnerschaft nach. Hier bin ich allerdings noch am Anfang, bestimmte Dinge zu sehen.

Was mir mittlerweile klar geworden ist, sind drei Faktoren:

▷ Ich hatte mich damls entschlossen, von zu Hause auszuziehen,
▷ hatte eine Prüfung nicht geschrieben, was für mich sehr ungewöhnlich war,
▷ und befand mich in einer völlig ungeklärten und unsicheren Situation bezüglich meiner unmittelbaren Zukunft und Berufsperspektive.

Das zusammen war ein ganz massiver Streß für mich.

Rückblickend auf meine Entwicklung ist mir aufgefallen, daß ich schon immer sehr vernünftig und erwachsen sein mußte. Meine Eltern trennten sich, als ich dreizehn Jahre alt war. Als mittlere von drei Schwestern mußte ich damals viel Stärke und Vernunft beweisen. Fordern konnte ich nicht. Noch heute geht es mir oft so: Wenn ich etwas von anderen bekomme, ohne selbst viel dafür tun zu müssen, merke ich, wie schwer es mir fällt, das auch anzunehmen.

Freie Hautintervalle hatte ich seit zwei Jahren immer nur kurzzeitig, und zwar im Urlaub. Durch Abschalten, Salzwasser und Meerklima ging es mir richtig gut. Sobald ich wieder zu Hause bin und der Alltag beginnt, geht es von vorne los. Es muß wohl etwas mit meiner Situation hier zu tun haben.

Im vergangenen Jahr war ich bei einer Ernährungswissenschaftlerin, die, im Anschluß an eine Blutuntersuchung, eine ganz individuelle Diät für mich entwickelt hat. Ich sollte mich mindestens acht Wochen nur von bestimmten Gemüsen, etwas Salat und wenig Obst ernähren. Das war sehr teuer und vor allem kompliziert. So mußte ich jeden Tag drei verschiedene Gemüse essen: rot, weiß und grün. Mit einer Erstverschlimmerung in der ersten Woche, die auch prompt eintrat, hatte ich gerechnet. Nach zwei Wochen ging es mir etwas besser, aber nach der vierten Woche wurde diese Prozedur eine einzige Strapaze für mich. Ich fühlte mich auch sozial sehr ausgeschlossen und bekam dann den bisher schlimmsten Schub in meinem Leben. Ich war vollkommen aufgeschwollen, konnte mich kaum mehr bewegen und bin fast ausgeflippt. Ich war so verzweifelt, daß ich auch das erste Mal an Selbstmord dachte.

Nachdem ich mich daraufhin mit Cortison behandelt und ausgeruht hatte, habe ich zuerst einmal alles gegessen, worauf ich Lust hatte. Daraufhin ging es mir so gut, daß ich wußte, daß es bei mir nicht nur die Ernährung sein konnte. Heute esse ich fast kein Fleisch mehr, Zucker und Milch habe ich sehr reduziert. Mit allem anderen versuche ich, maßvoll zu sein.

Seit einem halben Jahr nehme ich so gut wie keine Salben mehr für meine Haut, höchstens mal abends Ringelblumensalbe auf offene Stellen. Mein Empfinden ist, daß ich durch die Salben und Cremes meine Hautporen nur verstopfe.

Im Herbst letzten Jahres habe ich mit einer Therapie begonnen, einer Kombination aus Gesprächstherapie und Körperarbeit. Mit meiner Haut hat sich seither nicht viel verändert, aber ich merke, daß innerlich in mir sehr viel passiert. Meine Einstellung zu mir, zu Menschen, zu meiner Umwelt hat sich sehr verändert. Früher war ich zwar fröhlicher, aber auch oberflächlicher. Heute bin ich nachdenklicher geworden und kann auch tiefer in menschliche Beziehungen einsteigen.

Um die Jahreswende hatte ich eine schwere Beziehungskrise, auf die ich massiv mit der Haut reagierte. Ich konnte meine psychische Verfassung regelrecht an meiner Haut ablesen. Manchmal habe ich das Gefühl, ich benutze die Haut auch als Rückzugsmittel, da ich mich offen nicht zurückziehen kann. Wenn es mir hautmäßig schlecht geht, fällt es mir auch schwer, neue Beziehungen zu Männern anzufangen. Obwohl ich diesbezüglich konkret noch keine schlechten Erfahrungen gemacht habe, verstecke ich mich, laufe auch im Sommer nur langärmelig herum usw. Ich fühle mich so einfach wohler und will mich hier keiner zusätzlichen Belastung aussetzen.

Zum Juckreiz möchte ich noch sagen, daß ich oft kratze, wenn ich nervös bin oder ärgerlich oder wenn irgendetwas nicht so läuft, wie ich es mir vorgestellt habe – manchmal auch aus Langeweile, wenn ich zur Ruhe komme, als Entspannungsmechanismus. Ich merke häufig, daß ich jetzt nicht mehr weiterkratzen sollte, aber ich kann dann einfach nicht aufhören. Erst wenn alles blutig ist, kommt die Besinnung, kommen die Vorwürfe. Auch dann ziehe ich mich am liebsten zurück. Für die meisten Partner ist das eine Überforderung.

Wenn ich meine Unruhe beizeiten wahrnehme, kann ich mich auch schon mal hinsetzen und entspannen. Ich konzentriere mich dann auf meine Atmung und versuche, so zur Ruhe zu kommen. Manchmal kann ich mich auch massieren lassen, aber das klappt nicht immer, es kommt ganz darauf an, wie aufgewühlt ich schon bin. Tanzen und Bewegung helfen mir sehr, mich abzulenken. Hinterher fühle ich mich immer ganz befreit. Viel hängt einfach davon ab, wie ich mich innerlich fühle. Wenn ich einigermaßen ausgeglichen bin, kann ich mich ganz gut lassen, wie ich bin, kann auch meine Haut akzeptieren. Wenn das allerdings nicht der Fall ist, fühle ich mich oft abstoßend und unästhetisch.

Irgendwann habe ich mal gemerkt, daß ich weder meine Angst noch meine Wut spüre, geschweige denn direkt äußere. Heute gehe ich schon etwas besser damit um, mache laute Musik oder tanze. Das ist ein Ventil für mich, wenn ich es auch noch nicht bei den Menschen loswerden kann, die es direkt betrifft. Wenn ich an meine Kindheit denke, kann ich mich an Gefühle wie Ärger oder Wut nicht erinnern, die muß ich wohl heruntergeschluckt haben. Ich erinnere überhaupt wenig aus meiner Kindheit. Wut war jedenfalls in unserer Familie verpönt, das weiß ich noch.

Ich habe auch gelernt, viel über Tränen herauszulassen. Weinen hat für mich eine sehr entlastende Funktion bekommen.

Durch die Arbeit an mir habe ich ein wesentlich besseres Gefühl für meine Grenzen bekommen, die ich auch einzuhalten versuche. Ich nehme mir jetzt zum Beispiel viel mehr Zeit für mich als früher, dadurch kann ich manche Streßsituation mindern oder sogar vermeiden. Ich kann jetzt auch schon mal über mich selber lachen, nehme nicht immer alles so furchtbar ernst und persönlich.

Durch die Krankheit bin ich ein anderer Mensch geworden, aber ich bin sicher, ich habe noch einen weiten Weg vor mir.

Brigitte, 27 Jahre

Mit meinem momentanen Hautzustand kann ich sehr gut leben

Meine Neurodermitis begann im dritten Lebensjahr als Beugenekzem in Ellenbeugen und Kniekehlen und im Nacken. Diese Stellen mußten zwar immer behandelt werden, aber ich kann mich nicht erinnern, daß mich das damals sonderlich belastet hätte. Mit der Zeit verschwand die Neurodermitis, dafür hatte ich vom sechsten bis zum fünfzehnten Lebensjahr Heuschnupfen.

Mit neunzehn Jahren fing die Neurodermitis wieder an, mich zu quälen, dieses Mal vor allem im Gesicht. Ich hatte damals gerade geheiratet und eine neue Arbeitsstelle angefangen. Das Betriebsklima hier war für mich sehr belastend. Die Krankheit breitete sich mehr und mehr am ganzen Körper aus. Der Druck in der Arbeit wurde immer stärker, und kein Arzt konnte mir mehr helfen. Jeder hat es auf die schwierige Situation am Arbeitsplatz geschoben.

Ich bekam immer mehr Cortison, aber geholfen hat es mir letztendlich nicht. Ich hatte überhaupt keine Kraft mehr, meine Nerven waren ziemlich angekratzt. Ich mochte auch nirgendwo mehr hingehen, da ich mich doch immer nur zusammenreißen mußte, weil es überall so fürchterlich juckte. Alles war nur anstrengend und schmerzhaft für mich. Ich fühlte mich sehr eingeschränkt.

Dennoch entschied ich mich, kein Cortison mehr zu nehmen. Der Hautzustand wurde allerdings mit der Zeit so schlimm, daß ich stationär in eine Hautklinik gehen mußte. Ich konnte mich nicht mehr bewegen, wollte nicht mehr leben, ich habe mich nur gefragt, was das alles überhaupt noch soll. Ich mochte nicht aufstehen, hatte überhaupt keine Energiereserven mehr. Ich war völlig verzweifelt. Es war ein schlimmer Teufelskreis, in dem ich mich da befand.

In der Klinik bekam ich natürlich auch wieder Cortison. Außerdem wurde hier eine Allergie-Such-Diät durchgeführt, über die man wirklich nur milde lächeln könnte, wenn es nicht so traurig wäre. Es gab nur einen Tag Tee und Zwieback zur Entlastung und danach wurde täglich ein Lebensmittel dazugetestet. Es war überhaupt nicht möglich, eine Reaktion festzustellen. Die Nahrungsmittel enthielten Farb- und Konservierungsstoffe, die allein schon wieder Reaktionen hätten hervorrufen können.

Nach sieben Wochen bin ich aus dieser Klinik mit einigermaßen abgeklungenem Hautzustand entlassen worden. Aber schon in der ersten Nacht zu Hause fing alles wieder von vorne an. Ich habe gezittert am ganzen Körper, habe einen Weinkrampf bekommen und ganz starken Juckreiz mit der üblichen Kratzreaktion. Ich war fertig, es blieb mir nur das Cortison.

Damals hörte ich zum ersten Mal vom Verband für Neurodermitiskranke, bei dem ich mich gleich meldete und Mitglied wurde. Durch den Kontakt mit dem

Verband und entsprechende Informationen habe ich dann angefangen, meine Ernährung umzustellen. Ich habe kein Schweinefleisch mehr gegessen, keinen Kaffee und Tee mehr getrunken, auch keine Milch mehr, sondern nur noch gesäuerte Milchprodukte zu mir genommen. Citrusfrüchte habe ich weggelassen, Weißmehl und Zucker.

Innerhalb von sechs Wochen hat sich meine Haut dann richtig abgeschuppt, erneuert. Sie wurde immer besser. Äußerlich habe ich sie mit den empfohlenen homöopathischen Salben behandelt. Die Haut benötigte jedoch immer weniger Fett.

Von der Hautklinik aus sollte ich in die Klimaklinik nach Davos. Da ich aber meine angefangene Behandlung, vor allem auch die Ernährungsumstellung nicht unterbrechen und keinen Rückfall riskieren wollte, habe ich mich stattdessen in der »Schwarzwald-Klinik« Villingen/Schwenningen (Adresse Seite 132) vormerken lassen. Hier war ich sicher, daß ich nach meinen neuerworbenen Erkenntnissen behandelt wurde.

In der Schwarzwaldklinik wird der Körper zunächst zehn bis vierzehn Tage durch Fasten mit Säften und Tees entgiftet. Durch die vielen Gifte, die der Körper jetzt über die Haut ausscheiden muß, werden die Symptome häufig erst einmal verstärkt. Oft eitert die Haut tagelang. Bei mir war es glücklicherweise nicht so. Ich nehme an, daß die Haut durch die vorherige strenge Ernährungsumstellung sofort und ohne Rückfall tagtäglich besser werden konnte. Zur Unterstützung der Entgiftung gibt es homöopathische Medikamente.

Nach dem Fasten wird die Ernährung schrittweise, je nach Allergiebereitschaft ganz individuell wieder aufgebaut. Es gibt nur Vollwertkost, Salate und von Fall zu Fall auch vegetarische Brotaufstriche. Neben der Ernährungsumstellung wird auch die Haut äußerlich von der zusätzlichen Fettzufuhr entwöhnt. Sie soll selber wieder anfangen zu arbeiten und eigenes Fett produzieren. Von außen gibt es keine Unterstützung mehr, ganz entgegen der herkömmlichen Neurodermitisbehandlung.

Seit ich vor einem Jahr aus der Schwarzwaldklinik wieder nach Hause kam, ist meine Haut gesund. Ich brauche keine Salben und keine Medikamente mehr, nach dem Duschen kann ich mich abtrocknen und anziehen. Das ist ein völlig neues Lebensgefühl. Ich sehe jetzt auch, wieviel Zeit ich immer für Körperpflege brauchte.

Erwähnen möchte ich allerdings noch, daß ich während des Klinikaufenthaltes meine Stelle verlor. Mir wurde aufgrund meiner Krankheit nach fünf Jahren gekündigt. Ich hatte in einer Arztpraxis gearbeitet, in der man meinen Anblick den Patienten nicht zumuten wollte. Durch diese Kündigung ist auch einiges an Druck von mir gewichen. Was ich dort an Ärger heruntergeschluckt habe, bleibt mir jetzt erspart. Heute würde ich mich sicher auch früher wehren können.

Quälende Juckreiz- und Kratzattacken kenne ich seit meiner Ernährungsumstellung nicht mehr. Am Körper habe ich seither keine Hauterscheinungen mehr gehabt. Die Stellen, die momentan an den Händen und in den Ellenbeugen sind, führe ich auf Nachlässigkeiten in der Ernährung zurück. Ich war in der letzten Zeit nicht sehr konsequent. Wenn es mir gut geht, werde ich leicht übermütig, weiß aber genau: Wenn ich mich streng an meine Diät halte, heilt alles schnell wieder ab.

Ich würde mich heute nicht mehr hautkrank bezeichnen, denn mit meinem jetzigen Wissen und Hautzustand kann ich sehr gut leben.

Seit 1985 bin ich Gesprächsleiterin im Bundesverband Neurodermitiskranker in Deutschland (Adresse Seite 132).

Anja, 51 Jahre

Auslöser sind für mich überwiegend psychische Faktoren

Als zweijähriges Kind habe ich auf den Tod meiner Schwester mit Asthma reagiert. Diese Beschwerden hielten bis zu meinen fünften Lebensjahr an und hörten mit der Geburt meines Bruders schlagartig auf. Zu diesem Zeitpunkt wurde ich zu Verwandten aufs Land geschickt.

Mein Vater erkrankte mit Anfang Vierzig an Neurodermitis, die damals trotz unzähliger Krankenhausaufenthalte nicht gebessert werden konnte. Meine eigenen Hautprobleme begannen im Alter von zweiundvierzig Jahren. Heute würde ich es als meine midlife-crisis bezeichnen.

Ich lebte damals in einer sehr schwierigen Beziehung mit einem Alkoholiker zusammen, den ich sehr gerne mochte und auch körperlich begehrte. Er hingegen war zufrieden, wenn er sein Glas vor sich hatte. Er behauptete zwar, mich zu lieben, wollte jedoch nur seine Versorgung und seinen Frieden.

Unter dieser Situation habe ich sehr gelitten. Damals bekam ich erste Hauterscheinungen im Gesicht und fühlte mich dadurch regelrecht gezeichnet. Das Ergebnis war, daß ich dachte, eine Frau, die so aussieht wie du, die kann man ja gar nicht lieben und begehren. Die Schuld des Scheiterns suchte ich also bei mir, von der eigentlichen Problematik lenkte ich dadurch ab. Ich fühlte mich als Frau häßlich und abgelehnt.

Statt mich zu trennen und zu sehen, daß dieser Mann mir nicht gut tat, habe ich mir »den Schuh angezogen« und befunden, daß ich unattraktiv geworden bin.

Zum damaligen Zeitpunkt habe ich mich auch sterilisieren lassen. Ich war dadurch sehr mit dem Problem konfrontiert, keine vollwertige Frau mehr zu sein, da ich nicht mehr gebären konnte.

Mein Gesicht sah aus wie eine vorgesetzte Maske: rote, juckende Flecken und stark geschwollene Augen. Lange Zeit blieben die Hauterscheinungen nur im Gesicht. Ich ging zu verschiedenen Hautärzten, die mir immer wieder Cortisonsalben gaben. Damit habe ich meine Haut wohl ganz schön verdorben. Die Ärzte warnten mich zwar vor Nebenwirkungen, aber da es mir doch wenigstens etwas Linderung verschaffte, ging ich zunächst ziemlich sorglos damit um.

Allergietests, die damals gemacht wurden, brachten kein Ergebnis. Nach wenigen Monaten bekam ich auch rote, juckende Flecken in den Kniekehlen und Armbeugen. Die Haut wurde grobporig und schuppte sich. Langsam breitete sich das Ekzem über den ganzen Körper aus. Nur die Unterschenkel blieben frei. Mittlerweile war mir auch die Diagnose Neurodermitis bekannt.

Ich behandelte zunächst weiter mit Cortison, da ich ja nichts anderes kannte. Ungefähr nach einem Jahr wußte ich mir nicht mehr zu helfen und bin stationär in eine Hautklinik gegangen. Mir war mittlerweile alles egal geworden. Selbst wenn mein Freund im Rausch die Wohnung in Brand gesetzt hätte, denn davor hatte ich unterschwellig immer Angst.

Ich bin unter der Bedingung in die Klinik gegangen, ohne Cortison behandelt zu werden, worauf die Ärzte sich auch eingelassen haben. Mit der damaligen Stationsärztin hatte ich wirklich Glück. Sie ist sehr auf mich eingegangen und sprach sofort seelische Konflikte an.

Neben den privaten Schwierigkeiten hatte ich auch sehr viel Ärger am Arbeitsplatz. Die Ärztin meinte, solange ich mit diesem Wust von Problemen leben müsse, könne es mir nicht besser gehen. Wir haben dann ganz traditionelle Behandlungsmethoden ausprobiert. Mit Zink, Teer und der Ruhe in der Klinik war ich nach ungefähr drei Wochen völlig beschwerdefrei. Ich sollte allerdings jetzt auf keinen Fall zurück in meine gewohnte Umgebung, in der sich ja noch nichts verändert hatte. Ein Rückfall wäre damit vorprogrammiert gewesen.

Innerhalb von vier Wochen besorgte mir die Ärztin einen Platz in einer Hochgebirgsklinik in der Schweiz, Davos. Hier blieb ich sieben Wochen zur Stabilisierung. Und als ich aus Davos zurückkam, habe ich sofort meine Arbeitsstelle gekündigt. Obwohl es noch ein Jahr gedauert hat, bis mein Freund endlich aus der Wohnung ausgezogen ist, war mein Hautzustand weiterhin sehr gut.

Dieser Zustand hielt sechs Jahre an. Hierzu muß ich allerdings sagen, daß ich mir in dieser Zeit mein Leben nach meinen Wünschen und Vorstellungen eingerichtet habe. Ich gab nach 1½ Jahren wieder meine Arbeit auf und erfüllte mir einen langersehnten Wunsch. Ich habe die Welt bereist und mir alles angesehen, wovon ich immer schon geträumt hatte. Während dieser Reise war ich auf der Suche nach einem Plätzchen mit Sonne und Meer, an dem ich mir eine neue Existenz aufbauen wollte. Das ist mir nicht geglückt.

Als mein Geld zuende ging, wurde mir klar, daß ich meinen Plan nicht erfüllen konnte und nach Deutschland zurück mußte. Ich mußte praktisch da wieder anfangen, wo ich aufgehört hatte, nur daß ich inzwischen älter geworden war. Da fing meine Haut zu rebellieren an. Es begann wieder im Gesicht und am Hals. Ich war sehr verzweifelt und voller Angst, daß sich alles wiederholen würde wie beim ersten Mal. Es wurde schlimmer und schlimmer. Ich bin bald nach Deutschland zurückgekehrt und mußte von dort aus sofort wieder in die Klimaklinik nach Davos.

Der Juckreiz machte mich verrückt. Ich hatte lange Zeit schwere Schlafstörungen, die mich fast um den Verstand brachten. Oft befand ich mich in einem regelrechten Kratzrausch. Dabei habe ich überhaupt nicht mehr gemerkt, was ich eigentlich tat. Ich habe dann so lange gekratzt, bis alles wehtat und das Blut nur noch so floß. Erst dadurch kam ich wieder zur Besinnung.

Der sechswöchige Aufenthalt in Davos brachte mir dieses Mal überhaupt keine Linderung. Im Gegenteil, ich reiste mit einem viel schlimmeren Hautzustand ab, als ich dort angekommen war. Wieder in München, mußte ich sofort stationär in die Hautklinik. Ich war mittlerweile am ganzen Körper und der

Kopfhaut befallen. Auf eigenen Wunsch wurde ich nach vier Wochen aus der Klinik entlassen, da ich merkte, daß ich mit der Unruhe in mir und der Ungewißheit hier nicht gesund werden konnte. Ich mußte heraus, um mich meinen aktuellen Problemen der Arbeits- und Wohnungssuche zu stellen.

Ich wollte mich mit meiner neuen Realität auseinandersetzen. Wie konnte ein Leben hier in Deutschland jetzt für mich aussehen? Es würde schwer sein in meinem Alter und meiner Situation. Mit zerstörter Haut lebte ich zunächst bei einem Bekannten in einem kleinen Untermietzimmer in einer Altbauwohnung ohne Bad. Vielleicht hat mich das gerettet? Statt Wannenbäder zu nehmen, habe ich mich allmorgendlich eine Stunde trockengebürstet mit dem Hintergrund, die trockene Haut zu entschuppen und somit besser zu durchbluten. Danach habe ich mich ganz dünn eingecremt.

Als ich das ungefähr ein dreiviertel Jahr gemacht hatte, wurde die Haut zusehends besser. Auch meine Kopfhaut habe ich sehr gründlich gebürstet und somit meinen damals beginnenden kreisrunden Haarausfall stoppen können.

Seit mehr als einem Jahr habe ich nun am Körper eine erscheinungsfreie Haut. Nur Hals und Gesicht sind weiterhin Gradmesser meiner Befindlichkeit. Längerfristige Termine, wie zum Beispiel Vorstellungsgespräche bei Arbeits- und Wohnungssuche, waren bezüglich meines Aussehens nie kalkulierbar. Ich habe dann versucht, mich stark zu machen, mein Äußeres als unwichtig anzusehen und so zu tun, als wäre nichts. Vielleicht hat mich auch das ein wenig unterstützt und mir Heilerfolge gebracht, ich weiß es nicht.

Wenn heute hin und wieder noch Hauterscheinungen kommen, versuche ich, dem Aussehen nicht mehr ganz soviel Gewicht beizumessen. Ich will mich nicht mehr ständig verstecken.

Ausschlaggebend für meine Besserung war sicher, daß ich zwischenzeitlich einige meiner Probleme gelöst habe. Ich habe wieder eine eigene Wohnung und eine Arbeitsstelle gefunden, muß mir also um meinen Lebensunterhalt im Moment keine Sorgen mehr machen. Alles ist natürlich noch nicht in Ordnung; aber wenn irgendetwas nicht stimmt, macht meine Mahnerin, die Haut, mich schon darauf aufmerksam. Mittlerweile treten nur noch am Hals und manchmal im Gesicht Stellen auf, die mich wach werden lassen, um zu hinterfragen, was noch zu tun ist, was nicht richtig läuft, oder wo ich mit mir noch nicht im Einklang bin.

Auslöser für meine Hautprobleme sind fast ausschließlich psychische Faktoren. Meinen momentan guten Hautzustand führe ich auf meine relative innere Ausgeglichenheit zurück. Mir ist viel klar geworden durch die Krankheit.

Der Ausbruch der Neurodermitis erfolgte zu einer Zeit des Umbruchs: von einer vitalen Frau, die alles bekommen konnte, in eine Zeit, in der ich, bedingt durch mein Alter, immer unwichtiger wurde. Ich konnte das Nachlassen der einen und die Stärke der anderen Kräfte in mir nicht sehen. Anstatt mich geradlinig damit auseinanderzusetzen, habe ich auf Umwegen mit Neurodermitis reagiert. Ich habe es mir nicht leicht gemacht, aber daraus gelernt.

Gisela, 24 Jahre

»Haut's nicht mehr hin mit dem Schätzchen?«

Als Kleinkind und im Schulalter habe ich schon immer Hautausschläge gehabt, vor allem in den Armbeugen. Ich habe damals viele verschiedene Salben, auch Cortison, bekommen, ohne eigentlich zu wissen, was das ist und was ich habe. Damals habe ich auch Nägel gekaut. Das Nägelbeißen und Kratzen hat meine Mutter immer sehr nervös gemacht. Sie bat mich, damit aufzuhören, aber das ist mir natürlich nur kurzfristig geglückt. Man kann nicht auf Kommando aufhören, das geht einfach nicht. Wer das kennt, weiß wovon ich spreche.
Als Jugendliche hatte ich überhaupt keine Probleme mit der Haut.
Mit siebzehn, achtzehn Jahren fing es wieder an, und zwar wesentlich schlimmer als bisher. Nun waren die ganzen Arme einschließlich der Hände, besonders stark auch die Kopfhaut betroffen.
Mit achtzehn Jahren hatte ich dann meinen ersten ganz schlimmen Schub, der mich sehr an meine Grenzen brachte. Ich bin zum Hautarzt gegangen, von dem ich ziemlich dumm angeredet wurde. »Was haben Sie denn gemacht, haut's nicht mehr hin mit dem Schätzchen?« Ich war perplex und getroffen, konnte aber in meinem Zustand und dieser unterlegenen Situation gar nicht darauf reagieren. Ich ließ mich von ihm krankschreiben und habe dann den Arzt gewechselt.
Mit diesem Schub habe ich eine Psycho-Therapie begonnen, die 1½ Jahre dauerte. Zunächst habe ich mich geniert, daß ich mit meinen Problemen nicht allein fertig wurde, habe aber schnell gespürt, daß ich therapeutische Hilfe brauchte. Ich hatte Angst davor, einen Kratzzwang zu haben. Außerdem gab es damals massive Schwierigkeiten in meiner Arbeit und Partnerschaft.
Mit Hilfe von Cortison und der Therapie haben sich meine Haut und meine Psyche ziemlich schnell wieder stabilisiert. Durch die Therapie ist mir erst einmal klar geworden, wie sehr ich mich verletzen lasse, ohne mich zu wehren. Die Konsequenz dieser Erkenntnis war, daß ich mich von meinem damaligen Freund getrennt habe.
Ich habe viel gelernt durch die Therapie, vor allem, daß ich mehr darauf achte, meine Gefühle wahrzunehmen und auch zu äußern. Besondere Schwierigkeiten hatte ich mit Aggressionen, denn in meinem Elternhaus mußte immer alles ruhig und ohne Streit ablaufen. Ich war das liebe, brave Mädchen, das niemandem etwas zuleide tat und eigene Verletzungen wegsteckte. Auch gegenüber meiner herrschsüchtigen und unterdrückenden Chefin habe ich dann endlich mal gewagt, mich zu wehren und durchzusetzen.
Danach hatte ich zunächst schwächere Schübe, mit denen ich ganz gut umgehen konnte. Ich behandelte allerdings immer wieder mit Cortison.

Seit einem halben Jahr lebe ich nun in München. Hier hatte ich wieder einen sehr schlimmen Schub. Mit Hilfe meiner neuen Hautärztin und des Buches »Mit chronischem Ekzem leben« von Ruth Zündorf, habe ich ihn ganz gut überstanden. Beides hat mir Mut gemacht und läßt mich wieder hoffen. Ich wußte, daß es auch wieder vorbeigehen wird. Allerdings greife ich noch jedes Mal auf Cortisonsalben zurück, da die Schübe und der damit verbundene Juckreiz für mich so entsetzlich sind und ich noch nichts anderes gefunden habe. Ich weiß zwar mittlerweile, welche Nebenwirkungen das Cortison hat, aber da es mir hilft und ich den zusätzlichen Streß so gering wie möglich halten will, nehme ich es und stehe auch dazu.

Das Kratzen empfinde ich oft regelrecht als zwanghaft, und das belastet mich ungemein. Mir geht es oft so, daß ich eigentlich nicht kratzen will, aber ich tue es doch immer wieder. Manchmal ist es wirklich grausam. Am stärksten spüre ich den Juckreiz in Spannungssituationen, wenn zum Beispiel mehrere Anforderungen gleichzeitig an mich gestellt werden oder andere Streßfaktoren mich nervös machen. Bei Übermüdung wird der Juckreiz auch sehr heftig. Oft kratze ich im Schlaf, werde davon wach oder sehe morgens, was ich angerichtet habe.

Durch den unruhigen Schlaf und das nächtliche Kratzen fühle ich mich sehr eingeschränkt, wenn ich z. B. auf Fortbildungen oder Seminaren in Doppelzimmern untergebracht werde. Ich bestehe jetzt immer darauf, ein Einzelzimmer zu bekommen, denn diesen zusätzlichen Streß, andere durch meine Kratzphasen zu stören und selbst dadurch noch unruhiger zu werden, will ich mir nicht mehr antun. Das ist sicherlich auch etwas, was ich durch die Krankheit und die Therapie gelernt habe, ich kann etwas besser für mich sorgen.

Felix, 9 Monate
(erzählt von der Mutter)

Felix ist trotzdem immer ein fröhliches Kind geblieben

Felix wurde drei Monate gestillt. Durch äußere Umstände ziemlich nervös und gestreßt, hat die Milch nicht mehr ausgereicht, ich mußte zufüttern. Zu diesem Zeitpunkt, also mit drei Monaten, habe ich Felix auch in ein anderes Bett gelegt, was außerdem an einer anderen Stelle in der Wohnung stand als bisher.

Bei der Drei-Monats-Routineuntersuchung stellte die Kinderärztin eine rauhe Haut fest. Sie sprach von einer Neurodermitis und vermutete eine Kuhmilchunverträglichkeit. Ich setzte daraufhin die Flaschennahrung sofort ab und versuchte, wieder voll zu stillen. Dadurch stand ich so unter Druck, daß ich überhaupt keine Milch mehr hatte. Nun wurde die ganze Ernährung auf Sojanahrung umgestellt. Der Hautzustand wurde trotzdem immer schlimmer. Die Ärztin versuchte es dann mit Astronautennahrung, die Felix seit zwei Monaten bekam. Es verschlimmerte sich weiterhin, wir bekamen eine Überweisung in die Kinderklinik. Hier wurde Blut abgenommen, wobei Felix sich dermaßen aufregte, daß alles nur noch schlimmer wurde.

Mittlerweile war der ganze Körper betroffen. Der ganze Körper und der ganze Kopf waren aufgekratzt. Wir konnten Felix nur mit einer Mütze ins Bett legen, sonst war das ganze Kopfkissen eine einzige Blutlache. Es war wirklich schlimm und ich sehr verzweifelt. Vor allem der Juckreiz und die damit verbundene Kratzerei machten mich hilflos. Ich habe mit Felix geredet, ihm die Händchen festgehalten, mit ihm gespielt und versucht, ihn abzulenken. Abends, wenn er im Bett lag, war der Juckreiz am schlimmsten.

Die Schulmediziner hatten uns natürlich empfohlen, mit Cortisonsalben zu behandeln, aber die konnte und wollte ich nicht die ganze Zeit nehmen. Zwischendurch habe ich schon mal mit Cortison behandelt, es bleibt einem manchmal nichts anderes übrig, wenn der ganze Körper aufgekratzt ist. In solchen Zeiten leidet man ja selber fast mehr als das Kind.

Als ich von einer anderen Ärztin in dieser Kinderklinik hörte, die neben der herkömmlichen Behandlung auch Homöopathie anwandte, bin ich sofort dorthin gefahren. Sie war vollkommen entsetzt darüber, was Felix bisher schon alles bekommen hatte, und empfahl, die Astronautennahrung, ein reines Eiweißprodukt, sofort abzusetzen. Diese vielen verschiedenen Eiweiße in so kurzer Zeit seien eine absolute Überforderung für ein kleines Baby. Ich sollte sofort auf Ziegenmilch umstellen.

Es war furchtbar zeitaufwendig und schwierig, diese Ziegenmilch zu bekommen. Ich brauchte immerhin 1½ Liter am Tag, und als ich sie endlich hatte, half sie auch nicht. Nach einer erfolglosen Woche sollte ich die Ziegenmilch wieder absetzen. Die Ärztin tippte nun auf eine Allergie gegen alle tierischen Eiweiße. Sämtliche Milchnahrung wurde abgesetzt und auf Reisschleimernährung umgestellt. Das war zwar sehr teuer, DM 8,20 am Tag, aber es wurde langsam besser, das heißt, Felix hat nicht mehr ganz so stark »geblüht«. Ich habe alle Federbetten weggetan und Synthetikbetten gekauft, außerdem den Lammfellsack und sämtliche unnötigen Staubfänger aus der Wohnung verbannt. Die gesamte Babykleidung besteht nur noch aus Baumwolle.

Zu diesem Zeitpunkt hörte ich von einem Wünschelrutengänger, der Wohnungen auf Wasseradern absucht. Ich habe mich erkundigt, ob er ein zuverlässiger Mann ist, und mich mit meinem Anliegen an ihn gewandt. Er ist gekommen und ist die ganze Wohnung abgegangen. Es war ganz frappierend, ich war selbst dabei: Als er auf das Bett von Felix zuging, schlug die Wünschelrute wie wahnsinnig aus. Die Rute schlug noch etwa zwei Meter neben dem Bett aus, ansonsten war in der ganzen Wohnung nichts zu finden. Ein Bleikristallspiegel, eine Roßhaarmatratze und elektrische Leitungen in der Nähe des Bettes verstärkten noch die Wirkung der Strahlung. Wir stellten also das Bett sofort an eine andere Stelle des Zimmers. Der Wünschelrutengänger meinte, daß die Wasserader sicher ausschlaggebend für die Krankheit von Felix sei. Er habe nun etwa vier Wochen an dieser Stelle geschlafen und in ungefähr der Hälfte der Zeit – also in vierzehn Tagen – könne ich damit rechnen, daß es wieder besser würde. Den Spiegel sollte ich nachts verhängen. Nach drei Wochen hat die Haut fast normal ausgesehen, das war für mich schon erstaunlich.

Die Ärztin aus dem Kinderkrankenhaus hatte mittlerweile einen Bio-Tensor, das ist ein Magnetstab, mit dem man Materialien, zum Beispiel Lebensmittel, testen kann, ob man sie verträgt oder nicht. Ich habe selbst auch sofort einen solchen Stab gekauft, aber es war eine unnütze Geldausgabe. Ich konnte nicht mit ihm umgehen, denn nicht jeder Mensch ist von seiner Sensibilität her geeignet, Lebensmittel mit dem Bio-Tensor auszutesten. Der Wünschelrutengänger hat das dann übernommen und mit seinem Gerät Felix im Zusammenhang mit den Lebensmitteln getestet. Herausgekommen ist dabei eine Unverträglichkeit auf Salz, Zucker, Hühnereiweiß und Weißmehl. Alles andere, auch Milch und Butter, konnte er vertragen. Ich habe diese vier Produkte aus seiner Ernährung gestrichen. Zunächst bin ich sehr ängstlich und skeptisch darangegangen, aber es ist nichts mehr passiert. Auf zwei Pommes frites (Salz) hat er kürzlich allerdings sofort wieder mit Ausschlag am Mund reagiert.

Die Ärztin in der Kinderklinik hat mir eine Behandlung mit Milchpeptiden empfohlen, um den Hautzustand noch zu verbessern. Diese Behandlung ist noch sehr umstritten. Als ich Felix die Peptide gab, ist der Juckreiz in den ersten fünf Tagen unheimlich schlimm geworden. Er hat sich gekratzt wie in seinen schlimmsten Zeiten. Aber danach wurde es besser, er hat sich fast überhaupt nicht mehr gejuckt.

Heute kratzt Felix hauptsächlich dann, wenn er sich ärgert. Das habe ich schon häufiger beobachtet. Wenn er zum Beispiel einschlafen soll oder die Mama nicht da ist, dann reagiert er mit Kratzen. Kaum bin ich da, hört er wieder auf. Die Auswirkungen sind natürlich im Moment nicht so massiv, da die Haut ja in Ordnung ist. In den Falten der Kniekehlen und Armbeugen hat die Haut noch eine härtere Struktur, das ist momentan das einzige, was noch an die Neurodermitis erinnert.

Manchmal mache ich mir Gedanken, was vielleicht sonst noch dazu beigetragen haben könnte, daß Felix diese Hauterkrankung bekam. Die Schwangerschaft war äußerst kompliziert. Als sogenannte Spätgebärende, ich war damals fünfunddreißig Jahre alt, hat man mir sehr viel Angst vor Mongolismus gemacht. Die psychische Belastung war enorm.

Im vierten Monat habe ich die Fruchtwasseruntersuchung machen lassen. Einen Monat mußte ich auf das Ergebnis warten. In diesem Monat habe ich fast keine Nacht geschlafen, weil ich einfach so viel Angst hatte und ständig damit beschäftigt war, was alles passieren könnte. Mein Mann, der zwölf Jahre jünger ist, war da viel unbefangener, er sah alles durch eine rosarote Brille. Dann war da noch der einjährige Sohn, die Einwände von außen, ich lag nur noch im Bett und bin fast ausgeflippt. Wegen einer Rhesusunverträglichkeit mußte ich in der Spätschwangerschaft auch noch viermal punktiert werden. Das alles zusammen hat mich natürlich sehr belastet.

Die Geburt selbst war ziemlich scheußlich, vor allem sehr schmerzhaft. Von meinem Mann fühlte ich mich im Stich gelassen, ich mußte sämtliche Verantwortung allein tragen. Am Tag der Geburt war er nicht auffindbar, er hat sich voll verdrückt. Das hat er gut verstanden, und ich wußte auch, daß er das tun würde. Durch die Erinnerung an die Geburt im Jahr zuvor war er noch immer fix und fertig. Es war für ihn eine einzige Katastrophe dabeizusein, weil alles nicht so lief, wie er es sich vorgestellt hatte.

Jetzt, vor der Geburt von Felix, hatte ich noch bis zehn Tage vorher gearbeitet, für mich war das alles ein einziger Streß. Drei Tage nach dem errechneten Geburtstermin wurde die Geburt eingeleitet. Danach ging alles sehr schnell, in 4½ Stunden war Felix da.

Nach der Geburt habe ich mir zuwenig Zeit gelassen, das leuchtet mir heute erst so richtig ein. Manchmal mache ich mir deswegen auch Vorwürfe. Vielleicht hätte ich manches verhindern können. Manchmal kommt man halt erst zum Nachdenken, wenn das Kind krank ist. Schon vier Wochen nach der Geburt habe ich wieder angefangen zu arbeiten. Da ich zu Hause arbeite, wird natürlich die ganze Familie dadurch in Mitleidenschaft gezogen. Ich hatte beide Kinder um mich herum, der eine mußte gestillt werden, der andere reagierte mit Eifersucht.

Felix war sehr auf mich fixiert, er schlief die ganze Zeit in dem Raum, in dem ich auch gearbeitet habe. Es war Wahnsinn, deshalb hatte ich auch schon so bald nicht mehr genug Milch. Woher sollte ich sie denn nehmen, ich hatte ja selbst keine Kraft mehr. Das lief oft so ab, daß der Große, eifersüchtig wie er war, mich von hinten angegriffen hat und der Kleine so reagierte, daß er die Brustwarze losließ. Ich war nervös, habe geschrien, und dann ging natürlich gar nichts mehr. Nach drei Monaten wollte ich mir und uns das nicht mehr antun, danach fing auch die Neurodermitis an. Welche Mitauslöser letztendlich am Ausbruch der Krankheit beteiligt sind, weiß ich nicht, aber ich denke manchmal darüber nach. Ändern kann ich im nachhinein sowieso nichts mehr, nur zukünftig möchte ich aufmerksamer sein.

Zur äußeren Behandlung habe ich jetzt durch eine medizinische Kosmetikerin eine Natur-Spezialkosmetik entdeckt. Sie ist sehr teuer, aber sie hilft, sie nimmt so für vier bis fünf Stunden den Juckreiz. Es handelt sich um ein Gesichtswasser, das sehr fest auf die entsprechenden Stellen gerieben wird und stark brennt. Anschließend kann man, wenn die Haut sehr trocken ist, eine dazugehörige Creme nehmen, die ganz dünn aufgetragen wird. Gebadet wird Felix nur noch in Wasser mit Meersalz, die Ölbäder habe ich alle abgesetzt.

Julia, 4½ Jahre
(erzählt von der Mutter)

Ich habe ein Detektivgespür entwickelt

Ich bin Ärztin. Als ich während meines Medizinstudiums erstmals von dem Krankheitsbild Neurodermitis hörte, war ich nur froh, daß ich mit dieser Krankheit persönlich nichts zu tun hatte. Als ich dann bei meinem Kind Symptome entdeckte, die auf Neurodermitis hinwiesen, war ich zunächst einmal sehr schockiert. In meiner Familie und der Familie meines Mannes sind keinerlei Allergien bekannt. Deshalb führe ich die Ursache für die Neurodermitis bei meiner Tochter auf einen Soor zurück, der sich auch im Darm ausbreitete, die Darmflora zerstörte und so zu Nahrungsmittelallergien führte. Aber ich will von Anfang an berichten, wie sich das Krankheitsbild bei Julia entwickelt hat.

Bis zum Alter von fünf bis sechs Monaten habe ich mein Kind voll gestillt. Als Julia dann begann, sich fürs Essen zu interessieren, habe ich zugefüttert. Sie bekam zunächst Kartoffeln und andere leichte Lebensmittel und reagierte darauf mit einem Soor auf der Haut und den Schleimhäuten. Nachdem ich ihn behandelt hatte, ging er zwar weg, aber Julia blieb sehr anfällig, er kam immer wieder. Plötzlich sah der Pilz wie ein Ekzem aus und war dann Neurodermitis. Das wurde eindeutig diagnostiziert. Die ersten Stellen entdeckte ich am Hals, im Gesicht und in den Ellenbeugen.

Ich habe dann besonders darauf geachtet, was ich ihr zu essen gegeben habe. Bei Eiprodukten beobachtete ich zunächst sehr starke und klassische Reaktionen. Zwanzig Minuten nach einer Mahlzeit mit Ei traten Quaddeln und Rötungen auf. Ich habe eine Woche lang sämtliches Ei aus der Nahrung gestrichen, auch aus meiner, denn ich stillte ja noch. Danach besserte sich die Haut sofort wieder. Testhalber gab ich wieder Ei dazu und prompt reagierte die Haut. Daraufhin habe ich, immer im Abstand von mehreren Tagen, weitere Lebensmittel ausprobiert. Es kristallisierte sich dabei heraus, daß Julia auf Hühnereiweiß und Kuhmilch reagierte. Es dauerte eine Weile, bis ich alle Lebensmittel herausfand, in denen auch verstecktes Hühnereiweiß und Milch vorkamen und ich meinen ganzen Haushalt entsprechend umgestellt hatte. Vor allem in den Fertigprodukten sind viele versteckte Allergene. In dieser Zeit habe ich wieder angefangen, voll zu stillen. Als ich dann zugefüttert habe, stellte ich zudem eine Unverträglichkeit auf Getreide fest. Auch Hühnerfleisch und Rindfleisch konnte Julia nicht vertragen. Es war gar nicht so einfach, eine vollwertige Kost zusammenzustellen.

Im Alter von zehn Monaten bekam Julia einen ganz, ganz schweren Schub. Bei einer Geburtstagsfeier hatten wir sie Kuchen und Schokolade naschen lassen, in denen eindeutig Hühnerei und Milch vorkamen. Dadurch entwickelte sich eine Reaktion, die ich nie erwartet hätte.

Wir standen noch am Anfang der Ernährungsumstellung, also einer hochsensiblen Umstellungsphase des Körpers. Innerhalb von drei Tagen war sie von oben bis unten voller Ausschlag, er ging bis in die Haare. Auch die Fußsohlen und Zehenzwischenräume waren betroffen. Die Haare fielen aus, keine Stelle am Körper war mehr frei. Selbst der Kinderarzt meinte, er habe so etwas noch nie gesehen, und wurde in seiner Diagnose unsicher. Ich bin dann zum Hautarzt gegangen, der eindeutig eine Neurodermitis diagnostizierte und sagte, daß dieser superinfizierte Zustand sofort mit Cortison und Teer behandelt werden müsse. Wenn ich seinem Rat nicht folgen würde, müsse er das Kind in eine Klinik einweisen.

Zu einer Cortisonbehandlung wollte ich mich auf keinen Fall entschließen, aber ohne Hilfe kam ich nicht weiter. Ein homöopathisch orientierter Arzt meinte dann, daß wir noch ein paar Tage Zeit hätten, bevor wir zum Cortison greifen müßten. Darauf konnte ich mich einlassen. Mit Calcium carbonicum und einem Natriumpräparat schafften wir es wenigstens, daß der Zustand sich nicht noch mehr verschlechterte. Ganz, ganz langsam verbesserte sich der Hautzustand.

Ich habe wieder ganz konsequent auf die Ernährung geachtet, wobei es sehr schwer war herauszufinden, ob Julia jetzt gegen weitere Nahrungsmittel sensibilisiert war. Obwohl ich schon beim Abstillen war, habe ich die Milchproduktion wieder angekurbelt, um mein Kind weiterhin voll zu stillen, und habe nur solche Nahrungsmittel zugefüttert, von denen ich absolut sicher wußte, daß Julia sie verträgt. Eine Woche lang habe ich nur Kartoffeln und Butter gegessen und konnte danach feststellen, daß die Haut ein bißchen besser wurde, was mich natürlich ermutigt hat, weiterzumachen. Dann habe ich schrittweise angefangen, die Ernährung nach dem »Gelsenkirchener Modell« aufzubauen. Sämtliche tierischen Produkte habe ich weggelassen und Nahrungsmittel für Nahrungsmittel hinzugegeben. Die Haut war mittlerweile in einem Zustand, in dem ich eine Verschlechterung gut beurteilen konnte. Wenn Julia ein Nahrungsmittel nicht vertrug, wurde die Haut sofort wieder rot, oder sie begann zu kratzen, was sie sonst nur in der Nacht tat.

Äußerlich habe ich fast nichts angewendet, nur wenn es gar nicht anders ging, habe ich dünn pflanzliche Cremes ohne jegliche tierische Zusätze genommen. Mein Eindruck ist, daß die Haut erst richtig trocken wird, wenn man anfängt zu salben.

Es war eine sehr harte Zeit für mich. Nachts habe ich das Kind viel herumgetragen und selbst acht Kilo dabei abgenommen. Aber innerhalb von einigen Wochen hatte ich herausgefunden, was mein Kind verträgt. Diese Lebensmittel habe ich ganz konsequent eingehalten. Wir sind auch noch zur Kur ans Meer gefahren und innerhalb von vier Monaten war die Haut abgeheilt. Julia war mittlerweile fünfzehn Monate alt, auf der Haut war gar nichts mehr zu sehen.

Ich habe die Diät noch ein Jahr eingehalten, allerdings den Aufbau der Nahrungsmittel ständig erweitert. Mandeln, Hirse und Hafer stellten sich noch als Allergene heraus, später kam eine Reaktion auf Soja hinzu.

Die nächsten Schübe kamen nach einer Polio-Impfung und Grundimmunisierung, die wir allerdings nach zwei Wochen wieder im Griff hatten. Auch im Urlaub, wenn wir die Ernährung nicht so gut beeinflussen konnten, flackerte die Neurodermitis wieder auf. Ich bin immer sehr schnell dahinter gekommen, woran das lag.

Die Empfindlichkeit nahm immer mehr ab. Hier zu Hause gebe ich dem Kind jetzt fast alles. Wir haben wieder Milch und Eier da, sie kann alles essen und kratzt sich nicht mehr.

Ich hatte allerdings nie das Gefühl, ein ganz gesundes Kind zu haben. Julia ist blaß und sehr empfindlich, hat schnell Kopfschmerzen, Bauchweh und Durchfälle. Von der Psyche her ist sie so empfindlich geblieben, wie sie es während der Zeit war, als die Neurodermitis so massiv auftrat. Sie hat keine Frustrationstoleranz, ist oft jämmerlich und weinerlich – ein Kind, für das man immer sehr viel tun muß, um es zufrieden zu stellen. Je mehr sich ihr Zustand stabilisiert, desto mehr bessert sich das jetzt. Nur wenn sie kränkelt, fällt es mir sofort wieder auf. Ein paar Tage halte ich das schon aus, nur damals habe ich es fast nicht ertragen und kam oft an die Grenzen meiner eigenen Belastbarkeit.

Mit drei Jahren, nach einem Winter mit vielen Infektionen und einem schweren Darminfekt, bekam Julia erstmals Asthma. Ich führe das neben der allgemeinen Schwäche auf ein Nahrungsmittel zurück, und zwar auf Rote Bete. Mir ist dabei aufgefallen, daß mein Kind immer dann besonders gefährdet ist, allergisch zu reagieren, wenn es krank und geschwächt ist. Damals haben wir auch eine Reaktion auf Hausstaubmilben festgestellt. Die schwierigste Jahreszeit ist für Julia der Winter, im Sommer ist sie meistens gesund.

Leider bin auch ich nicht von Neurodermitis verschont geblieben, also muß die Bereitschaft dazu wohl doch aus meiner Familie kommen. Als ich mit meinem Kind das erste Mal zur Kur in Jugoslawien war, um das Meerklima als therapeutisches Mittel einzusetzen, war ich plötzlich, mit achtunddreißig Jahren, selbst betroffen. Ich hatte Julia Nacht für Nacht herumgetragen und war durch die Reise und die Umstände in Jugoslawien völlig am Ende meiner Kräfte. Diese totale Erschöpfung und eine Reaktion auf das Chlorwasser führe ich darauf zurück, daß die Neurodermitis bei mir zum Ausbruch kam. Die Kniekehlen waren betroffen, ich hatte starken Juckreiz am ganzen Körper. Als ich wieder nach Hause kam, sind die Symptome schnell verschwunden. Aber später hatte ich auch zu Hause noch ein paar Schübe. Eine Reaktion auf Combucha Tee konnte ich durch sein Weglassen schnell wieder eindämmen. Bei mir waren die Symptome überhaupt immer wieder schnell verschwunden, aber ich kann die Qual einer Neurodermitis jetzt wirklich nachvollziehen. Ich glaube, ein Detektivgespür dafür entwickelt zu haben, wodurch bei mir und meinem Kind eine Verschlechterung ausgelöst wird.

Als es meinem Kind besser ging, wurde mein Mann krank. Das bedeutete für mich noch mehr Belastung und Verantwortung. Ich befand mich in einer permanenten Streßsituation. Die letzten vier Jahre waren für mich die härtesten überhaupt in meinem Leben.

Im vergangenen Winter, als sich auch die Asthmaanfälle bei Julia häuften, habe ich uns in Gelsenkirchen in der Klinik von Professor Stemmann angemeldet, um mein Kind dort noch einmal anschauen und testen zu lassen. Wir mußten ein halbes Jahr auf den Termin warten. Aufgrund der Testung wurde mir noch einmal empfohlen, die entsprechende Diät durchzuführen. Das alles war nicht sehr ertragreich für mich, denn es kam mehr oder weniger das heraus, was ich sowieso schon wußte. Gleichzeitig empfahl man mir dort, die altersentsprechende Ablösung von den Eltern besonders zu beachten, damit das Kind selbständig und stabil werden könne.

Natürlich hatte ich eine engere Beziehung zu meinem Kind als manch andere Mutter, weil es so viel krank war. Ein krankes Kind läßt den Rockzipfel halt nicht so leicht los. Aber ich habe mir gedacht, wenn Julia krank ist, schafft sie es nicht, wenn sie aber gesund sein wird, kann sie es schaffen. Darauf habe ich einfach vertraut. Ich wollte warten, bis mein Kind die Schritte selber macht, und es dann dabei unterstützen. Der Meinung bin ich auch heute noch.

In Gelsenkirchen bin ich mit dieser Meinung mit den Ärzten, Schwestern und Psychologen sehr aneinandergeraten. Ich sollte das Kind nach der aufregenden Bahnfahrt sofort allein den Schwestern überlassen, wozu ich nicht bereit war. Es gab viel Personalwechsel, die Schwestern hatten wenig Zeit und Julia war das jüngste Kind auf der Station. Dazu die ganzen Untersuchungen, viel Unruhe, kein Mittagsschlaf. Da waren so viele Streßfaktoren, daß ich ihr die ständige Trennung am Anfang nicht zusätzlich zumuten wollte. Julia reagierte mit einem Infekt, Fieber und Pseudo-Krupp. Außerdem bekam sie nach einer Testung einen Asthmaanfall. Das war einfach zuviel für sie.

Wir sind nach einer Woche nach Hause gefahren, da ich die ganze Situation als zu belastend empfunden habe. Ich finde die Methode, nach der das Gelsenkirchener Modell arbeitet, gut. Ich selbst bin ja vorher schon danach vorgegangen. Nur die Belastung für mein Kind empfand ich als zu strapaziös, deshalb bin ich auch so bald wieder abgereist.

In den Elterngruppen, die der Psychologe der Klinik angeboten hat, wurde den Müttern von neurodermitiskranken Kindern sehr häufig vorgeworfen, sie seien zu rigoros in der Sauberkeitserziehung, aber die Trennung von Mutter und Kind in der Eingewöhnungsphase in einer fremden Umgebung hielten sie für sinnvoll.

Am meisten habe ich in dieser Klinik von dem Einzelgespräch mit dem Psychologen profitiert. Dadurch ist mir etwas sehr Einschneidendes klar geworden. Mein Mann hat Epilepsie und hatte das Kind bei einem Anfall auf dem Arm, bei dem beide stürzten. Damals war Julia 1½ Jahre alt. Sie ging nach diesem Vorfall sehr auf Distanz zu ihrem Vater. Wenn ich aus dem Zimmer ging, ging das Kind auch. Mit der Zeit gewöhnten wir uns daran, es fiel nur noch auf, daß sie mit dem Vater nicht weggehen wollte.

Bis zu diesem Gespräch hatte ich nie sehr darauf geachtet. Dabei ist mir aber aufgegangen, daß es für das Kind viel schwerer war, sich von mir abzulösen, da diese angstbesetzte Beziehung zum Vater da war. Für mich war das sehr hilfreich, denn nun konnten wir etwas dagegen unternehmen. Wir haben bei einer Stuttgarter Psychologin eine Familiensitzung mit »Festhaltetherapie« gemacht. Dabei soll erreicht werden, daß durch das Festhalten eine Bindung zu dem Elternteil entstehen kann, zu dem sie nicht da ist. Das hat mein Mann unter Anleitung dieser Psychologin gemacht. Auffällig dabei war, wie wenig mein Mann sich Julia gegenüber behauptete und wie sehr er sich von ihr manipulieren ließ. Das ist uns in dieser Sitzung sehr klar geworden. Es war beeindruckend, welche Verwandlung durch diese einmalige Therapie mit dem Kind vonstatten ging. Sie bekam eine kräftigere Stimme, wurde selbständiger und konnte sich nach und nach auch von mir mehr ablösen. Erst jetzt konnte sie die Bindung zum Vater aufnehmen und ihn auch als solchen akzeptieren. Es folgten zwar noch zwei Monate, in denen sie von schwerem Asthma geplagt war, aber seither ist sie gesund, die weitere Abnabelung erfolgte von selbst.

Erwähnen möchte ich noch, daß ich Mitglied bin in der »Arbeitsgemeinschaft Allergiekrankes Kind« (Adresse Seite 132) vom Allergikerbund. In diesem Zusammenhang leite ich seit knapp zwei Jahren eine Regionalgruppe für alle Fragen, die mit Allergien zusammenhängen, Schwerpunkt Neurodermitis. Neurodermitiker oder Eltern von betroffenen Kindern können zu diesem Treffen kommen. Ich informiere dabei über Ursachen von Neurodermitis und Behandlungsmethoden und versuche, den Teilnehmern bei der Suche nach der individuellen Behandlungsmethode zu helfen. Ich stelle das »Gelsenkirchener Modell« von Prof. Stemmann vor, mit dem ich selbst die besten Erfahrungen gemacht habe. Ich spreche auch über die Rotationsdiät, bei der Nahrungsmittel und verwandte Mittel aus der gleichen Familie in viertägigen Abständen gegeben werden, berate über allgemeine Fragen einer ausgewogenen Ernährung und zusammenhängende Umweltfragen. Auch der Umgang mit dem Kratzen und äußere Behandlungsmethoden werden besprochen und seelischer Rückhalt bei Verschlimmerungen und Rückfällen gegeben. Wir nehmen uns hier die Zeit, die in den Arztpraxen oft fehlt, um ausführlich zu informieren.

Es handelt sich bei diesen Treffen um einen offenen Gesprächskreis zur Information, zum Austausch und zum Rückhalt. Er findet einmal monatlich in den Räumen der »Beratungsstelle für natürliche Geburt« in München statt. Kinder können mitgebracht werden. Es nehmen überwiegend Mütter bzw. Eltern von neurodermitiskranken Kindern teil.

Nach meiner Erfahrung ist Neurodermitis hauptsächlich durch Ernährung beeinflußbar. Man muß dabei konsequent vorgehen und auch auf versteckte Allergene achten. Sicher spielen auch seelische Faktoren eine Rolle, doch für mich ist der wesentlichere Zusammenhang in der Ernährung zu suchen.

Katinka, 8 Jahre
(erzählt von der Mutter)

Bei Juckreiz habe ich Katinka wie ein Ei auf den Schoß genommen

Katinka ist das dritte von vier Kindern. Sie war schon als ganz kleines Baby an der Haut im Windelbereich sehr empfindlich. Ich konnte sie nur mit Stoffwindeln wickeln. Obwohl wir spezielle Cremes und Puder nahmen, blieb sie immer wund. Außerdem hatte sie sehr starken Milchschorf, der ganze Kopf war mit Placken bedeckt. Beides, die Windeldermatitis und den Milchschorf, hatte sie von Geburt an.

Die Schwangerschaft und Geburt von Katinka habe ich ganz normal erlebt. Mir war zwar bis zum achten Monat ständig etwas übel, aber ansonsten ging es mir ganz gut. Die Geburt hat allerdings sehr lange gedauert. Als die Sauerstoffzufuhr nicht mehr stimmte, bekam ich eine Periduralanästhesie (Rückenmarknarkose). Zum Schluß ging alles recht hektisch und schnell. Durch die Narkose konnte ich meine Wehen ja nur auf dem Wehenschreiber verfolgen. Plötzlich hatte ich Angst, daß etwas schief geht, da ich mich so beeilen mußte. Dann habe ich Katinka mit drei Preßwehen, die ich nicht gespürt habe, herausgedrückt. Ich habe meine ganze Kraft hineingelegt, dieses Kind herauszudrücken, mir war irgendwann alles egal, ich habe nur noch gedrückt.

Medizinisch war alles in Ordnung, ich konnte auch sofort stillen. Ich habe Katinka fünf Jahre lang gestillt und heute noch schläft sie mindestens jede zweite Nacht in meinem Bett. Von Anfang an hat sie sich sehr viel Zuwendung genommen.

Sie ist das dritte Kind, und ich bin mittlerweile eine »erfahrene Mutter«, aber ein so forderndes Kind wie Katinka, war keines der anderen. Es ist schon eine besondere Beziehung zwischen uns, die sicher auf Gegenseitigkeit beruht. Katinka hat natürlich auch mir viel gegeben, ist ein so einziger Schnuckel, so rund und weich.

Als Katinka erst drei Wochen alt war, mußte ich wieder zur Arbeit gehen. Sie hat es tatsächlich fertiggebracht, jeden Schnuller und jede Flasche zu verweigern, bis ich nach Hause kam. Es ist eine ganz enge Bindung da. Ich muß sagen, ich hatte sie von der Geburtsstunde an ständig bei mir, sooft es mir möglich war, Tag und Nacht. Von daher hat sie eine ganz konstante und ununterbrochene Beziehung zu mir aufgebaut und bis heute nicht abgebrochen. Trotzdem ist sie inzwischen sehr selbständig und hat heute auch von sich aus das Bedürfnis, sich nach außen zu orientieren.

Als Katinka ein Jahr alt wurde, ich traue mich kaum, es zu sagen, war sie schon »stubenrein«. Die nassen Windeln waren ihr wohl selbst unangenehm, außerdem hatte sie bei der älteren Schwester gesehen, daß sie auf den Topf ging. Da Katinka sehr energisch und willensstark ist, hat sie es durchgesetzt, an ihrem ersten Geburtstag auf den Topf zu gehen, und sofort auch produziert. Von diesem Zeitpunkt an hat sie nur noch nachts Windeln gebraucht, danach wurde es am Popo sofort besser.

Am Kopf haben wir alles mögliche versucht, haben ihn vor allem mit Öl eingeweicht. Abends haben wir oft Stunden dagesessen, da sie sowieso nicht schlafen konnte, und haben ihrem Kopf ein bißchen Luft verschafft. Das hielt nie lange an und war immer schnell wieder verschorft. Es hat auch sehr gejuckt, die Haare konnten nicht durchkommen, sie konnten einfach nicht durchspitzeln durch die Schicht. Heute ist Katinka acht Jahre alt und hat teilweise noch Milchschorfstellen auf dem Kopf.

Ich kann mich nicht genau erinnern, wann das mit diesen ekzematösen Placken auf der Haut am Körper begonnen hat, es muß aber auch schon ziemlich bald gewesen sein. In den Kniekehlen und Armbeugen fing es zunächst an. Hautstruktur und Hautfarbe veränderten sich, die Haut wurde rosagelblich. Das wurde immer schlimmer und Katinka hat immer mehr gekratzt, häufig bis das Blut lief. An den Beinen ist es immer mehr nach oben gezogen, die Innenseiten der Oberschenkel waren betroffen bis hinauf in den Schrittbereich. Wir konnten sie kaum mehr baden, nur in einem speziellen Ölbad war es ab und zu möglich. Duschen und Chlorwasser hat sie überhaupt nicht vertragen, danach breitete sich der Juckreiz am ganzen Körper aus.

Wir konsultierten die verschiedensten Hautärzte und haben viele Salben und Cremes ausprobiert. Das Resultat war leider meistens so, daß nur eine leichte Cortisonbehandlung erfolgreich war. Da wir Cortison auf Dauer nicht nehmen wollten und keine Alternative kannten, haben wir das ganze Hautproblem zunächst einmal vernachlässigt.

Katinka hat in der ganzen Zeit sehr gelitten, es wurde schon mal ein klein wenig besser, aber, vor allem nachts, war sie sehr unruhig und hat viel gekratzt. Die betroffenen Hauptstellen blieben die Oberschenkel und die Ellenbeugen.

Wir haben weiterhin viele Ärzte und Ärztinnen aufgesucht, aber sie wußten nicht viel und konnten uns auch nicht so recht weiterhelfen. Sie behandelten das Symptom vor allem äußerlich, nach der eigentlichen Ursache wurde nicht geforscht.

Ein befreundeter Arzt hat mir mal empfohlen, Katinka selbst entscheiden zu lassen, womit sie ihre Haut behandeln will, was sie gefühlsmäßig glaubt, was ihr gut tut. Sie wollte zunächst vor allem Butter nehmen, wodurch es allerdings nicht besser wurde, sondern die Haut sich nur rötete und Bläschen warf. Später hat sie es einmal mit Honig probiert, aber auch das war nichts als eine elendige Papperei. Auf Nahrungsmittel habe ich keine Veränderungen oder Verschlimmerungen feststellen können. Kleidungsstücke kaufe ich allerdings nur noch aus Baumwolle und Synthetik, Wolle lasse ich ganz weg.

Am schlimmsten war der Juckreiz. Es hat mir immer weh getan, wenn ich sah, wie das Kind sich kratzte und zerstörte. Ich habe Katinka dann wie ein Ei auf den Schoß genommen und nach innen festgehalten. Das ist so meine Art, mit dem Juckreiz umzugehen und ihn zu stoppen. Das Kind als Ganzes sehen, es massieren, streicheln und ablenken, statt nur äußerlich die Stellen zu behandeln. Ich wollte andere Reize bzw. Gefühle auslösen. Oft hatte ich ein schlechtes Gewissen, daß ich bezüglich äußerer Hautpflege zuwenig tat, aber es war mir näher, das ganze Kind zu nehmen, anzunehmen in seinem Leid, ihm das Gefühl zu vermitteln, daß ich da bin.

Nach vielen vergeblichen Versuchen bei Hautärzten sind wir dann zu unserem Hausarzt auf dem Land gegangen, der auch homöopathisch orientiert ist. Er hat sich sehr viel Zeit genommen und über einen komplexen Fragebogen eine ausführliche Anamnese erstellt, durch die er eine entsprechende homöopathische Behandlung einleiten wollte.

Katinka war mittlerweile sieben Jahre alt. Nach der Auswertung des Anamnesebogens bekam sie zwei Sulfor-Kügelchen zum Lutschen, und schon bald darauf wurde es merklich besser. Wir waren sehr froh damals, aber nach drei Monaten bereits begann der Juckreiz wieder. Katinka bekam abermals ein Sulfor-Kügelchen, und es wurde besser. So geht es seitdem eigentlich weiter. So alle drei bis fünf Monate, wenn wir merken, daß sie wieder nervös wird und anfängt zu jucken, geben wir ihr ein Kügelchen. Es tut ihr gut und nimmt auch den Juckreiz.

Der Arzt hat ebenso versucht, die Kopfschmerzen, unter denen Katinka leidet, in diesem Zusammenhang zu behandeln. Das ist bisher leider nicht geglückt, deshalb meinen wir auch, noch nicht das endgültige Mittel gefunden zu haben.

Der Hautzustand ist heute so, daß die Placken zwar noch sichtbar, aber wesentlich schwächer, heller und kleiner geworden sind. Es sieht eher wie eine Pigmentstörung aus, die Hautoberfläche ist wieder glatter geworden.

Als Mutter bin ich einfach dadurch, daß ich mehrere Kinder habe, mit der Behandlung der Krankheit sicher zuwenig sorgfältig umgegangen, war auch nicht konsequent mit dem Einschmieren. Das habe ich mehr oder weniger Katinka selbst überlassen. Hin und wieder habe ich sie erinnert, aber häufig wurde es auch ganz vergessen. Für mich hatte es auch nie den Anschein, daß die Salben, außer dem Cortison, wirklich helfen würden.

Ulrich, 2½ Jahre
(erzählt vom Vater)

Ich habe gelernt, wie wichtig es ist, mein Kind loszulassen

Ulrich ist unser erstes von zwei Kindern. Er mußte wegen einer Steißlage durch Kaiserschnitt entbunden werden. Bei der Erstuntersuchung war alles in Ordnung, wir wurden nur sofort auf eine sehr empfindliche Haut aufmerksam gemacht. Gleich in den ersten Lebenstagen hatte Ulrich Kratzspuren im Gesicht. Er bekam Handschuhe, mit denen er allerdings auch sofort im Gesicht gerieben hat.

Durch die Ungeduld der Schwestern in der Klinik wurde bei Ulrich ziemlich schnell zugefüttert und dadurch abgestillt. Das Kratzen blieb. Die Vermutungen der Ärzte und Schwestern waren zahlreich und lauteten von »das machen alle Kinder« über »Milchunverträglichkeit/Milchumstellung« bis hin zu »Säuglingspickelchen« und »Milchschorf«.

Nach vier bis sechs Wochen war das ganze Gesicht mit diesen »Pickelchen« bedeckt. Nach wenigen Monaten breiteten sich die roten Flecken und Pickelchen auch am Po, an den Beinen, in den Kniekehlen, am Körper und am Bauch aus. Zu diesem Zeitpunkt fiel das erste Mal die Diganose »Neurodermitis«.

Wir haben verschiedene Milchsorten ausprobiert und sind auf Anraten eines antroposophischen Kinderarztes auf Vollwertkost umgestiegen. Ulrich bekam nur Vollkorngetreidebrei, Weizen- und Haferschleim. Außerdem haben wir sämtliche Plastikartikel, Kunstfasern und Wolle aus der Wohnung verbannt. Als Uli 1½ Jahre alt war, ist meine Frau vier Wochen mit ihm an die Nordsee gefahren, aber auch dadurch hat sich nichts verbessert.

Es war eine sehr schlimme Zeit für uns. Minimale Besserungen wurden immer schnell wieder abgelöst von katastrophalen Kratzschüben, Weinen, Jammern, Herumtragen, Nicht-Wegwollen von den Eltern. Auf Spielplätzen haben wir sehr schlimme Erfahrungen mit Eltern anderer Kinder machen müssen, die plötzlich weggingen, wenn wir kamen, oder die zu ihrem Kind sagten: »Geh weg, der hat was.« Auch ältere Kinder machten ähnliche Bemerkungen.

Wir hatten mittlerweile festgestellt, daß Uli Hafer, Tomaten und Eier nicht so gut verträgt. Auf Ei hat er einmal so massiv reagiert, daß er in einer Wohnung, in der eine halbe Stunde zuvor Rührei gegessen wurde, einen Schub bekam, bei dem er sich Hals und Gesicht blutig kratzte und die Haut nur noch in Fetzen heruntergerissen hat. Das Kind brauchte sehr viel Betreuung. Je schlimmer es wurde, desto gereizter wurden wir, vor allem ich. Das hat sich natürlich auf Ulrich übertragen. Es war ein katastrophaler Teufelskreis.

Wir hatten mittlerweile von einer Kinderklinik in Gelsenkirchen gehört, die sich auf Neurodermitis spezialisiert hat. Als Ulrich zwei Jahre alt war, ist meine

Frau mit ihm zu einer Vorbereitungswoche für Mutter und Kind dorthin gefahren. Hier wurde ein Ernährungsplan erstellt, über mögliche Ursachen der Krankheit, Ernährung, meditative Übungen, Homöopathie und Magnetfeldbestrahlung aufgeklärt. Am dritten Tag ging es Ulrich so gut, daß ein Fremder gar nicht mehr gesehen hätte, daß er jemals Neurodermitis hatte.

Zu Hause sollte anschließend für fünf Wochen eine Auslaßdiät mit Reis und Äpfeln durchgeführt und der Körper entgiftet werden. Nach diesen fünf Wochen war wieder ein Klinikaufenthalt, dieses Mal von mehreren Wochen, angezeigt. In den ersten Wochen der Entgiftungsphase ging es Ulrich konstant miserabel. Er kam dadurch mit einem sehr schlechten Hautzustand in der Klinik an. Dort haben wir erfahren, daß ein anderes Kind Äpfel nicht vertragen hat. Statt Äpfel bekam Ulrich jetzt Birnen. Es wurde von der Stunde an besser, nach drei Tagen waren alle Symptome weg. Schrittweise wurde die Ernährung wieder aufgebaut. Zuerst kam Blumenkohl hinzu, der gut vertragen wurde. Auf Butter hat Ulrich dann wieder sehr stark reagiert. Als Fett verträgt er bis heute nur eine Diätmargarine mit ungesättigten Fettsäuren, aber auch davon nur sehr wenig.

Nach zehn Tagen mußten wir die Klinik aus familiären Gründen wieder verlassen. Aber Ulrich ging es ja sehr gut, und wir trauten es uns durchaus zu, die weitere Austestung der Lebensmittel zu Hause durchzuführen.

Trotz strenger Diäteinhaltung verschlechterte sich der Hautzustand wieder, bis wir feststellten, daß eine Allergie auf Hühner- und Bettfedern besteht. Sämtliche Kissen und Federbetten wurden aus der Wohnung entfernt und die Ernährungstherapie fortgesetzt. Bei den Lebensmittelversuchen haben wir immer wieder Rückschläge erlebt, aber mittlerweile wissen wir ziemlich genau, was Ulrich verträgt und was nicht.

Durch die Vollwerternährung und das Weglassen von Zucker, Salz, tierischem Eiweiß und den Bettfedern haben wir bei Uli sehr gute Erfolge erzielt. Trotz dieser strengen Ernährungseinschränkung wächst und gedeiht er prächtig. Angst vor Mangelernährung haben wir nicht.

Seit es Ulrich besser geht, hat er auch in seiner sozialen Entwicklung Riesenschritte vorwärts gemacht. Diesbezüglich war er doch etwas zurückgeblieben, als er so krank gewesen ist.

In der Klinik haben wir auch begriffen, wie wichtig es ist, sein Kind loszulassen in die eigene selbständige Welt. Das Kind soll lernen, seine Konflikte kindgerecht und auf seine eigene Weise zu lösen und nicht durch Eingreifen der Eltern oder über das Kratzen auszutragen. Wir haben beobachtet, daß die Kinder, solange sie miteinander gespielt haben, nicht kratzen mußten, und, sobald eine enge Bezugsperson in der Nähe war, oft wieder damit angefangen haben. Sie sind es gewohnt, daß jemand reagiert, wenn sie kratzen, sei es im Guten oder im Bösen. Der Professor in der Klinik hat uns auch sehr ans Herz gelegt, durch eigenes Entspannungstraining zu lernen, besser mit der Krankheit des Kindes umgehen zu können, es auch mal kratzen zu lassen.

Seit Ulrich auf der Welt ist, hat sich unser Leben sehr verändert. Auch wir haben unsere Ernährung und Lebensgewohnheiten umgestellt. Wir haben festgestellt, daß viele materielle Dinge von früher Ersatzbefriedigungen waren, die gar nicht mehr so wichtig sind. Wir sind durch eine harte Schule gegangen, aber wir haben viel dazugelernt.

Durch die Erfahrung mit Ulrich nahm ich an einer Versammlung des »Arbeitskreises allergiekrankes Kind« teil. Da ich mich während dieser Veranstaltung mit meinen persönlichen Problemen sehr unverstanden fühlte, ja der einzelne in der Masse überhaupt kein Gehör fand, habe ich angeboten, für betroffene Eltern aus dem Norden von München ein Treffen für Eltern mit an Neurodermitis leidenden Kindern zu organisieren (Elterntreffen Neurodermitis, Adresse Seite 132). Mittlerweile treffen sich so etwa fünf bis maximal zehn Familien in unregelmäßigen Abständen in einem Gemeindehaus in Ismaning.

Hauptinhalte dieser Treffen sind Erfahrungsaustausch, Mitteilungen über neue Behandlungsmethoden und -erfolge bzw. -mißerfolge, Trost usw. Wichtig ist natürlich auch die Aufklärung von Eltern, die erstmals betroffen sind und sich demzufolge noch wenig mit der Krankheit und entsprechenden Methoden beschäftigt haben. Jeder wird seine eigenen Erfahrungen machen, da jede Krankheit individuell verläuft, aber in dem einen oder anderen Fall konnten wir schon wertvolle Hinweise geben. Vor allem sieht man, daß man nicht allein ist.

Dirk-Stefan, 24 Jahre

Zu spüren, was mir gut tut, ist mein Heilungsprozeß

Laut Aussage meiner Mutter hatte ich als Säugling Milchschorf und im Alter von sechs Monaten schon Beugenekzeme in den Armbeugen und Kniekehlen. Meine eigene früheste Erinnerung an Neurodermitis geht in mein viertes Lebensjahr zurück. Ich weiß noch, daß ich im Kindergarten wegen aufgekratzter Ohrläppchen einen Verband am Kopf tragen mußte. Die Hauptstellen jedoch waren immer die Beugengelenke. Einige Jahre hatte ich auch sehr starken Heuschnupfen, immer für ein paar Monate im Sommer.

Verschlimmert hat sich die Neurodermitis mit meinem Auszug aus dem Elternhaus mit neunzehn, zwanzig Jahren. Mit zweiundzwanzig Jahren hat sie sich am ganzen Körper ausgebreitet, auch im Gesicht. Im vergangenen Frühjahr hatte ich wohl meinen bisher schlimmsten Schub. Ganz erscheinungsfreie Intervalle kenne ich kaum. Die in der letzten Zeit am meisten betroffenen Stellen sind am Hals und im Gesicht.

Als Kind und Jugendlicher wurde ich sehr viel mit Cortison behandelt, was ich mit meinem heutigen Wissen rückblickend sehr verantwortungslos finde. Mit sechzehn Jahren bekam ich eine Akupunkturbehandlung, nach der ich sicher zwei bis drei Jahre völlig beschwerdefrei gewesen bin.

Den schweren Schub mit zweiundzwanzig Jahren habe ich wieder mit viel Cortison und Pflegesalben behandelt und aufgefangen, ich wußte mir einfach nicht anders zu helfen.

Heute versuche ich, vor allem auch in besseren Zeiten, so wenig Salben wie möglich zu nehmen, um meine Haut wieder umzuerziehen. Ich habe den Eindruck, daß es ihr sehr gut tut, nicht so viel Fett von außen zu bekommen. Mein Gefühl ist, wenn ich zuviel Fett nehme, verstopfe ich damit die Poren, die Haut kann nicht mehr so gut atmen.

Zu einer Behandlung bei einem Heilpraktiker mit homöopathischen Mitteln und Eigenblutspritzen kann ich nicht viel sagen. Wesentliche Auswirkungen konnte ich nicht beobachten. Ernährungsbedingte Reaktionen habe ich bisher nicht feststellen können. Lediglich nach Alkoholkonsum verstärkt sich der Juckreiz. In der letzten Zeit versuche ich allerdings, mich immer mehr auf Vollwertkost umzustellen. Da ich weiß, daß ich gerne zuviel Zucker esse, will ich auch hier versuchen, zu reduzieren.

Vor zwei Jahren habe ich mit Gruppentherapien und aktiver Meditation angefangen. Ich habe das Gefühl, daß durch die Therapien oft auch Schübe ausgelöst werden. Dadurch kommt manchmal erst richtig etwas in Bewegung, mit allen dazugehörigen Höhen und Tiefen.

Nach meinem letzten schweren Schub habe ich mit einer speziellen Körpertherapie nach Casriel angefangen. Sie basiert darauf, daß man durch Schreien wieder an seine Grundgefühle – Freude, Liebe, Trauer, Wut und Schmerz – herankommt. Diese Therapieform hat sehr viel mit körperlicher Nähe und emotionaler Offenheit zu tun. Unbefriedigte Kindheitsgefühle und -bedürfnisse werden im Erwachsenenleben nachgeholt. Durch die Erfahrung mit dieser Therapie ist mir klar geworden, was das Kratzen bei der Neurodermitis für mich bedeutet, wieviel unausgelebte Aggression dahintersteckt, die ich gegen mich selbst richte.

Ich habe auch festgestellt, daß ich oft an den Hautstellen kratze, unter denen verspannte Muskulatur sitzt. Es ist dann, als würde ich auf einer blockierten Energie hocken, auf unterdrückter Angst oder Wut. Dann fängt das Jucken an, und anstatt das entsprechende Gefühl zu äußern, lasse ich es durch Kratzen an mir und meinem Körper aus. Mit dem Äußern von Wut und Aggression bin ich heute immer noch sehr vorsichtig.

Was ich außerdem verstanden habe, ist, daß bei mir hinter dieser Krankheit Neurodermitis sehr viel Angst steckt, die Angst, natürliche Lebensimpulse zu leben. Meine Kontakte zu anderen Menschen sind mir bewußter geworden. Ich kann zwar gut Beziehungen zu anderen Menschen aufnehmen, aber da ich gerne frei und selbständig bin, passe ich immer auf, daß es ja nicht zu nah und zu eng wird. Ich habe Angst davor, mich zu sehr zu verlieren, dadurch abhängig zu werden und mich dann verletzen zu lassen.

Ich war ein sehr zurückgezogenes, ängstliches und angepaßtes Kind. Als Jugendlicher war ich häufig depressiv und hatte wenige Freunde. In der Schule galt ich als der »kleine Professor«: sehr vernünftig, sehr gelehrt, und sehr vom Kopf gesteuert.

Einen natürlichen Umgang mit Gefühlen konnte ich von meinen Eltern nicht lernen. Mein Vater war eher beherrscht und kontrolliert, meine Mutter hatte eine hysterische und unberechenbare Art. Erst durch den Tod meines Vaters (er brachte sich um, als ich achtzehn Jahre alt war) und meinen Auszug aus dem Elternhaus begann für mich so langsam die Auseinandersetzung mit der Familie und anderen Menschen. Hiermit zusammenhängend fing natürlich auch das Zulassen von Gefühlen und Konflikten an.

Streß, Angst und zuviel Nähe sind heute die Hauptauslöser für meine Hautbeschwerden. Wenn es mir sehr schlecht geht, ziehe ich mich am liebsten zurück, bin für mich allein. Ich habe aber auch festgestellt, daß es mir helfen kann, wenn ich gerade in solchen Momenten Kontakt zu mir nahestehenden Menschen suche und zulasse.

Juckreizattacken sind bei mir am schlimmsten, wenn ich unausgesprochene Konflikte habe oder Bedürfnisse unterdrücke. Meine Eltern haben früher versucht, das Kratzen zu kontrollieren oder es mir zu verbieten. Ich werde heute noch sehr ärgerlich, wenn jemand versucht, meine Hand zu nehmen, wenn ich kratze. Ich fühle mich dann eingeengt und gemaßregelt. Das kann sicher nur verstehen, wer selbst immer wieder mit Juckreiz zu kämpfen hat.

Ich beobachte immer häufiger: Wenn ich einem Gefühl nachgebe, ohne auf den moralischen Zeigefinger meiner früheren Erziehungspersonen zu achten, geht es mir gut. Dann brauche ich auch die Symptome der Hautkrankheit nicht. Das Wort Krankheit habe ich eigentlich in letzter Zeit für mich gestrichen. Die Neurodermitis ist für mich ein Gradmesser dafür geworden, wie es mir geht. Sie ist ein Signal dafür, daß irgendetwas nicht in Ordnung ist: Wo möchte ich hinschauen? Was ist es? Was brauche ich? Jahrelang habe ich die Neurodermitis nur als lästiges Leiden gesehen, dem ich hilflos gegenüberstand und von dem ich nicht wußte, woher es kam. Heute versuche ich, die Symptome auch positiv zu sehen und zu verstehen, was dahintersteckt.

Ich habe so eine Ahnung, daß ich auch ohne Neurodermitis leben kann. Wenn ich es schaffe, mir meine Streicheleinheiten zu holen, wenn ich sie brauche, und auch lerne, mich abzugrenzen, wenn es mir zuviel wird, dann habe ich, glaube ich, schon einen großen Schritt getan. Früher habe ich mich diesbezüglich häufig vergewaltigt und überhaupt nicht auf meine Bedürfnisse geschaut. Heute achte ich darauf, daß ich täglich genügend Entspannung habe, da ich verstanden habe, von welcher Bedeutung sie für meine Gesundheit ist.

Zu spüren, was mir gut tut, und dafür zu sorgen, daß ich es bekomme, ist mein Heilungsprozeß.

Ottmar, 35 Jahre

Ich habe gelernt, auch die kleinen Dinge zu sehen

Bis zu meinem achten Lebensjahr sind weder mir noch meinen Eltern irgendwelche Hautprobleme in Erinnerung. Im Alter von acht Jahren zeigten sich die ersten Stellen am Rücken, vor allem entlang der Wirbelsäule, und auf der Kopfhaut. Das zog sich so durch die ganze Schulzeit hin. Mit vierzehn Jahren breitete sich die Krankheit auch im Gesicht und am Hals aus. Außerdem bekam ich Asthma.

Ich hatte damals eine Lehre als Betriebselektriker begonnen und vermute heute, daß der Kontakt mit Maschinenöl mitausschlaggebend dafür war. Die Haut beruhigte sich zwar wieder, Gesicht und Hals blieben allerdings weiterhin mehr oder weniger stark betroffen. Ein vierwöchiger Nordseeaufenthalt in einer Hautklinik hat mir 1972 sehr gut geholfen. Danach war ich bestimmt für drei Monate beschwerdefrei. Zwei weitere Nordseeaufenthalte in den darauffolgenden Jahren haben keinen Erfolg mehr gebracht.

Am Anfang meines Studiums, mit zwanzig Jahren, verschlechterte sich der Hautzustand wieder zusehends. Behandelt wurde ich seinerzeit noch überwiegend mit Cortison. Vor sechs, sieben Jahren hatte ich meine schlimmste Zeit. Damals breitete sich die Neurodermitis am ganzen Körper aus. Ich mußte sieben Wochen stationär in die Universitäts-Hautklinik und wurde wieder mit Cortison behandelt. Mit einer Mischung aus Cortison und Ruhe erzielte ich eine ganz gute Besserung. Doch kaum war ich vierzehn Tage wieder zu Hause, war alles so schlimm wie vorher. Streßbedingte Faktoren durch Studium und Diplomarbeit spielten damals sicher keine unwesentliche Rolle.

Am Ende des Studiums ging es mir immer noch sehr schlecht. Jetzt wollte ich mal etwas anderes als die herkömmliche Schulmedizin ausprobieren. Ich bin zu einem Heilpraktiker gegangen, der eine homöopathische Behandlung einleitete. Mit entsprechenden Spritzen und Tropfen wurden sämtliche Entgiftungsorgane angeregt. Die Therapie war sehr hart, denn viele dieser Gifte wurden über die Haut ausgeschieden, was extreme Hautverschlechterung bedeutete.

Nach 2½ Monaten habe ich mit dieser Behandlung wieder aufgehört, da ich eine Arbeitsstelle gefunden hatte. Arbeit und diese aufwendige Therapie ließen sich nicht vereinbaren. Ich hatte auch schon eine eindeutige Besserung erzielt. Zu diesem Zeitpunkt nahm ich nur noch dann Cortisonpräparate, wenn es gar nicht anders ging. Seit damals habe ich auch fast keine Asthmaanfälle mehr gehabt.

Vor fünf Jahren habe ich angefangen, jedes Jahr in Österreich eine Fastenkur mit kombinierter Mayr-Kur durchzuführen. Die Mayr-Kur ist eine Milch-Semmel-Diät, die die Darmfunktion wieder normalisieren soll. Zunächst hat sich die Haut dadurch zwar beruhigt, aber es wurden immer wieder Giftdepots über die Haut ausgeschieden, was einige Male zu Hautverschlechterungen führte. In dieser Fastenklinik habe ich auch eine Ozontherapie begonnen, die allerdings keinen Erfolg brachte. Seit vier Jahren nehme ich überhaupt kein Cortison mehr.

Was mir in Österreich auch sehr geholfen hat und was ich heute immer wieder anwende, ist die Dauerbrause. Anfänglich liegt man fast eine Stunde unter einer Dusche von achtunddreißig bis vierzig Grad, was bis zu 1½ Stunden gesteigert werden kann. Anschließend fühle ich mich immer wie rein gewaschen, die Haut wird dann nur leicht mit Pflegecreme oder -öl behandelt. Man könnte meinen, daß die Haut dadurch zu sehr ausgetrocknet wird, aber ich habe die Erfahrung gemacht, daß das Gegenteil der Fall ist. Saunabesuche bekommen meiner Haut ebenfalls sehr gut. Erst hier habe ich richtig schwitzen gelernt. Auch Sauna empfinde ich als Reinigungseffekt und brauche anschließend kaum Pflegemittel.

Im vergangenen Jahr habe ich die Fastenkur mit Eigenblut- und Eigenurinbehandlungen unterstützt. Die Eigenurinbehandlungen hatten bei mir eine stark reinigende Wirkung.

Der massive Juckreiz und die Schlafstörungen haben sich mittlerweile wesentlich gebessert. Bei Streß und Aufregung verspüre ich den Juckreiz heute noch, aber gegenüber früher bin ich schon viel gelassener geworden.

Mein Körper ist inzwischen relativ erscheinungsfrei. Ellenbeugen und Kniekehlen, vor allem aber Hals und Gesicht sind die Stellen, die heute noch betroffen sind.

Meine Ernährung habe ich seit einiger Zeit auf Vollwertkost umgestellt. Ich esse kein Salz, fast keinen weißen Zucker, keine scharfen Gewürze, kein Fleisch, keine Eier und kein Weißmehl mehr. Ich trinke überhaupt keinen Alkohol, lasse Schwarztee und Kaffee weg und versuche, möglichst staubfrei zu leben. Durch diese vegetarische Ernährungsumstellung hat sich auch in mir sehr viel verändert. Mein Denken und Fühlen sind anders geworden, ebenso meine Beziehungen zu Menschen. Ich konnte früher nie meine Wut herauslassen, habe immer sehr viel in mich hineingefressen. Heute werde ich zwar auch nicht wütend, aber ich kann andere besser so lassen, wie sie sind. Ich nehme die Reaktionen anderer nicht mehr so persönlich, muß demzufolge auch nicht mehr so viel schlucken.

Meine Familie hatte sehr wenig Verständnis für meine Krankheit. Meine Eltern meinten, daß ich mich zusammenreißen müßte. Eine Zeitlang hatte ich das Gefühl, es ihnen nicht verzeihen zu können, daß sie sich so wenig um meine Krankheit gekümmert haben. Ich war immer das schwarze Schaf in der Familie, das von seinen Eltern nicht geliebt wurde. Eine Teilursache der Neurodermitis könnte schon in diesen frühkindlichen Erfahrungen verankert sein. Vielleicht hat meine Seele sich diese Krankheit auch geschaffen, um sich wenigstens auf diese Weise etwas Zuwendung zu holen.

Weinen habe ich leider auch verlernen müssen. Der Zugang zu meinen Tränen fehlt mir heute noch. Ich wollte, ich könnte wieder weinen.

Aufgrund der Neurodermitis habe ich mir mal alle Amalgamfüllungen und toten Zähne aus meinem Kiefer entfernen lassen. Man versucht ja alles, wovon man sich Besserung verspricht.

Am meisten allerdings haben mir, glaube ich, die Ernährungsumstellung und die Ausleitung der Gifte aus dem Körper geholfen. Zur weiteren Stabilisierung des momentanen Zustands werde ich sicherlich noch mehr Fastenkuren durchführen. Leider muß ich sie alle selber finanzieren, da die Krankenkassen und Rentenversicherungsträger nur Standardbehandlungen mit Cortison, Normalkost und Klima bezahlen.

Die Haupteinschränkung durch die Neurodermitis erlebe ich immer noch im Sport – durch das Schwitzen.

Leider habe ich einige Dauerschäden durch Cortison davongetragen. Mir sind viele Haare ausgegangen und abgebrochen, auch die Augenbrauen; außerdem ist die Haut sehr dünn geblieben. Durch die lange Cortisonbehandlung habe ich auch eine Augenlinse verloren. Vor vier Jahren wurde ich am rechten Auge an einem Cataract (grauer Star) operiert. Seitdem muß ich eine Contactlinse tragen, was sich natürlich mit der Neurodermitis ganz schlecht verträgt. Die durch die Krankheit bedingte fast chronische Bindehautentzündung wird durch das Tragen der Linse noch unterstützt. Es war eine böse Erfahrung, die ich da machen mußte, aber ich habe diese zusätzliche Augenkrankheit so verstanden, daß sie mich dazu gezwungen hat, noch mehr nach innen zu schauen.

Heute bin ich mir sicher, daß meine Krankheit karmisch bedingt ist. Es ist mittlerweile für mich nicht mehr so wichtig, was es war, aber ich bin überzeugt, daß ich es aus einem früheren Leben mitgenommen habe. Ich werde versuchen, mich damit auseinanderzusetzen, und mit dem, was übrigbleibt, leben zu lernen. Durch meinen Krankheitsweg beschäftige ich mich sehr viel mit Esoterik. Dadurch lerne ich mich selbst immer besser kennen. Ich bin weiter nach innen gegangen und habe gelernt, auch die kleinen Dinge zu sehen.

Rolf, 33 Jahre

Ich bin ja gar nicht so mies, wie ich immer geglaubt habe

Solange ich zurückdenken kann, habe ich Neurodermitis, als Kind bevorzugt an den Händen, den Kniekehlen und Fußgelenken. Meine Eltern sind immer nur mit mir zu unserem Hausarzt gegangen, nie zu einem Spezialisten. Es wurden verschiedene Trinkkuren und Salbenbehandlungen durchgeführt: Von meinem zwölften bis achtzehnten Lebensjahr bekam ich starke Cortisonpräparate. Neben der äußerlichen Salbenbehandlung wurde ich auch noch mit Cortisontabletten behandelt. Anfangs nahm ich dadurch sehr an Gewicht zu, was sich mit der Zeit jedoch wieder normalisierte. Durch diese Cortisonbehandlung wurde mein Hautzustand natürlich recht gut. Mit achtzehn Jahren hatte ich plötzlich das Gefühl, die Tabletten nicht mehr nehmen zu wollen, habe die Cortisonzufuhr daraufhin abrupt abgesetzt, womit es wider Erwarten keine Probleme gab. Von meinem achtzehnten bis zum neunundzwanzigsten Lebensjahr war meine Haut völlig beschwerdefrei.

Als ich Freunden bei Renovierungsarbeiten ihres Bauernhofes half, kam die Neurodermitis durch ein Holzimprägnierungsmittel blitzartig wieder zum Ausbruch. Sie begann mit einem fürchterlichen Juckreiz im Gesicht, das sich entzündete und ganz rot wurde. Die Haut ging nur noch so herunter. Es wurde und wurde nicht besser, bis ich dann stationär in eine Hautklinik gegangen bin. Durch erneute intensive Cortisonbehandlung konnte ich nach vierzehn Tagen mit gutem Hautzustand entlassen werden. Kaum war ich zu Hause, ging es mit aller Kraft wieder von vorne los, und zwar am ganzen Körper. Seit diesem Zeitpunkt habe ich keine erscheinungsfreie Haut mehr gehabt. Das erste Jahr war so verheerend, daß ich mich gar nicht mehr daran erinnern mag. Was ich damals durchgemacht habe, möchte ich nicht noch einmal erleben müssen. Der Juckreiz war dermaßen unerträglich, daß ich mich die ersten zwei Monate alle zwei Stunden einsalben mußte, um mich überhaupt bewegen und überleben zu können. Nach der Erfahrung in der Klinik wollte ich auch kein Cortison mehr nehmen. Ich hatte Wasseransammlungen in den Beinen und war für ein halbes Jahr völlig arbeitsunfähig. Versuche mit Homöopathie und Akupunktur brachten damals auch keine wesentlichen Veränderungen.

Nach einem halben Jahr ging es mir zwar noch nicht gut, aber ich habe wieder versucht zu arbeiten, was mir kurzfristig auch gelang. Danach bekam ich einen so schweren Rückfall, der mich im wahrsten Sinne des Wortes in die Knie zwang. Meine Beine, die durch das ständige Kratzen völlig offen und eitrig waren, mußten ständig eingebunden werden. Das schränkte mich in meiner Bewegungsfreiheit ungemein ein. Ich konnte kaum mehr schlafen, höchstens mal zwei bis drei Stunden vor totaler Erschöpfung.

Mittlerweile war ein Jahr vergangen und es ging mir nach wie vor sehr schlecht. Zu diesem Zeitpunkt habe ich auf Anraten eines Arztes angefangen, meine Ernährung umzustellen. Um einige Nahrungsmittel-Allergietests durchführen zu können, mußte die Haut wieder mit Cortison behandelt werden, um freie Flächen für die Testung zu bekommen.

Obwohl ich schon lange kein Fleisch mehr aß, sollte ich mich zunächst ausschließlich von Reis, Fleisch und Knäckebrot ernähren. Dadurch habe ich wieder sehr an Gewicht zugenommen. Ich fühlte mich durch diese reduzierte Kost dermaßen bestraft und eingeschränkt, daß ich entsprechend viel davon gegessen habe. Ich wollte mehr, mehr, viel mehr, immer mehr. Der gewünschte Erfolg blieb aus, woraufhin ich diese Diät abgesetzt habe.

Ich bin wieder zu meinem behandelnden Arzt zurückgegangen, der seither jedes Lebensmittel, das ich esse, schrittweise austestet. Aufgrund dieses für mich sinnvollen Testverfahrens haben wir herausgefunden, daß ich zum Beispiel sehr viele Gemüsesorten nicht vertrage. Alle Lebensmittel sind noch nicht durchgetestet. Momentan ernähre ich mich ausschließlich von Nudeln, Reis, Kartoffeln, Äpfeln, Bananen, Knäckebrot, Dinkelbrot und drei Sorten Käse. Als Fett vertrage ich nur Diätmargarine.

Ernährungsfehler wie kürzlich Tomatennudeln muß ich sofort mit Juckreiz und Hautverschlechterung büßen, die etwa drei bis vier Wochen anhält. Aus diesem Grund halte ich mich auch streng an die Diät, was mir mittlerweile nicht mehr so schwer fällt.

Bis vor zwei Jahren verbesserte sich mein Hautzustand. Es ging zwar langsam, aber stetig etwas aufwärts. Durch eine Spezialbehandlung, die mir ein Apotheker empfahl, hatte ich einen sehr schweren Rückfall, den ich wieder mit Cortison auffangen mußte. Seit einem Jahr nehme ich nun überhaupt kein Cortison mehr. Den Sommer vertrage ich in diesem Jahr wesentlich besser als je zuvor. Obwohl ich kein Cortison mehr nehme, habe ich nicht mehr so große Schwierigkeiten mit dem Schwitzen. Daran sehe ich, daß es mir wirklich langsam besser geht.

Im Herbst letzten Jahres habe ich mit einer Symbioselenkung begonnen, einer mikrobiologischen Therapie zur Aktivierung der körpereigenen Abwehrkräfte. Außerdem führt mein Arzt gerade eine Eigenblutbehandlung mit mir durch, die ebenfalls der Stärkung der Abwehrkräfte dient.

Neben dieser medizinischen Behandlung habe ich seit einiger Zeit bei einem Psychologen eine Psychotherapie begonnen. Hauptthema in dieser Therapie ist momentan der Zugang zu meinen Gefühlen. Ich konnte schon als Kind nicht wütend sein. Bis vor zehn Jahren wußte ich gar nicht, was Wut überhaupt ist, das Gefühl gab es für mich nicht. Bis heute habe ich kaum Zugang zu meiner Wut und Aggressivität, ich kann sie einfach nicht herauslassen. Mit all meinen Freunden habe ich nie ernsthaft gestritten.

Seit ich in homöopathischer und psychotherapeutischer Behandlung bin, habe ich das Gefühl, daß bei mir etwas in Bewegung gerät. Die Neurodermitis ist zwar noch am ganzen Körper ausgebreitet, aber wesentlich schwächer und besser erträglich als vorher. Ich würde sagen, ich kann jetzt damit leben. Im Augenblick ist es so gut, wie schon seit Jahren nicht mehr.

Ich weiß zwar, daß Streßfaktoren, psychische Belastungen und Überforderungen zur Verschlechterung meines Hautzustandes beitragen. Aber wann jetzt was und wie zum Ausbruch oder zur Wirkung kommt, ob durch Ernährung, Medikamente oder Psychotherapie, kann ich noch sehr schwer beurteilen.

Die Krankheit hindert mich nach wie vor daran, Sport zu treiben und in Urlaub zu fahren. Durch meine spezielle Ernährungs- und Behandlungsweise war ich schon seit einigen Jahren nicht mehr im Urlaub.

Es fällt mir nach wie vor sehr schwer, auf Menschen zuzugehen. Dadurch, daß ich meinen Körper nicht so mag, wie er ist, fühle ich mich minderwertig und nur als halber Mensch. Obwohl die Neurodermitis bisher die wenigsten Menschen wirklich gestört oder abgestoßen hat, und ich deswegen in Beziehungen zu Frauen keine Probleme hatte, halte ich mich mit Kontaktaufnahme immer noch sehr zurück.

Durch die psychotherapeutische Behandlung fange ich langsam auch an, meine Sichtweise zu verändern. Früher habe ich nie das Gefühl gehabt, wirklich gesund werden zu wollen. Ich habe sehr negativ gedacht, fand mich schlecht und krank und zu nichts zu gebrauchen. Ich war so voller Angst und Hemmungen, daß ich die Krankheit brauchte, um mich in ihr verkriechen und hinter ihr verstecken zu können. Das mag so gestimmt haben für mich. Heute sehe ich die Krankheit eher als Aufschrei: »Ich brauche Hilfe, kommt doch bitte und helft mir.«

Ich mache mich selbst nicht mehr so schlecht und kann auch eher um etwas bitten. Ich versuche meiner Umwelt zu verdeutlichen, daß auch ich ein Mensch bin mit Bedürfnissen nach Liebe, Aufmerksamkeit, Beachtung und Geborgenheit. Ich habe erkannt, daß ich gar nicht so mies bin, wie ich immer geglaubt habe. Langsam, ganz langsam fange ich an, mein Denken zu verändern, mich zu akzeptieren. Ich brauche mittlerweile sehr viel Zeit für mich, die ich mir auch zugestehe und nehme. Einige Kontakte zu Freunden und Bekannten habe ich deshalb eingestellt.

Obwohl ich immer noch gerne ausweiche und ablenke, wenn es um mich geht, versuche ich doch, bei mir zu bleiben. Ich stehe noch am Anfang, aber ich spüre schon erste, langsame Veränderungen.

Christian, 28 Jahre

Meine Eltern haben mich ganz schön allein gelassen

Mit Beginn der Pubertät, im Alter von zwölf Jahren, begann meine Neurodermitis. Es fing an im Gesicht, insbesondere an der Nase. Zunächst sah alles ganz harmlos aus, ich wußte auch gar nicht so genau, was das eigentlich war. Die Armbeugen und Handgelenke waren die nächsten betroffenen Stellen. Im Alter von fünfzehn, sechzehn Jahren wurde es ganz schlimm, die Hauterscheinungen breiteten sich über den ganzen Körper aus. Armbeugen, Gesicht und Hals sind immer besonders schlimm bei mir betroffen.

Mein Hausarzt hat damals bei mir sofort die Diagnose Neurodermitis gestellt, womit auch gleich die Cortisonbehandlung begann. Bis Anfang zwanzig habe ich daraufhin meine Haut ausschließlich und bedenkenlos mit Cortison behandelt, da mich niemand auf Nebenwirkungen und Spätschäden aufmerksam gemacht hatte. Der letzte erscheinungsfreie Sommer war mit Anfang zwanzig, mittlerweile bin ich achtundzwanzig Jahre alt.

Als sich die Neurodermitis wieder verschlechterte, habe ich den Arzt gewechselt. Er wies mich auf die Nebenwirkungen des Cortisons hin und empfahl mir, es vorsichtig zu dosieren. Ich bin dann auf cortisonfreie Pflegesalben umgestiegen und nahm Cortisonpräparate nur noch an den allerschlimmsten Stellen.

Meine Eltern haben mich mit meiner Krankheit ganz schön allein gelassen. Da ich das fünfte von sechs Kindern bin, gab es für sie genügend andere und eigene Probleme. Auf meine Krankheit sind sie nie eingegangen. Sie wollten es nie wahrhaben, daß die Krankheit auch eine erbliche Komponente haben kann. Jeder Elternteil streitet ab, daß die Veranlagung aus seiner Familie kommen könnte, obwohl eine Großmutter Asthma und zwei Neffen von mir auch Neurodermitis haben. Meine Schwester hat sogar jetzt noch, im Alter von dreißig Jahren, Neurodermitis bekommen.

Mit Pflegesalben und »Notcortison« halte ich mich zur Zeit über Wasser. Erscheinungsfreie Intervalle kenne ich nicht mehr, höchstens kurzfristige Linderung.

Seit einem halben Jahr bin ich bei einem Heilpraktiker in Behandlung. Drei Monate lang bekam ich von ihm eine ganze Serie homöopathischer Tropfen. Leider ist diese Behandlung fehlgeschlagen, sie hat mir überhaupt nicht geholfen. Mittlerweile bekomme ich andere Tropfen, die zunächst die übliche Hautverschlimmerung bewirkt haben. Langsam wird es wieder etwas besser. Das Gift muß halt zuerst einmal über die Haut aus dem Körper herauskommen. Ich nehme diese zweite Serie allerdings erst seit zwei Wochen.

Meine Ernährung habe ich auch umgestellt. Ich esse keinen weißen Zucker und kein weißes Mehl mehr, außerdem kaum mehr Fleisch, insbesondere kein

Schweinefleisch. Durch die Ernährungsumstellung habe ich jedoch bisher noch keine Veränderung bzw. Besserung der Haut verspürt.

Was ich immer wieder beobachtet habe, ist, daß ich auf Streßsituationen sehr stark mit der Haut reagiere. Daraufhin hat mir mein derzeitiger Hautarzt einen Kurs »Autogenes Training für Neurodermitiker« angeboten, an dem ich teilgenommen habe. Wir waren insgesamt sechs Patienten/innen. Die Gruppe ging allerdings über das Autogene Training nicht hinaus. Alle Teilnehmer/innen waren sehr verschlossen, einschließlich mir. Problembezogene Gruppengesprächsversuche von seiten des Hautarztes schlugen fehl. Jeder blieb für sich und wollte nach dem Training die Praxis so schnell wie möglich wieder verlassen.

Manchmal gelingt es mir heute, mit den Erfahrungen dieses Kurses schlimme Kratzschübe durch Autogenes Training abzufangen. Ich werde dadurch innerlich ruhiger. Leider bin ich nicht konsequent genug im Üben, ich sollte es viel regelmäßiger tun.

Jetzt im Sommer belastet mich die Haut besonders stark. Den Körper bedecke ich so gut es geht, es reicht schon, wenn man die Neurodermitis im Gesicht so sehr sieht. Das Aussehen der Haut, der optische Eindruck ist schon schlimm, viel schlimmer allerdings empfinde ich diesen elenden Juckreiz, der damit verbunden ist. Er ist oft so schlimm für mich, am ganzen Körper, daß ich ihn vom Schmerz nicht mehr zu unterscheiden weiß. Am schlimmsten ist der Juckreiz in der Nacht. Oft werde ich einige Zeit nach dem Einschlafen wieder wach, beginne zu kratzen und kann nicht mehr damit aufhören.

In meinen Aktivitäten fühle ich mich durch die Neurodermitis sehr eingeschränkt und behindert. Ich bringe gerade noch die Kraft für mein Studium auf, ansonsten lebe ich sehr zurückgezogen. Freunde habe ich so gut wie keine. Wenn mal ein Anstoß von Studienkollegen kommt, kann ich hin und wieder etwas mitmachen. Ich selber bringe keine Initiative und Energie für irgendwelche Unternehmungen auf. Oft bin ich regelrecht apathisch, ohne jeglichen Auftrieb, vor allem, wenn ich morgens schon mit verquollenen Augen wach werde, die ich kaum aufkriege, da sie so verklebt sind. Wenn ich die Krankheit nicht hätte, wäre ich, glaube ich, ein ziemlich lebenslustiger Mensch, was ich jetzt wahrlich nicht von mir behaupten kann.

Mein Studium neigt sich dem Ende. Es stehen noch einige Prüfungen bevor, denen ich mich in meinem jetzigen Zustand einfach nicht gewachsen fühle. Ich sitze vor meinen Büchern, kann mich nicht konzentrieren, spüre den Zeitdruck, da ich kein Stipendium mehr bekomme, es juckt, ich kratze, und ein Kreislauf beginnt, den ich einfach im Moment nicht durchbrechen kann.

Dieses Jahr werde ich erstmals zu einer Klimatherapie in eine Klinik an die Nordsee fahren. Ich weiß von England, daß mir das Meerklima gut tut, und setze große Hoffnungen in diese Zeit. Ich glaube, daß ich danach auch wieder in der Lage sein werde, die restlichen Forderungen meines Studiums zu erfüllen.

3 Protokolle von Gruppensitzungen einer Selbsterfahrungsgruppe

In einer dermatologischen Klinik in der Schweiz mit fünf an Neurodermitis erkrankten Teilnehmern/innen durchgeführt: Brigitte, Friederike, Gabriele, Peter und Wolfgang

Gruppensitzung 1

Mit einem schlechten Hautzustand verliebe ich mich nicht

Anfangs lange Diskussion über zuverlässige Anwesenheit und Pünktlichkeit. Manche Gruppenteilnehmer/innen hetzen sich ab und nehmen die Gruppe sehr ernst, andere kommen und gehen, wie es ihnen gerade paßt. Es werden Regeln aufgestellt, daß, wer sich für die Gruppe entschieden hat, wirklich nur bei ganz triftigen Gründen, und dann entschuldigt, fehlen kann.

Brigitte: Ich habe mich gestern von 9.00 Uhr in der früh bis 22.00 Uhr abends rund um die Uhr gehetzt. Heute morgen ging es mir dadurch sehr schlecht, ich habe deswegen ein ganz schlechtes Gewissen. Heute merke ich, daß ich mich gestern einfach übernommen habe. Ich denke, daß mir das, was ich gestern gemacht habe, zu Hause auch ziemlich häufig bei der Arbeit passiert. Meine Arbeitszeit ist dreimal wöchentlich von 11.00 Uhr bis 21.00 Uhr, also auch zehn Stunden.
Friederike: Wie hast Du Dich denn gestern dabei gefühlt?
Brigitte: Es ging mir eigentlich sehr gut, ich lief auf Hochtouren, fühlte mich bestens, alles lief so ungeplant, so spontan. Allerdings durfte ich mir auch keine Pause gönnen, damit ich nicht anfange zu kratzen.
Was für mich jetzt wichtig wäre ist, einen Weg zu finden, wie ich in meinem alltäglichen Arbeitsrhythmus zwischendurch mal zur Ruhe kommen kann. Ich muß an diesen Tagen zehn Stunden arbeiten, aber ich muß für mich einen Modus finden, der mich nicht so verbraucht, daß ich mich anschließend nur noch durch Kratzen entspannen kann.
Therapeut: Hast Du gestern nicht gekratzt?
Brigitte: Ich bin ja gar nicht dazu gekommen, weil ich den ganzen Tag auf Achse war.
Therapeut: Könntest Du mal erzählen, wie der gestrige Tag für Dich angefangen hat?
Brigitte: Mein Wecker klingelte um 7.30 Uhr. Dann hatte ich noch Zeit bis 8.00 Uhr. Es ist mir sehr schwer gefallen, aufzustehen, habe es immer noch eine

Minute herausgezögert. Aber ich schlafe hier auch permanent schlecht, das zehrt ganz schön an meinen Nerven.

Bin dann ziemlich knapp aufgestanden, habe gefrühstückt, anschließend war Visite. Dabei habe ich mich wieder ganz schön ärgern müssen über das leidige Medikamententhema. Der Oberarzt kam mit, es ging wieder um die Beipackzettel der Medikamente, die man hier einfach nicht bekommt. Wir sind schließlich mündige Patienten, die seit Jahren Medikamente bekommen. Wenn ich hier ein neues Präparat ausprobieren soll, dann will ich einfach wissen, um was es sich handelt.

Längere Diskussion und Verärgerung über das Vorenthalten der Medikamentenbeipackzettel, mit dem jedes Gruppenmitglied seine Erfahrungen hat.

Therapeut: Mich würden Deine Gefühle dazu interessieren. Wie ging es Dir bei diesen ganzen Vorgängen?

Brigitte: Durch das schöne Wetter und das Vorhaben mit der Tagestour hat mich das alles nicht so berührt. Meine Stimmung war gut. Auch als ich dann draußen war. Ich habe es sehr genießen können, einfach da zu sein, mich frei zu fühlen. Das ging bis 16.00 Uhr, dann fing die eigentliche Hetze an. Aber der Motor lief weiter, ich habe gar nicht registriert, daß ich nun eine Ruhepause gebraucht hätte. Ich war völlig überdreht. Hier eine Einzeltherapiestunde, dann Abendessen und nachher noch eine Verabredung. Erst im Bett habe ich meine Erschöpfung gespürt und natürlich sehr viel gekratzt.

Therapeut: Welche Gedanken sind Dir gekommen?

Brigitte: Was mich am meisten bedrückt und beschäftigt hat, war, daß ich da allein im Bett liege, daß mein Freund mir sehr fehlt und mein Zärtlichkeitsbedürfnis immer stärker wird. Es geht mir einfach sehr ab, daß jemand da ist, der mir den Rücken streichelt usw. Das ganze Hin und Her und die Eingrenzung in dieser Beziehung ging mir durch den Kopf, aber vor allem diese Sehnsucht nach Zärtlichkeit.

Brigitte ist sehr betroffen und weint.

Therapeut: Wie war die Stimmung?

Brigitte: Ich war sehr unruhig, habe mich nur im Bett herumgewälzt und wenig und schlecht geschlafen. Heute wollte ich wieder eine Tagestour mitmachen, aber ich war völlig ausgelaugt. Ich habe gekratzt und bis mittags geschlafen. Jetzt habe ich Schuldgefühle und bin enttäuscht, wie ich mit mir umgegangen bin.

Fast alle können das sehr gut nachvollziehen und kennen es auch, die Sprache des Körpers nicht zu beachten und auf die Überforderung mit Kratzen zu reagieren. Es wird überlegt, wie jeder einzelne ein besseres Gespür für seine eigenen Kräfte und Grenzen bekommen kann. Die Gruppe einigt sich darauf, sich mehrmals täglich für mindestens zehn Minuten Zeit zu nehmen, den Körper zu spüren und zu sehen, was er gerade braucht.

Gabriele: Wenn ich meine Kräfte überschreite, habe ich auch oft das Gefühl, ich werde dafür bestraft. Am nächsten Tag bekomme ich die Quittung dafür.

Brigitte: Mir geht es auch so, gerade heute habe ich es so erlebt. Es ist, als dürfe es mir hier nicht gut gehen. Diese Extreme machen mich ganz fertig. Aber wir können doch nicht unter einer Glasglocke leben.

Therapeut: Wäre nicht der Mittelweg eine Möglichkeit?

Brigitte: Aber wie sieht der aus?

Friederike: Wichtig ist es wohl, den Punkt so früh zu finden, daß die erste Entspannung nicht in Kratzen ausartet. Den kann allerdings jeder nur für sich selbst entdecken.

Brigitte: Aber es macht ja gerade so viel Spaß, seine Energien zu spüren. Ich bin nun mal eine Power-Frau.

Friederike: Es ist ganz klar, wenn man oben ist und wach und leistungsfähig, dann fühlt man sich wohl, dann ist der Adrenalinspiegel auch am höchsten. Aber wenn er abfällt, kommt die Erschöpfung und die Kratzkrise, und in dem Moment können wir uns nicht mehr hinsetzen und sagen »ich bin ruhig und entspannt«. Dieser Zeitpunkt ist zu spät. An den Gesunden, die sich dann ruhig umdrehen und einschlafen, können wir uns nicht messen, so schön es auch wäre. Hier in der ruhigen Zeit sollten wir üben, ein Gefühl für uns zu bekommen, das wir dann in unseren Arbeitsalltag übertragen können. Wir sollten das bis zur nächsten Gruppensitzung mal ausprobieren, setzen uns alle zwei Stunden für zehn Minuten hin und konzentrieren uns auf unseren Körper. Am besten wäre es noch aufzuschreiben, wie es uns dabei geht – bewußt versuchen, den eingefahrenen Kreislauf zu durchbrechen. Veränderung geht nur über das Bewußtsein.

Gabriele: Und wenn ich mich gestreßt fühle, auch versuchen herauszufinden, wodurch ich mich gestreßt fühle.

Therapeut: Welche Gefühle da sind, welche Gedanken aufsteigen.

Friederike: Für mich ist es auch ganz wichtig zu sehen, wo mache ich mir Druck und wie mache ich ihn mir. Ich kenne viele Neurodermitiker, die sich sehr unter Druck setzen. Mir kommt es oft so vor, als sei die Krankheit ein einziger Druck, der sich über die Haut einen Ausweg sucht.

Die Gruppe spricht lange über Juckreiz, Kratzen und die verschiedenen Zusammenhänge, Nervosität, Automatismen, Gewöhnung.

Friederike: Mir kommt es wirklich oft vor wie eine Sucht. Als ich gestern wieder mein Cortison bekam, fühlte ich mich wie eine Alkoholikerin, die wieder zur Flasche greift, damit die Beschwerden wieder einmal für zwei Tage unterdrückt werden. Einerseits das Kratzen als Sucht, andererseits der Griff zum Cortison statt zur Flasche.

Gabriele: Ich finde diese Gewohnheit auch so schlimm. Vor allem dieses Bedürfnis zu kratzen, obwohl es mich manchmal gar nicht juckt. Ich komme ins Zimmer und kratze.

Therapeut: Das ist schon ziemlich ausgeprägt und konditioniert.

Gabriele: Das erschreckt mich ja häufig so. Ich komme nach Hause und auf der Treppe halte ich es schon fast nicht mehr aus. Dann muß ich mich erst einmal eine Runde kratzen. Es ist fast wie eine Pflichtübung. Ich fange an, steigere mich immer mehr hinein; manchmal glaube ich, fertig zu sein, und dann fällt mir ein, daß ich die Füße noch gar nicht habe usw. usw.

Peter: Beim Ausziehen und Temperaturwechsel in die Zimmerwärme ist der Juckreiz bei mir auch am schlimmsten. Ich reiße mich allerdings tagsüber immer sehr zusammen. Am meisten kratze ich nachts im Schlaf.

Therapeut: Wenn Ihr das so schön gelernt habt, könnt Ihr doch auch was anderes lernen. Was könnte man anderes tun als zu kratzen?

Friederike: Streicheln.

Gabriele: Das habe ich schon mal versucht. Dann streichele ich leicht, dann fest, und es wird schneller und fester und artet doch wieder in eine Kratzorgie aus.

Zustimmendes Lachen der Gruppe, das hatten andere auch schon versucht.

Friederike: Aber das ist nur so, weil es eingefahren ist.

Therapeut: Dir möchte ich noch sagen, Gabriele, daß Du durch die Fantasie im Treppenhaus vor dem Heimkommen, wenn Du schon an das Kratzen denkst, den Effekt noch verstärkst. Du könntest auch was anderes denken, zum Beispiel, daß Du zunächst erst einmal ruhig sitzt oder etwas trinkst.

Wolfgang: Aber da hat doch jeder etwas im Kopf, wenn er nach Hause kommt. Der eine denkt ans Kratzen, der andere an seine Zigarette, ans Essen usw. Es ist immer irgendwie mit Lust verbunden, oft irgendeine Form der Entspannung.

Friederike: Es wäre gut, einen adäquaten Ersatz zu finden. Es sollte irgendetwas mit den Händen sein, Klavierspielen oder ähnliches.

Therapeut: Aber wenn man Lustgewinn sucht, dann hat man zuwenig Lust in sich. Könnte man die Lust auch anders spüren?

Friederike: Das ist vielleicht der Punkt zu lernen, daß das Ruhigsein zum Lustempfinden wird. Dann denken wir gar nicht mehr ans Kratzen.

Therapeut: Wie ist das, wenn man verliebt ist, wie ist das dann mit dem Kratzen?

Gabriele: Oh, ist das lange her.

Friederike: Mit einem schlechten Hautzustand verliebe ich mich nicht, die Erfahrung habe ich gemacht. Da ist viel zuviel Angst vor dem Neuen da. Wie verstecke ich mich am besten, werde ich akzeptiert? Immer alles erklären zu müssen, das ist mir dann einfach zuviel. Ich bin viel zuviel mit mir selbst beschäftigt und kann so viel Nähe auch gar nicht zulassen oder aushalten, obwohl ich sie auf der anderen Seite natürlich auch sehr vermisse und brauche. Dafür ist zunächst eine Vertrauensbasis notwendig.

Therapeut: Aber gibt es da einen Zusammenhang, hat das jemand beobachtet? Verliebtsein ist doch ein positives Gefühl, ein Lustgefühl.

Wolfgang: Ja, ich kann das bestätigen. Ich habe mich im letzten Herbst verliebt, ich habe auf jeden Fall weniger gekratzt.

Friederike: Ging es Dir schon gut, als Du Dich verliebt hast, oder ging es Dir gut, weil Du Dich verliebt hast?

Wolfgang: Natürlich ist es eine Wechselwirkung, wie Du eben auch gesagt hast. Wenn ich mich sehr schlecht fühle, lerne ich viel schwerer jemand kennen oder habe auch gar keine Lust dazu. Als ich mich verliebt habe, war ich an einem Punkt, wo es mir schon etwas besser ging, was sich dadurch noch mehr steigern konnte.

Es werden weitere Ersatzlösungen fürs Kratzen gesucht, es wird z. B. vom Essen gesprochen oder von anderen Ablenkungen, die allerdings immer nur als Ablenkungsmanöver erlebt werden. Nach dieser Ablenkung wird dann doch gekratzt.

Friederike: Was könnte anschließend die nächste, die andere Lust sein? Das ist glaube ich wirklich die Lösung, nämlich zu lernen, die Ruhe als Lust zu empfinden. Und natürlich den Zugang zum Körper zu suchen, ein positives Gefühl zum Körper zu entwickeln.

Der Therapeut schlägt vor, das nächste Mal eine kombinierte Chakra-Visualisierungsmeditation anzubieten, wofür die Gruppe sich einstimmig entscheidet. (*Anmerkung der Verfasserin:* Dabei geht es darum, sich der sieben Energiezentren (Chakren) im eigenen Körper, vom Steißbein bis zum Scheitel, bewußt zu werden und durch die Entspannung von Körper und Seele Kontakt zu sich selbst zu bekommen, um so positive und lebensbejahende Kräfte zur Selbstheilung zu mobilisieren.)

Ende der Gruppensitzung

Gruppensitzung 2

Goldenes Licht durchströmt meine Haut

Therapeut: Wollen wir zuerst einmal austauschen, was wir das letzte Mal besprochen haben. Welche Erfahrungen habt Ihr mit den Ruhepausen gemacht?

Gabriele: Bei mir war es überhaupt nicht konkret genug, um etwas aufzuschreiben.

Therapeut: Hast Du nichts wahrgenommen?

Gabriele: Ich habe in den letzten Tagen gespürt, daß ich in bestimmten Situationen gehen muß, daß ich zum Beispiel nach dem Essen gehen muß, um Autogenes Training zu machen. Das war ein Gefühl von innen heraus, daß ich das jetzt brauche, damit ich nicht zu unruhig werde. Im Körper habe ich nicht viel wahrgenommen, aber ich habe ein Gespür dafür entwickelt, wann ich eine Phase der Entspannung brauche.

Therapeut: Wie ging es den anderen?

Brigitte: Ich habe auch nichts aufgeschrieben. Ich habe gemerkt, wie unmöglich mir das momentan ist, mich auch nur zehn Minuten hinzusetzen. Was ich vor allem gespürt habe in den letzten drei Tagen, ist, mit welcher Angst ich mich vorwärtsjage, mit der Angst, gesundheitlich wieder abzurutschen.

Peter: Ich habe bei der ersten Entspannung eine innere Unruhe im Bauch und starkes Herzklopfen verspürt.

Therapeut: Kennst Du das auch sonst?

Peter: Nein, ich habe es das erste Mal wahrgenommen. Ich habe dann gelesen, um mich abzulenken. Als ich später noch einmal versuchte, mich zu entspannen, war die Unruhe im Bauch zwar noch da, aber langsam konnte ich ganz gut loslassen, ich bin anschließend sogar eingeschlafen. Als am Nachmittag beim Spaziergang dieses Herzklopfen wiederkam, konnte ich es durch eine bestimmte Atemtechnik gleich beheben. Das war eine ganz tolle Erfahrung, ein sehr zufriedenes Gefühl, ich war ganz entspannt.

Therapeut: Hat das Herzklopfen mit Angst zu tun?

Peter: Es ist ein gefangenes Gefühl, wie Blei im Bauch und ein eingefallener Brustkorb.

Peter bekommt noch viel feed-back von der Gruppe, daß er sich so gut einlassen würde, er viel offener geworden sei und sein Gesichtsausdruck sich verändert habe.

Die allgemeinen Gruppenerfahrungen bei der Hausaufgabe tendierten eher dahin, daß es sehr schwer ist, mit der unruhigen Haut innere Ruhe zu finden. Den meisten gelang es nur kurzzeitig, zur Ruhe zu kommen, es wurde mehr Anspannung als Entspannung wahrgenommen.

Friederike: Mir ist oft so, als stünde jemand mit der Peitsche hinter mir, als dürfe ich gar nicht richtig zur Ruhe kommen – vor allem, wenn ich es allein versuche, in der Gruppe ist es oft besser. Ich wünsche mir nichts sehnlicher als Ruhe, und wenn ich sie endlich haben könnte, spüre ich die Unruhe noch deutlicher.

Es folgt die angekündigte Entspannungsübung und Visualisierung:

▷ Augen schließen, Unterkiefer lockern, Unterlage wahrnehmen, sich der Unterlage anvertrauen, sich tragen lassen. Zunächst Autogenes Training, Entspannung durch den ganzen Körper.

▷ Konzentration auf die Brust, die Atmung, das Herzchakra.

▷ Da ist mein Zentrum. Ich stelle mir bildlich vor, daß sich in meiner Brust eine Knospe zu einer Blüte, zu einer Blume öffnet. Die zarten Blütenblätter breiten sich mehr und mehr aus. Die Knospe wird zu einer schönen, wohlduftenden Blume. Die Blütenblätter sind weit offen und in drehender Bewegung. Die Mitte meiner Brust wird immer belebter, wird durchströmt von jener süßen Energie der Blüte. Ich atme durch die Nase ein und durch die Brust aus; durch die Nase ein- und durch die Brust ausatmen . . .

▷ Nun strömen aus meinem Herzchakra die Liebe und Lebensenergie durch meine Arme, durch die Ober- und Unterarme, die Hände bis in die Fingerspitzen, die Oberarme, Unterarme, Hände bis in die Fingerspitzen. Gleichzeitig strömt diese Energie durch die Haut hindurch, durch alle Poren der ganzen Hautfläche, durch Arme und Hände . . . Vielleicht sind einige Hautstellen besser belebt und durchströmt als andere. In die schwächer belebten Stellen fließt nun mehr Energie hinein, in die schwächer belebten Stellen fließt mehr Energie hinein.

▷ Ich konzentriere mich wieder auf die Mitte meiner Brust und lasse aus der unversiegbaren Quelle des Herzchakra weitere Lebensenergie in die Gesichtshaut und die Kopfhaut fließen. Vom Herzchakra Energie in die ganze Gesichtshaut, weiter in die Kopfhaut, bis zum Nacken . . . Die Haut wird durchströmt und bleibt angenehm kühl. Weiter strömt die Energie aus dem Herzchakra in die Haut der ganzen Brustgegend, des Leibes und des Rückens. Die ganze Hautfläche der Brust, des Leibes und des Rückens von oben bis zum Kreuz. So wird die Haut des ganzen Oberkörpers voll belebt, wird weich und elastisch. Die schwächer belebten Stellen bekommen mehr und mehr Energie. Die ganze Hautfläche des Oberkörpers ist durchströmt, warm und elastisch. Ich atme durch die Nase ein und durch die Mitte meiner Brust aus. Durch die Nase ein-, durch die Brust ausatmen, ein- und ausatmen.

▷ Ich leite nun die Lebensenergie vom Herzchakra in die Beine herab. Zunächst in das rechte Bein, in den rechten Oberschenkel und in die Haut des Oberschenkels; in die ganze Hautfläche des Ober- und Unterschenkels bis in den Fuß hinein. Der ganze Fuß und seine Haut werden durchströmt, die ganze Hautfläche des rechten Beines wird durchströmt von Energie. Die kranken Hautstellen bekommen mehr Energie. Nun lasse ich die Energie in das linke Bein hineinfließen, die Haut des Oberschenkels, des Unterschenkels bis in den Fuß hinein. Oberschenkel, Unterschenkel, Fuß, die Hautfläche des ganzen linken Beines wird durchströmt und belebt. Die schwächer belebten Stellen bekommen mehr Energie. Beide Beine sind durchströmt von Chakraenergie.

▷ Ich spüre, wie die ganze Hautfläche meines Körpers mit Lebensenergie durchströmt wird. Die ganze Hautfläche ist belebt und geschmeidig. Die ganze Hautfläche meines Körpers läßt sich auftanken mit Lebensenergie ... Die zum Leben und Lieben ermunterte Haut ist weich und elastisch und lebhaft. Sie gibt Lebenskraft nach außen an die Menschen und die Welt ab, dann kann sie neue Kraft schöpfen. Die Haut gibt ab und nimmt auf. Der Austausch ist lebende Haut. Auf meinen ganzen Körper, die Haut meines ganzen Körpers strömt von oben ein goldenes Licht herab, auf den ganzen Körper strömt ein goldenes Licht herab. Ich werde von diesem goldenen Licht übergossen, von ihm durchströmt und erfüllt. Goldenes Licht durchströmt meine Haut.

▷ Beide Energien, die des Herzchakra und des goldenen Lichts begegnen und vereinen sich in meiner Brust. So wird die ganze Hautfläche meines Körpers noch mehr belebt und angeregt. Beide Energien, die des goldenen Lichts und des Herzchakras, begegnen sich in meiner Haut. Die ganze Hautfläche meines Körpers wird so belebt und aktiviert.

▷ Ich genieße die Ruhe und Entspannung.

▷ Nun trenne ich mich langsam von den Bildern meiner Fantasien und lasse die Bilder verschwinden. Ich denke langsam daran, zurück in den Raum, in die Wirklichkeit zu kommen, denke daran zurückzukommen, zurückzunehmen.

▷ Ich nehme jetzt langsam zurück, balle die Hände zu Fäusten, strecke mich, gähne, öffne die Augen und atme ein paar Mal tief ein und aus.

Therapeut: Wie ist es Euch ergangen?
Brigitte: Mir war sehr kalt, ich konnte zwar entspannen, aber mir war die ganze Zeit kalt.
Therapeut: Hast Du ein Bild produzieren können, eine Blume?
Brigitte: Ja, eine Heckenrose, ganz deutlich. Sie hat sich auch geöffnet und gedreht, aber an die Farbe kann ich mich nicht erinnern.
Therapeut: Wie war es bei den anderen?
Wolfgang: Ich hatte am Anfang Probleme, mir vorzustellen, daß der Atem aus dem Brustkorb wieder austrat. Ich bin ganz durcheinander gekommen. Es klappte erst dann, als die Blume kam. Es war eine ziemlich große Blume mit weißen Blüten, der Stempel war gelb. Mit der Blume ist es mir dann gelungen auszuatmen. Sie war ja ziemlich groß und verschaffte mir Platz. Aber dann kam

plötzlich eine Hummel. Ich wußte nicht, will die jetzt was Böses oder nicht. Sie hat nichts Böses gemacht, aber sie kam an und wollte etwas Honig lecken. Sie hat wirklich nichts gemacht, trotzdem hatte ich immer Angst davor, daß etwas passieren könnte. Dann war das Bild plötzlich weg.

Friederike: Das Bild mit der Hummel paßt gut zu Dir. Mir fällt auch immer wieder auf, daß Du sehr mißtrauisch bist und Angst davor hast, man könnte Dir was Böses wollen.

Therapeut: Eigentlich gehört die Hummel zur Blüte dazu. Wie kommt es, daß Du sie als Gefahr erlebst?

Wolfgang: Es war so ein Mittelding. Zuerst habe ich mich gewundert, daß sie ankam mit ihrem dicken Pelz, dann habe ich gedacht, wo ist denn jetzt der Stachel. Aber der Stachel kam nicht, also war sie nur da.

Therapeut: Konntest Du dann akzeptieren, daß sie da war, konntest Du die Energie in die Arme weiterleiten?

Wolfgang: Ja, das ging ganz gut. Am meisten habe ich die Energie in den Beinen gespürt. Als die Konzentration dann zum Kopf hin ging, kam so der Gedanke, ob jetzt auch ein Horror kommen könnte. Die Hummel war halt immer wieder in meinem Gedankenfeld, auch wenn sie mir nichts getan hat.

Therapeut: Also, Du hast grundsätzlich immer ein bißchen Angst gehabt, was könnte mit mir passieren. Wenn diese Visualisierungen für Dich relativ neu sind, kann ich mir das schon vorstellen.

Wolfgang: Die Arme konnte ich am Anfang nicht so gut entspannen. Ich muß dazu sagen, daß sich die Neurodermitis im Moment hauptsächlich auf die Arme beschränkt. Als dann die Übung mit dem goldenen Licht kam, hat sich allerdings was verändert. Zuerst habe ich gemeint, daß es juckt, aber dann habe ich gemerkt, daß es die bessere Durchblutung ist, die ich da spüre.

Friederike: Du hast Dich ja wirklich gut einlassen können.

Therapeut: Kam das nur bei der Übung mit dem goldenen Licht?

Wolfgang: Ja.

Therapeut: Und wie ging es Dir, als die schwächer belebten Stellen angesprochen wurden? Hast Du sie wahrnehmen können?

Wolfgang: Nein, es war nicht speziell auf die Stellen bezogen, es war einfach nur so ein gutes Gefühl in den Armen und insgesamt ein wohliges Körper- und Hautgefühl.

Therapeut: Wie war es bei den anderen?

Gabriele: Meine Arme waren ganz schwer, ich konnte nur nicht unterscheiden, ob sie kalt oder warm waren. Zuerst war mir die Matte zu eng. Die Entspannung hat sich dann jedoch von selber eingestellt. Die Beine sind nicht schwer geworden, aber die Füße sind ganz entspannt auseinandergefallen. Das Herzchakra habe ich sofort ganz deutlich gespürt, vor allem beim Einatmen wurde es ganz warm und wohlig. Die Ausatmung war etwas schwieriger, aber ich habe es nicht so wichtig genommen. Ich hätte insgesamt mehr Zeit gebraucht. Die Blume war wie eine graue Federzeichnung. Was es genau für eine Blüte war, weiß ich nicht. Ich erinnere eine Knospe, die sich zunächst nur wenig geöffnet hat. Ich suchte dann krampfhaft nach irgendwelchen Farben, die ich aber nicht fand. Die Ausbreitung ging ganz gut, mir ging es nur immer zu schnell. Habe Schultern und Arme gespürt, aber nicht als Schwere, sondern als Prickeln auf der Haut. Rücken und Kopf waren für mich ganz schwer zu entspannen. Auch hier hätte ich wesentlich mehr Zeit gebraucht.

Insgesamt fand ich es sehr schön und entspannend, ich würde es gerne noch einmal machen.

Wolfgang: Wie hast Du es mit dem Licht erlebt?

Gabriele: Das kam wie eine Dusche, hat aber nur wenig von meinem Körper berührt. Auch da hätte ich mehr Zeit gebraucht.

Therapeut: Wie war es bei Dir, Friederike?

Friederike: Ich konnte mich nur bis zur Blume konzentrieren, dann wurde mir kalt. Ich war nervös, die Haut wurde unruhig. In den Beinen spürte ich eine Anspannung, eigentlich hätte ich dann aufstehen müssen. Hungergefühle kamen auf, ich war zu sehr in der Realität. Aber bis zur Blume ging es mir ganz gut.

Therapeut: Hast Du eine Blume gesehen?

Friederike: Es war wohl mehr assoziativ, aber ganz kurz habe ich sie auch gesehen, eine blaßrosa Lotosblüte. Kurz habe ich mich darüber gefreut, aber dann war ich auch schon wieder draußen.

Therapeut: Und dann hast du praktisch aufgehört, nicht weiter gemacht?

Friederike: Ich habe schon weiter gehört, daß sie sich dreht, und auch versucht, das goldene Licht zu spüren, aber es hat nicht funktioniert. Meine Hände sind eingeschlafen, dann kamen die Kälte und die anderen Störfaktoren. Ich bin einfach nicht weiter hereingekommen.

Therapeut: Ist das allgemein so, daß Du Mühe hast zu entspannen, oder war das nur heute so?

Friederike: Das ist ganz unterschiedlich, aber wenn die Kälte hinzukommt, ist es ziemlich schwer. Und die fürchterliche Unruhe in den Beinen, diese gestaute Energie. Wenn das kommt, ist es aus, dann muß ich meine ganze Kraft dafür verwenden, überhaupt sitzen zu bleiben.

Nach einer Schlußrunde Ende der Gruppensitzung.

Gruppensitzung 3

Da liegt sie nun, meine alte Haut

Beginn wieder mit einer Entspannungsübung. Entspannung durch den Körper wie bei Gruppensitzung 2, um innerlich und auf der Haut zur Ruhe zu kommen. Die Konzentration liegt heute auf den sieben Chakren . . .

. . . Nun wende Dich der nächsten Übung zu:

Stelle Dir vor, Du baust eine große Blase, eine Hülle um Dich herum, eine Hülle aus elastischem Material. Diese Hülle hüllt Deinen ganzen Körper im Abstand von zwanzig bis dreißig Zentimetern ein. Dein ganzer Körper wird umhüllt. In der Bauchgegend ist der Abstand etwas größer. Schau Dir diese Hülle, diese Kugel an, baue sie auf, auch um den Kopf herum, auch am Rücken, am ganzen hinteren Körper, Rücken, Gesäß, Beine, bis zu den Füßen. Um Deinen ganzen Körper, hinten und vorne besteht nun eine große Hülle, eine Blase. Diese Hülle besteht um den ganzen Körper herum, sie ist vollständig geschlossen. Du fühlst Dich in dieser Blase sicher. Niemand kann zu Dir ohne Deinen Willen, niemand kann ohne Deinen Willen diese Blase durchdringen. Diese Hülle ist lebendig, sie ermöglicht Dir Austausch mit der Umwelt. Du kannst zulassen, daß etwas zu Dir kommt, genauso, daß etwas von Dir an die Umwelt geht. Du kannst entscheiden, was hinein- und was hinausgeht. Du fühlst Dich sicher in dieser Hülle, Du entscheidest, was hinein- und was hinausgeht.

Nun konzentriere Dich auf Dein Herz. Du spürst Deinen Herzschlag und Deinen Puls. Du nimmst Deinen Herzschlag und Deinen Puls wahr, und im Rhythmus des Pulses pulsiert auch das Leben durch diese Hülle. Der Pulsschlag bestimmt das Leben, daß es durch die Hülle hinaus- und wieder hereinkommt. Der Pulsschlag bestimmt den Rhythmus, das Leben kommt herein und geht wieder hinaus. Die Hülle pulsiert mit. Du nimmst deutlich wahr, die Hülle bietet Dir Schutz und ermöglicht Dir Öffnung. Du spürst, Du kannst Dich öffnen, ohne auf Deine Bedürfnisse zu verzichten. Du hast die Möglichkeit, Dich zu schützen und Dich zu öffnen. Mit jedem Pulsschlag geht Energie durch die Hülle hindurch nach außen und wieder nach innen.

Nun nimm langsam Abstand von der Hülle, behalte ihre positiven Eigenschaften, aber nimm immer mehr Abstand und denke daran zurückzunehmen. Komm langsam immer mehr in den Raum zurück, denke immer klarer ans Zurücknehmen.

Nimm zurück, balle Deine Hände zu Fäusten, fest anziehen, Arme anwinkeln, tief durchatmen, tief atmen, Augen öffnen und strecken.

Austausch in der Gruppe über die Übung.

Therapeut: Wie ist es Dir ergangen, Wolfgang?

Wolfgang: Schwere, Wärme und Entspannung gingen ganz gut, aber das mit dem Schutzschild ... Ich wußte nicht so genau, ist das nun eine Elefantenhaut, eine Kruste, ein faradayscher Käfig oder eine elastische Hülle?

Therapeut: Du hast Dich für kein Material entscheiden können?

Wolfgang: Nein, es kam zwar zwischendurch, aber dann ist es wieder verschwunden.

Therapeut: Heißt das, Du bist gar nicht zu diesem weiteren Funktionieren gekommen?

Wolfgang: Ja, richtig.

Therapeut: Und wie war es bei Dir, Peter?

Peter: Es ist eigentlich ganz gut gegangen.

Therapeut: Hast Du Dir etwas vorstellen können?

Peter: Über das Material habe ich mir keine Gedanken gemacht.

Therapeut: Aber war irgendetwas da, konntest Du nachvollziehen, was ich gesagt habe? Die Übung mit dem Pulsschlag, war sie möglich?

Peter: Dabei hat die Hülle sich geöffnet und geschlossen.

Therapeut: Wie war es bei Dir, Gabriele?

Gabriele: Ich bin ganz erstaunt, was Ihr alles erlebt habt. Ich habe nämlich geschlafen. Die Chakra-Übungen habe ich noch mitbekommen und dann bin ich weggesackt, habe nichts mehr gehört.

Therapeut: Wie ist es bei Dir gewesen, Brigitte?

Brigitte: Die Entspannung ging bei mir ganz gut. Die Hülle war so eine Art Fallschirm. Als Du sagtest, daß die Hülle geschlossen werden sollte, habe ich den Fallschirm unter mir so zusammengezogen, daß ich auch richtig drin war. Dann bin ich ähnlich hinweggeschlummert wie Gabriele, jedenfalls habe ich nur noch das Gemurmel Deiner Stimme wahrgenommen, den Sinn habe ich nicht mehr verstanden.

Therapeut: Wie war es bei Dir, Friederike?

Friederike: Ich konnte nicht gut abschalten, es kam noch so viel vom Tag hoch. Und eine Hülle wollte ich nicht, die hätte mich zu sehr eingeengt.

Therapeut: War es Dir unangenehm?

Friederike: Mir war heute ganz und gar nicht nach Hülle, obwohl ich mir das sonst ganz gut vorstellen kann. Geborgenheit finden in der Hülle. Gerade durch den Pulsschlag so eine Art Gebärmuttersituation erleben. Aber allein die Vorstellung war mir heute nicht möglich, ich hätte mich zu sehr eingeengt gefühlt.

Therapeut: Auch wenn Du Dir vorgestellt hättest, daß Du hinausgehen kannst? Die Hülle hatte ja auch einen Abstand zum Körper.

Friederike: Das stimmt schon, aber mir war einfach nicht nach Hülle zumute. Ich konnte mich nicht darauf einlassen.

Therapeut: Wahrscheinlich befindest du Dich in einem Prozeß, der gerade umgekehrt läuft, das kann natürlich sein.

Wolfgang: So etwas Ähnliches habe ich auch kurz gedacht. Gerade als ich mit der Elefantenhaut anfing. Ich hatte Angst davor, daß kein Sauerstoff hinein und heraus kann.

Friederike: Eine Hülle kann wirklich etwas sehr Beschützendes haben, aber bei mir war das heute nicht möglich.

Therapeut: Es ist natürlich die Frage, ob Du spürst, daß es Deine Hülle ist, oder ob Du sie fremd erlebst. Gebärmutter wäre für mich eine fremde Hülle, so etwas kann einengen. Dagegen, wenn ich meine eigene Blase mache, dann ist das ein Teil von mir, ich kann bestimmen, ob ich sie haben will oder nicht. Und ich kann bestimmen, ob ich hindurchgehen will, ob ich mich zurückziehe oder nach außen richte.

Friederike: Ich glaube, ich hätte keine Luft mehr bekommen, egal wie die Hülle beschaffen gewesen wäre.

Therapeut: Auch wenn es eine ganz luftige Seidenblase gewesen wäre?

Friederike: Ja, ich weiß auch nicht, was das ist.

Therapeut: Auf jeden Fall das Gefühl, ich ersticke darin, ich bekomme keine Luft, keine Nahrung, es macht mich krank.

Friederike: Ja, und vor allem, es engt mich ein. Also ganz das Gegenteil von dem, was es bewirken sollte.

Therapeut: Siehst Du da einen Zusammenhang mit Dir?

Friederike: Ich überlege schon die ganze Zeit. Ich will ja sowieso momentan nur heraus aus meiner Haut, nur heraus. Ich will an die Luft, will meinen Körper in die Sonne halten können, will Luft, will wieder frei atmen können, die Enge, das Bedrängende, die Krankheit loswerden.

Therapeut: Du willst also eher die Blase sprengen.

Friederike: Da muß einfach was heraus! Ich spüre, da ist so viel alter, angestauter Mist in mir, unerledigte Dinge, psychischer Giftmüll, den ich loswerden will, bevor ich mir eine schöne Hülle bauen kann.

Therapeut: Würde das heißen, wenn Du Dir jetzt eine Hülle baust, dann ist das dieser alte Mist, der Dich umhüllt?

Friederike: Da ist noch zuviel da, daran ersticke ich, die Haut kann nicht mehr atmen, und das wird mir immer wieder klar.

Therapeut: Dann wäre es wohl sinnvoll, diesen Müll wegzuwerfen.

Friederike: Das wäre sicherlich der erste Schritt. Ich verstehe jetzt auch, warum mich das so unruhig gemacht hat.

Therapeut: Wie hat sich das geäußert?

Friederike: Vor allem wieder in den Beinen, dieser Energiestau in den Beinen, so ein diffuses Kribbeln. Ich habe mich sehr zwingen müssen, durchzuhalten, am liebsten wäre ich hinausgegangen.

Therapeut: Kannst Du Dir jetzt vorstellen, aus welchem Material Deine Hülle gewesen wäre?

Friederike: Gar nicht so leicht, aber irgendetwas, das platzt. Die Frage ist ganz schön bedrohlich für mich.

Therapeut: Welche Farbe könnte sie haben?

Friederike: Hell, auf jeden Fall hell.

Therapeut: Durchsichtig?

Friederike: Ja.

Therapeut: Und wie dick?

Friederike: Schon sehr dünn, so kurz vorm Platzen.

Therapeut: Und wenn es platzt?

Friederike: Oh wei! (lacht)

Therapeut: Laß doch platzen!

Friederike: Aber wie – einfach blobb?

Therapeut: Geht das so?

Friederike: Jetzt hab' ich es, die Hülle ist wie eine riesengroße Träne.

Therapeut: Ja, die hat eine gewisse Oberflächenspannung.

Friederike: Wie beim Wasser auch, und irgendwann platzt die Haut. Mir fällt auch noch eine Knallerbse ein. Als Kinder haben wir sie zertreten. Das gab ein leises Geräusch – pitsch.

Therapeut: Und wie fühlst Du Dich danach, wenn es – pitsch – gemacht hat, wie fühlt sich das an?

Friederike: Befreit!

Peter: Vor dem Knall bekommst Du keinen Schreck?

Friederike: Das ist nichts Lautes, ich habe nicht das Gefühl, daß es laut platzt. Aber es ist schon gewaltig.

Therapeut: Es donnert nicht, aber es ist doch gewaltig.

Friederike: Es ist eine Entladung.

Therapeut: Und dann bist Du frei, kannst wieder frei atmen.

Peter: Dann bist Du die Hülle los, mußt wieder eine neue aufbauen.

Friederike: Nein, da ist noch eine, ganz schutzlos bin ich nicht darunter.

Therapeut: Aber diese erste Hülle, die muß weg.

Friederike: Es ist ja doch eine da, jetzt bin ich ganz durcheinander gekommen.

Therapeut: Die äußere und die innere?

Friederike: Die innere ist ganz, ganz, ganz roh, ganz verletzlich, empfindlich. Da darf niemand so recht drankommen.

Therapeut: Also wäre es sinnvoll, die alte noch zu behalten?

Friederike: Das scheint noch ganz sinnvoll.

Therapeut: Aber gleichzeitig spürst Du genau, die wird bald fällig sein.

Friederike: Es wird allerhöchste Zeit. Ein alter Wunsch von mir ist, eine Schlange zu sein, mich häuten, befreien zu können.

Therapeut: Machst Du häufiger solche Imaginationen?

Friederike: Schlangen und Vögel kommen öfter bei mir vor.

Therapeut: Schlange und Vogel, die Schlange ist auf der Erde, der Vogel in der Luft. Das sind zwei Gegensätze.

Gabriele: Totale Gegensätze, das merke ich auch gerade. Der Vogel ist so leicht und kann sich in der Luft bewegen, die Schlange ist mehr erdverbunden.

102

Peter: Aber sie verkriecht sich auch leicht, ist giftig und schnappt leicht zu.

Therapeut: Hat die Schlange auch was mit der Hülle zu tun?

Friederike: Ja, mit dieser Hauthülle und der Möglichkeit, sich zu häuten.

Therapeut: Also Altes abzulegen und Neues wachsen zu lassen.

Friederike: Genau, und der Vogel verkörpert für mich die Freiheit, eben keine Hülle haben zu wollen, zu brauchen; frei, beweglich, ungebunden sein.

Gabriele: Das sind die Höhen und Tiefen mit unserer Haut. Ich denke da nur an heute morgen, wie ich mich kurz so frei gefühlt habe, beim Schlittschuhlaufen. Und danach kam wieder so ein »Kratzrappel«, ich wollte mich verkriechen und zusammenrollen.

Friederike: Ich sehe die Schlange allerdings auch positiv, da sie sich ja häuten kann.

Wolfgang: Weil dann die schöne, glatte, neue Haut kommt.

Friederike: Einfach so das Abstreifenkönnen und sagen, so, da liegt sie nun.

Therapeut: Da liegt sie nun, das ist meine alte Haut, ich fange neu an.

Befreites Atmen und Lachen in der Gruppe. Diese angenehme Vorstellung erleichtert alle. Es entsteht eine nachdenkliche Pause.

Therapeut: Eigentlich könnte man mit diesem Bild an sich arbeiten, sich diesen Prozeß bildhaft vorstellen, um eine Entwicklung zu fördern.

Friederike: Ich glaube auch, wenn ich das mal gelernt habe, gut zu visualisieren, dann könnte ich mir damit ganz gut helfen. Leider kann ich das noch nicht.

Therapeut: Aber Du kannst es Dir doch mit Deiner alltäglichen Fantasie vorstellen, Du hast doch jetzt Bilder gebracht.

Friederike: Ja, ich kann schon von Bildern erzählen, es ist jedoch mehr assoziativ, ich kann mich nicht so richtig hineinfallen lassen, das gelingt mir äußerst selten. Ich hoffe, ich lerne das noch einmal. Ich darf das nur nicht so unbedingt wollen, dann klappt es überhaupt nicht.

Therapeut: Du mußt es einfach immer wieder probieren, vielleicht mehr spielerisch, ohne große Erwartungen, ohne es zu forcieren.

Friederike: Ohne große Erwartungen, das ist sehr schwierig. Ich möchte es in Zukunft konsequenter durchführen, einfach regelmäßig und jedesmal wieder neugierig darangehen.

Therapeut: Das macht sehr viel aus, dieses ständige Wiederholen, immer wieder anfangen, relativ naiv, unbeschwert und spielerisch.

Friederike: Ich möchte mir die Zeit dafür nehmen.

Therapeut: Ich finde, mit der Zeit macht es auch Spaß.

Friederike: Vor allem, wenn Bilder da sind, was sich da jedes Mal entwickelt, das ist wirklich beeindruckend.

Therapeut: Man bringt das Denken weg, die Psyche kommt zum Vorschein.

Nach einer längeren Diskussion über Visualisierung und Loslassen Ende der Gruppensitzung.

Monika, 33 Jahre
(Partnerin eines Neurodermitikers)

Unsere Partnerschaft hat meinem Mann sehr geholfen

Als ich Gottfried vor sieben Jahren kennengelernt habe, war die Neurodermitis bei ihm besonders schlimm ausgeprägt. Seine damalige Freundin hatte ihn gerade verlassen, worunter er sehr litt. Das wirkte sich natürlich auch auf seine Haut sehr stark aus. Augen und Gesicht waren rot und voller Ausschlag. Der Hals war zerkratzt, die Arme und auch der Rücken in Mitleidenschaft gezogen. Im Gesicht aber war es am schlimmsten.

Optisch hat es mich überhaupt nicht beeinträchtigt, aber die Krankheit hat mich schon belastet. Ich war zuvor mit einem ganz gesunden Mann befreundet gewesen und hatte jetzt das Gefühl, ständig Rücksicht nehmen zu müssen. Das hat sich allerdings nicht bestätigt. Durch den schubweisen Verlauf der Krankheit ist sie mal mehr, mal weniger Thema zwischen uns. Wenn der Zustand schlechter ist, sprechen wir mehr darüber und suchen nach Möglichkeiten, die helfen könnten.

Von fremden Menschen kamen allerdings schon mal Fragen, ob Gottfried Fixer sei wegen der offenen Haut in den Armgelenken. Auch meine Mutter hat am Anfang ganz erschrocken reagiert, was ich überhaupt nicht verstehen kann. Unsere Freunde haben sich daran gewöhnt, sie gehen gut mit der Erkrankung um.

Da ich gelesen habe, daß Schweinefleisch für Neurodermitiker nicht gut ist, plädiere ich immer wieder für eine Umstellung der Ernährung. Mein Mann ist leider ein leidenschaftlicher Fleischesser. Er versucht aber auch selbst immer häufiger, Schweinefleisch wegzulassen. Ich wäre insgesamt mehr für Gemüse und Vollwertkost, da aber mein Mann der bessere Koch von uns beiden ist, fällt die Umstellung schwerer.

Wenn Gottfried sich aufregt, wenn er Sorgen hat oder wir uns mal streiten, habe ich immer wieder eine Verschlechterung der Haut festgestellt. Auch wenn etwas Unerwartetes passiert oder ich nicht zum angegebenen Zeitpunkt nach Hause komme, reagiert seine Haut.

Gottfried ist ein Mensch, der seinen Unmut sehr schlecht herauslassen kann. Er äußert zwar Freude, aber wenn er Schmerzen hat, ihn etwas drückt oder ärgert, sagt er überhaupt nichts. Ich sehe es ihm zwar an, aber er macht alles mit sich ab, ganz im Gegensatz zu mir. Ich kann schnell mal aggressiv werden und etwas abladen. Ich würde mir wünschen, daß Gottfried das auch könnte. Er kann auch nicht richtig streiten, das finde ich sehr schade. Wir reden zwar schon über Konflikte, aber die dazugehörigen Gefühle werden dann doch von ihm geschluckt. Gottfried muß schon als Kind sehr ruhig und besonnen gewesen sein, er hat sich nie mit anderen Kindern geprügelt. Jetzt, wo ich das weiß, versuche ich auch schon mal, ihn herauszufordern, ihm vor allem nicht immer recht zu geben.

Mein Mann ist überhaupt sehr diszipliniert. Gerade im Urlaub ist mir das wieder aufgefallen. Wir waren zu viert unterwegs und wir Gesunden haben über alles mögliche gejammert. Von Gottfried, der wahrlich Grund zum Klagen gehabt hätte, haben wir nie etwas gehört. Das ist manchmal recht beschämend.

Wenn ich sehe, daß es Gottfried wieder sehr juckt und plagt, versuche ich oft, ihn abzulenken. Entweder erzähle ich ihm etwas oder ermuntere ihn, etwas zu unternehmen.

Nachts ist es besonders schlimm, wenn ich erlebe, wie er sich im Schlaf kratzt. Vom Schaben werde ich manchmal wach und halte dann seine Hände fest. Zum Glück kommt das selten vor, denn ich habe einen guten Schlaf. Es ist sehr schlimm für mich, daß ich ihm gar nicht helfen kann. Wenn jemand Bauchweh hat, dem kann man Linderung verschaffen, aber bei dieser Krankheit fühle ich mich total hilflos. Ich kann den Juckreiz auch sehr gut nachempfinden, da ich selbst mal eine Hepatitis gehabt habe. Er ist wirklich schlimmer als Schmerzen.

Meine Hoffnung ist immer das Älterwerden, weil ich gehört habe, daß es da besser werden soll. Eigentlich wird es, seit wir uns kennen, von Jahr zu Jahr besser. Unsere gute, kontinuierliche Beziehung, die Ruhe und Geborgenheit, tragen sicher dazu bei. Das sagen auch frühere Freunde, die Gottfried schon länger kennen.

Wir haben oft über eigene Kinder gesprochen, da Gottfried sehr gerne welche hätte. Aber da ich weiß, daß Neurodermitis auch vererbt werden kann, bin ich dagegen. Ich bin überhaupt ein sehr ängstlicher Mensch. Ich habe auch Angst, daß das Kind behindert sein könnte. Aber wenn ich ganz ehrlich bin, kommt mir die Angst vor Neurodermitis auch ganz gelegen. Ich möchte meinen Beruf nicht gerne aufgeben und mich in meiner ganzen Freizeitgestaltung eingeschränkt fühlen. Kinder machen einfach Sorgen, und das würde auch Gottfried sicher zusätzlich belasten und seine Neurodermitis beeinflussen.

Wo ich kann, versuche ich meinem Mann natürlich zu helfen. Die Hausarbeit haben wir so aufgeteilt, daß ich mehr die feuchten Arbeiten übernehme und er mehr die trockene Hausarbeit. Er braucht auch zwischendurch seinen Rückzug, mag Musik hören, wofür ich viel zu unruhig bin. Das kann ich ihm gut lassen.

Gottfried ist von Geburt an durch die Neurodermitis so viel gewohnt, daß er ganz gut gelernt hat, mit seinem momentanen Zustand zu leben. Jetzt sind ja »nur« noch Gesicht, Armbeugen und Hände betroffen.

Wenn ich mal etwas Neues über Neurodermitis gehört habe oder Bücher mitbringe, will er meistens gar nichts davon wissen. Er will sich eigentlich mit der Krankheit gar nicht beschäftigen, will sie wohl gar nicht wahrhaben. Ich glaube allerdings schon, daß er sehr darunter leidet, nur gibt er es nicht zu. Ich merke das mittlerweile, aber er äußert es nicht. Er ist auch nicht bereit, wirklich konsequent etwas dagegen zu unternehmen. Früher habe ich ihm auch vorgeworfen, daß er seine Krankheit als Ausflucht benutzt. Wenn es Probleme gibt, wie etwa in der Arbeit, dann fängt er an zu jucken. Und statt sich dem Problem zu stellen, nutzt er die Krankheit als Grund, sich zu drücken. Er zieht sich lieber zurück, statt sich auseinanderzusetzen. Ich selbst bin eher ein kämpferischer Typ und muß Probleme einfach angehen. Dadurch kann ich seine Reaktion manchmal schwer nachvollziehen.

Wenn ich überlege, wie ich Gottfried am besten helfen kann, denke ich wohl damit, daß ich ihn so nehme, wie er ist. Ich bemitleide ihn nicht und behandele ihn eher wie einen gesunden Menschen. Allerdings versuche ich, unangenehme Dinge von ihm fernzuhalten, soweit das möglich ist, damit er keinen unnötigen Streß hat. Ich glaube, ich habe auch Glück gehabt, einen Partner mit Neurodermitis zu haben, der so wie Gottfried mit seiner Krankheit umgeht.

Übrigens habe ich festgestellt, daß andere Menschen, ob Freunde oder wildfremde Leute, häufig Gottfrieds Nähe suchen, um ihre Probleme loszuwerden. Für alle Sorgen ist er da, bei ihm kann man seinen Frust abladen. Er kann eben sehr gut auf diese Menschen eingehen und lädt sich dabei meines Erachtens häufig zuviel auf, weil er nicht nein sagt. Da ich selber den Menschen brutal ins Gesicht sage, wenn es mir reicht, fühle ich mich manchmal dafür verantwortlich, wenn Gottfried zu sehr ausgesaugt wird. Dann setze ich von meiner Seite aus die Grenze, indem ich den anderen wegschicke. Mein Mann sagt nie, daß ihm etwas zuviel wird, manchmal vermute ich, daß er es gar nicht spürt.

In seiner Arbeit ist es wohl ähnlich. Wenn da Konflikte auftreten, die Auseinandersetzung erfordern, steckt er schnell seinen Kopf in den Sand, statt sich zu wehren oder zu kämpfen. Er setzt sich einfach nicht durch und gibt viel zu schnell auf. In solchen Fällen vermute ich schon manchmal, daß er seine Krankheit braucht oder dazu benutzt, um sich vor einer Auseinandersetzung zu drücken.

Manfred, 31 Jahre
(Partner einer Neurodermitikerin)

Die Nächte waren oft sehr aufreibend

Sabine und ich waren zwei Jahre befreundet und wohnten auch zusammen. Nun leben wir schon einige Zeit getrennt, aber vielleicht ändert sich das auch wieder.

Als ich Sabine kennenlernte, war von ihrer Neurodermitis weder etwas zu sehen, noch zu spüren. Ich wußte gar nicht, daß sie an dieser Hautkrankheit litt. Als wir ein halbes Jahr zusammen waren, trat die Neurodermitis erstmals auf. Ich kann mich noch erinnern, daß ich damals sehr betroffen reagierte. Ich hatte auch Schuldgefühle, da bei mir die erste Verliebtheit abgeklungen war und ich dachte, daß ich Sabine nicht so viel geben konnte, wie sie es derzeit gebraucht hätte. Diese Gedanken, Ängste und Schuldgefühle, die sich damals in mir abspielten, habe ich Sabine gegenüber nicht geäußert. Es stand also viel Unausgesprochenes zwischen uns, was ich zumindest als Mitauslöser vermute. Die Neurodermitis an sich war allerdings häufiges Thema zwischen uns. Sabine hat mir viel erzählt, wir haben nach Hintergründen gesucht, um die Krankheit besser zu verstehen.

Für mich war der psychische Aspekt sehr wesentlich, um den Auslöser der Krankheit besser verstehen zu können. Im Laufe der Zeit ist mir auch einiges klar geworden. Ich habe gemerkt, wie schwer es Sabine gefallen ist, mit Konflikten umzugehen. Sie hatte zum Beispiel große Probleme, mir gegenüber ihre Wut oder überhaupt alle sogenannten negativen Gefühle auszudrücken und sich abzugrenzen. Ich habe versucht, ihr Mut zu machen, sie herauszulassen, habe sie auch ein paar Mal provoziert, aber sie konnte es einfach nicht. Viel später wurde mir dann erst klar, daß ich selbst auch angefangen habe, meine Aggressionen zurückzunehmen, daß ich sie Sabine gegenüber nicht mehr ausgedrückt habe aus Angst, daß sie sich dann nicht wehren kann.

Die optische Erscheinung der Neurodermitis hat mich nie gestört, ich habe Sabines Körper deswegen nie weniger attraktiv gefunden. Allerdings konnte ich mit der Zerstörung der Haut, mit dem Kratzen sehr schlecht umgehen, es tat mir selbst weh. Ich habe mitgelitten und war ganz verzweifelt, daß ich ihr nicht helfen konnte. Ich habe versucht, ihr Mut zu machen, auf andere Weise herauszulassen, was da in ihr ist. Auf ein Kissen zu schlagen, statt diese Wut nach innen zu richten. Aber damit kam ich nicht durch. Wir haben auch mal versucht, daß ich ihre Hand hielt und die Stellen, die juckten, streichelte und liebkoste oder manchmal auch sanft kratzte, was nie so zerstörerisch war, als wenn Sabine selbst kratzte. Ich habe sie auch öfter eingecremt. Das waren allerdings alles nur Linderungen für den Augenblick.

Manchmal habe ich Sabine auch vorgeworfen, daß sie sich nicht zusammenreißt und sich mehr beherrschen soll. Mittlerweile habe ich selbst eine einjährige Erfahrung mit einer juckenden Hauterkrankung und weiß, wie das ist. Mit Selbstbeherrschung hat das wirklich nichts mehr zu tun, willentlich konnte ich das Kratzen nicht beeinflussen. Jetzt kann ich das erst so richtig nachvollziehen.

Die Nächte waren oft sehr aufreibend. Manchmal wurde ich wach und hörte Sabine kratzen. Ich nahm dann ihre Hand und versuchte, sie zu streicheln. Ich traute mich nicht so recht, wieder einzuschlafen, aus Angst davor, daß Sabine dann wieder damit anfing. Tief in mir war immer das Gefühl, ich möchte ihr helfen, wenn ich es könnte und doch kam ich mir immer wieder sehr machtlos vor.

Ich mußte beobachten, daß die Neurodermitis sich immer weiter ausbreitete. Begonnen hatte es in den Armbeugen, nun waren auch der Hals und die Beine betroffen. Sabine war ständig von Hauterscheinungen und Juckreiz geplagt, der Zustand wurde eher schlechter als besser.

Manchmal gab es wegen der Neurodermitis auch Spannungen in unserer Partnerschaft. Das lag meistens daran, daß ich mich eingeschränkt fühlte und meinen Unmut, meine Gefühle dazu nicht äußerte. Besonders in Erinnerung sind mir dabei unsere gemeinsamen Urlaube, eine Zeit, auf die ich mich besonders freute und in der die Neurodermitis anfangs so schlimm wurde, daß Sabine sich fast nicht mehr bewegen konnte. In solchen Momenten habe ich manchmal schon gedacht: Warum gerade jetzt oder warum gerade mir? Ich fühlte mich um den Urlaubsgenuß etwas betrogen. Der größte Fehler, den ich damals gemacht habe, war wohl, daß ich nichts gesagt habe. Ich hatte das Gefühl, daß ich Sabine in diesem Zustand nicht auch noch vor den Kopf stoßen kann. Das hätte ich vor mir selbst nicht verantworten wollen. Heute sehe ich es eher so, daß ich es ihr auch hätte sagen können, ohne von ihr abzurücken. Das ist sicher besser, als wenn vieles unausgesprochen in der Luft hängt. Der andere spürt es ja doch und die Spannungen werden größer.

Mit der Ernährungsumstellung von Sabine ging es mir ähnlich. Da ich damals sehr gerne ausgegangen bin und noch viel Fleisch gegessen habe, war das mit Sabine auch nicht mehr möglich. Ich fühlte mich eingeschränkt, da ich das mit ihr nicht mehr teilen konnte. Heute esse ich selber fast kein Fleisch mehr und lebe gut damit.

Im Sommer fühlte Sabine sich oft sehr eingeschränkt. Sie wollte nur Kleidungsstücke tragen, die die Neurodermitis verdeckten, wollte nicht schwimmen, nicht in die Sauna gehen. Mich hätte es überhaupt nicht gestört, ich wußte aber häufig nicht, wie ich mich dabei ihr gegenüber verhalten sollte.

Durch meine Hilflosigkeit und mein Drängen hat Sabine dann eine Therapie angefangen, Gesprächstherapie und Körperarbeit, was ihr, glaube ich, für die Krankheit nicht viel gebracht hat. Ich vermute, daß es nicht der richtige Therapeut für Sabine gewesen ist, denn später war sie mit therapeutischer

Arbeit sehr wohl erfolgreich. Sie hat mittlerweile ein klareres Gefühl für ihre Grenzen und das, was ihr hilft.

Heute, im nachhinein, sehe ich, daß ich zuviel verändern wollte, daß ich Sabine auch zu sehr gepuscht habe. Ich wollte, daß sie dieses und jenes ausprobiert, hier eine Meditation, da eine Therapie, ich hätte sie stattdessen lassen sollen. Wir haben uns inzwischen ja getrennt, aber heute würde meine Reaktion so aussehen, daß ich Ja sagen würde zu der Krankheit, daß ich da wäre für Sabine, von mir aus auch nichts mehr verändern wollte.

Ein weiteres Problem zwischen uns war übrigens auch die Frage nach einem eigenen Kind. Dabei habe ich immer gemerkt, wieviel Angst es mir gemacht hat, daran zu denken, ein Kind mit Neurodermitis zu bekommen. Ich hatte damals einen Artikel über Kinder mit Neurodermitis gelesen und war so schockiert, auch über die herkömmlichen Behandlungsmethoden, daß ich Panik hatte, diese Krankheit vielleicht zu vererben. Heute sehe ich es anders, würde das Risiko eingehen und mich der Aufgabe gewachsen sehen.

In diesem Zusammenhang möchte ich noch einmal auf meine eigene Hauterkrankung zurückkommen. Ich hatte immer gedacht, ich könnte nie Neurodermitis bekommen, da ich mit meinem Leben und dem Ausdruck von Konflikten ganz anders umgehe als Sabine als Neurodermitikerin. Plötzlich bekam ich aber Hautausschlag und Symptome wie bei Neurodermitis. Ich, der ich gut auf den Tisch hauen und mich wehren kann, entdecke Parallelen zu Sabines Verhalten. Der Juckreiz kam und ich, der ich immer gedacht hatte, mich zusammenreißen zu können, fing an, mich unbeherrscht zu kratzen. Plötzlich ist mir vieles klar geworden, was ein Außenstehender, der es nicht erlebt hat, einfach nicht nachvollziehen kann. Als der Arzt bei mir den Verdacht auf Neurodermitis äußerte, war ich entsetzt. Hautekzem war schon schlimm genug für mich, aber Neurodermitis, das wollte ich einfach nicht wahrhaben. Ich habe dann auch meine Ernährung umgestellt, habe psychische Zusammenhänge festgestellt, körperorientierte Meditationen gemacht und homöopathische Medikamente genommen. Im Unterschied zu Sabine habe ich allerdings meine Haut auch gezeigt. Ich bin im Sommer kurzärmelig gegangen, auch wenn andere sich vielleicht daran störten. Nach einem Jahr hatte ich es überwunden. Das Entscheidende für mich war wohl, daß ich gelernt habe, liebevoller mit mir umzugehen. Ich kann mir heute meine Fehler auch eher zugestehen.

Ich möchte anderen Partnern/innen von Neurodermitikern/innen gerne empfehlen, vorsichtig zu sein mit Ratschlägen und Urteilen, den/die Partner/in mit seiner/ihrer Krankheit so zu akzeptieren, wie er/sie ist, ihn/sie nicht immer verändern wollen, aber auch unbedingt die eigenen Gefühle und Grenzen zu zeigen.

Dr. med. Fritz Friedl

(Wissenschaftlicher Leiter des Projekts Dokumentation von Erfahrungsmaterial der chinesischen Arzneitherapie – DECA – 8030 Wasserburg 2)

Die chinesische Medizin fragt nach aktuellen, störenden Einflüssen

Wie erklären Sie Neurodermitis?

Bei der Neurodermitis geht es um die Grundphänomenologie der trockenen Haut. Auf dieses Phänomen werde ich das Problem der Neurodermitis zunächst auch begrenzen. Die zusätzlichen Fragen der Allergisierung, der Ekzeme und toxischen Einflüsse klammere ich zunächst aus. In jedem Bereich der Konstitution von Menschen gibt es Unterschiede in der Belastbarkeit, zum Beispiel kräftige Muskeln, »starke Nerven«, Begabungen und Grenzen und eben auch eine mehr oder weniger empfindliche Haut. Dieses Phänomen ist eines der vielen subjektiven Lebensäußerungen, und unsere technisch-naturwissenschaftliche Medizin kann uns nicht erklären, warum jemand im Bereich der Haut so wenig widerstandsfähig ist.

Aus diesem Grunde beschreibt die herkömmliche Medizin zwar das Phänomen, weil sie aber keine Erklärung hat, hat sie auch keine Therapie dafür. Sie geht davon aus, daß es so ist und wohl auch so bleibt. Und hier beginnt der erste entscheidende Irrtum.

Fettsalben und Cortisonpräparate sind bisweilen unumgänglich, aber sie sind Teile einer resignierten Therapie, da wir an der Grunddisposition nichts verändern und auch nichts verändern wollen.

Was ist in der chinesischen Medizin anders?

Die chinesische Medizin ist eine »Entsprechungsmedizin«, in der alle subjektiv wahrnehmbaren Symptome geordnet und zwölf verschiedenen Funktionskreisen zugeschrieben werden. So ist jedes Symptom ein innerer Hinweis auf einen bestimmten Funktionskreis. Diese Symptome können sich durchaus auf ganz verschiedenen Ebenen, an verschiedenen Organen zeigen, ohne erkennbaren anatomisch-naturwissenschaftlichen Zusammenhang, zusammengehörend durch funktionelle Gemeinsamkeiten. Da gibt es natürlich keine Trennung zwischen der körperlichen und psychischen Ebene.

Das Phänomen der trockenen Haut ist also eine Art Funktionsstörung des gesamten Organismus. Die Haut ist ein – auffälliges Symptom.

Wie erklärt man sich die Ursache dieser Störung?

Die chinesische Medizin fragt nicht in erster Linie nach Ursachen, da die Ursachen in der Vergangenheit verwurzelt sind. Sie fragt nach aktuellen, störenden Einflüssen und setzt ihnen positive Einflüsse gegenüber. Es wird also etwas aus dem Organismus herausgeholt, was schon vorhanden ist, sich jedoch nicht spontan entfalten kann. Die chinesische Denkweise kann man auch als eine »pädagogische Medizin« bezeichnen. Sie arbeitet nicht mit Schuldzuweisungen, sondern mit dem, was an Potential möglich ist. Man geht mehr von der aktuellen Situation aus und sagt: Wenn bestimmte Einflüsse bestimmte Energien verbraucht haben (wodurch ein Defizit entstanden ist), ist es notwendig, dem etwas Positives entgegenzusetzen und das latente Potential zu fördern. Wenn genügend angeborene Energie vorhanden ist, wird das auch zu einer besseren Situation führen.

Können Sie den erwähnten »Funktionskreis« noch deutlicher erklären?

Beim Neurodermitiker gehört die trockene Haut zu einem Funktionskreis, den man als »Funktionskreis der inneren Ordnung oder Rhythmisierung« bezeichnet. Davon kann man ableiten, daß ein Neurodermitiker jemand ist, dessen innerer Rhythmus gestört ist. Der Rhythmus spielt in der chinesischen Vorstellung eine große Rolle als Ordnungsfunktion. Nur der Mensch kann eine Ordnung ausstrahlen, der einen intakten Rhythmus besitzt. Dazu gehören auch Funktionen wie regelmäßiger Herzschlag, die Atmung oder die psychische Ausstrahlung – auch die Erzeugung und Erhaltung von Struktur (zum Beispiel von Zellwachstum). Wenn dieser Rhythmus gestört ist, gibt es entsprechende Symptome. Die Ordnungsfunktion ist beeinträchtigt.

Die trockene Haut ist nun eine Ausdrucksform dieser verminderten Ordnungsfunktion, generell Trockenheit. Denn häufig gibt es bei Neurodermitikern auch andere Phänomene der Trockenheit, insbesondere der Schleimhäute, der Augenbindehaut und Darmschleimhaut.

Zum Bereich des inneren Rhythmus' gehört in der chinesischen Medizin auch das, was wir als Immunsystem bezeichnen. Jeder wiederkehrende Infekt beeinträchtigt das rhythmische Ordnungssystem oder entsteht, weil das Ordnungssystem gestört ist.

Auf seelischer Ebene ist auffällig, daß nahezu alle Kinder mit Neurodermitis sehr leicht irritierbar sind. Sobald sich der gewohnte Lebensrhythmus ändert, wie etwa durch Urlaub oder Umzug, zeigt sich immer wieder eine Verschlechterung der Neurodermitis. Auch Unstimmigkeiten, wie Konflikte in der Familie, werden von Neurodermitikern viel sensibler umgesetzt, da sie in ihrem Ordnungssystem leichter erschütterbar sind als andere.

Das Phänomen eines mangelnden inneren Rhythmus' hat es immer schon gegeben, das ist keine Zeiterscheinung. Die diagnostischen Kriterien der chinesischen Medizin bestehen seit zweitausend Jahren, und seitdem ist auch das Phänomen der trockenen Haut beschrieben.

Auffallend ist sicher, daß sich die Phänomenologie dieser Störung zunehmend an der Haut abspielt. Ich halte es durchaus für denkbar, daß Faktoren wie

Umweltbelastung und toxische Einflüsse eine Rolle dabei spielen, daß sich das Problem immer mehr auf der Haut abspielt, aber grundsätzlich ist das nichts Neues. Es handelt sich primär um eine mangelnde innere Stabilität, die von äußeren Einflüssen beeinträchtigt wird.

Diese Instabilität sollte man nun allerdings nicht nur negativ sehen. Es liegt im Wesen des chinesischen Denkens, daß es Polaritäten gibt und die bestehen immer in einer dynamischen Auseinandersetzung, die nicht einfach als krankhaft oder gesund angesehen werden kann. Empfindlichkeit liegt immer nahe bei Empfindsamkeit. Das Kriterium ist tatsächlich die Frage, wieviel jemand verkraftet. Ein Mensch ist dann gesund oder stabil, wenn er die Balance halten kann zwischen dem, was er aufnehmen will, und dem, was er aufnehmen kann. Das kann beim einen ganz viel und beim anderen ganz wenig sein. Eine irritierte Belastbarkeit und belastende äußere Umstände können eine schwerwiegende Krankheit entstehen lassen, wie es bei der Neurodermitis der Fall ist.

Sie haben die wiederkehrenden Infekte angesprochen.
Welche Rolle spielt eigentlich das Immunsystem?

Eine ganz zentrale sogar. Nach unserem modernen Lebensgefühl sind Infekte eine lästige, sinnlose Zeiterscheinung, deren Symptome nach Möglichkeit »aus den Augen – aus dem Sinn« verdrängt werden. Auch aus naturwissenschaftlicher Sicht handelt es sich um Bagatellkrankheiten, bei denen es letztlich egal ist, ob oder wie sie behandelt werden. Die üblichen therapeutischen Maßnahmen unterdrücken Fieber, Schmerzen, Unwohlsein, Schwitzen – ohne Berücksichtigung der Frage, warum diese Erscheinungen auftreten. Als Ursache werden die Erreger angesehen und, soweit möglich, antibiotisch bekämpft.

Gerade in unserer westlichen Welt haben die Manipulationen des Immunsystems sich ausgebreitet – und wir beobachten in zunehmendem Maße immer kompliziertere Störungen des Immunsystems, ohne daß ein naheliegender Zusammenhang postuliert wird.

Die chinesische Medizin sieht das etwa so: In einem gesunden Organismus haben Erreger wenig Einfluß. Ist ein Organismus aber vorübergehend beeinträchtigt, etwa durch Streß, Ärger, klimatische Veränderungen, Fehlverhalten im Essen oder Lebensrhythmus, so ist die Abwehrtätigkeit beeinträchtigt, es kommt zu akuten Auseinandersetzungen (Frösteln, Fieber). Das kann zu einer bewältigten Auseinandersetzung führen, die dann immer mit irgendeiner reinigenden Ausleitung (Schnupfen, Schwitzen, erleichterndes Erbrechen) verbunden ist. Unterbleibt ein solcher Prozeß oder wird die Reinigung unterdrückt, so bleiben Reststörungen zurück, die sich symptomatisch meist nur in Labilität, Wetterfühligkeit, Anfälligkeit, in schlimmeren Fällen in chronischen Verschleimungen (Bronchien, Nebenhöhlen) festsetzen.

Die störenden Einflüsse des Immunsystems können den ohnehin nicht belastbaren Neurodermitiker schwer belasten, ohne daß er es weiß. Sie müssen am

Beginn der Therapie entdeckt und gelöst werden. Gerade bei Neurodermitikern findet man immer wieder chronische Infekte der Nebenhöhlen, Atemwege und der Lunge oder auch sehr langwierigen Husten, Schnupfen. Diese Störung ist oft so verknotet, daß sie gar nicht mehr offen auftritt, sondern sich in unterdrückten Auseinandersetzungen verbirgt. Dieser Knoten muß erst einmal gelöst werden, um zu einer Verbesserung des Grundphänomens der trockenen Haut zu führen.

Was spielt bei alledem die Psyche des einzelnen für eine Rolle?

In psychischer Hinsicht spielt sich die Phänomenologie dieser inneren Ordnung vor allem in dem Konflikt von Nähe und Distanz ab. Zu diesem Funktionsbereich gehört einerseits die Fähigkeit psychischer Eigenständigkeit, um die innere Ordnung auch psychisch nach außen ausdrücken zu können, andererseits auch die psychische Irritierbarkeit. Aber auch das läßt sich positiv betrachten. Ein schwingungsfähiger Mensch ist in der Lage, auf andere einzugehen, vom anderen etwas aufzunehmen und mitzufühlen. Er ist auch in der Lage, seine psychischen Kräfte auf andere zu übertragen. Allerdings führt jede Einseitigkeit dazu, daß dieser Bereich ausgehöhlt wird.
Viele Neurodermitiker sind in sozialen Berufen tätig, was heißt, daß sie den positiven Aspekt ihrer Konstitution, die Fähigkeit zur Zuwendung und Hingabe, nutzen. Allerdings besteht die Gefahr, durch diese Zuwendung aufgesogen zu werden, weil die Abgrenzung nicht richtig funktioniert, was zur »Selbstzerfleischung« und zu destruktiven, entzündlichen Prozessen, nicht nur der Haut, führt.
Ein wesentliches Kennzeichen der Neurodermitis ist, daß der Betroffene nicht nach außen zerstört oder angreift, sondern selbstzerstörerisch nach innen, gegen sich selbst arbeitet. Solange er in dieser Dramatik verhaftet ist, drückt sich das durch die Haut aus. Wenn er gelernt hat, nach außen zu gehen, ist das häufig symptomatisch für den Zeitpunkt einer Besserung.

Was tun Sie selbst nun genau, um einem an Neurodermitis erkrankten Menschen zu helfen?

Nun, ich praktiziere zum einen die chinesische Medizin, das heißt, ich übernehme sie nicht kritiklos, sondern versuche, sie zu erweitern, zu übertragen und auf medizinische Problemfälle anzuwenden. Darüber hinaus leite ich ein wissenschaftliches Projekt, bei dem die Ergebnisse von Behandlungen wissenschaftlich ausgewertet und mittels moderner Kommunikationsmittel untereinander ausgetauscht werden.
In der konkreten Behandlungssituation fange ich mit einer ausführlichen biographischen Anamnese an, spreche über durchgemachte Krankheiten und sämtliche körperliche und seelische Wahrnehmungen, an die die Patienten sich erinnern können. Die Symptome werden geordnet und hinterfragt, bis sich ein

roter Faden in der Biographie der Krankheit ergibt. Hierbei fällt mir immer wieder auf, daß die meisten Neurodermitiker keine Kinderkrankheiten durchgemacht haben, jedenfalls nicht in Zeiten, in denen die Neurodermitis auftrat. Das Immunsystem war zu dem Zeitpunkt wohl gar nicht in der Lage, sich aufzubäumen.

Die chinesische Medizin berücksichtigt zwar die gleichen Faktoren wie die Psychotherapie, aber therapeutisch arbeitet sie im wesentlichen mit Arzneimitteln, und zwar solchen, die die Regenerationskräfte im Patienten wecken, das Immunsystem befreien und die weitere Entwicklung günstig beeinflussen. Auffallend bei den erfolgreich behandelten Fällen ist, daß sich die Wirkung nicht nur auf die Haut erstreckt. Die Eltern von erkrankten Kindern sprachen häufig vom »Aufblühen«, wie bei einem vertrockneten Blumenstock, der wieder erblüht. Die Kinder werden während der Therapie auch im zwischenmenschlichen Bereich lebendiger, selbständiger, haben weniger Angst. Sie beginnen, mehr Eigenständigkeit zu entwickeln, und erreichen auch eine größere Widerstandsfähigkeit des Immunsystems.

Die Behandlung selbst besteht in der Regel aus einer Grundtherapie, die sich gegen den konstitutionellen Mangelzustand richtet. Der zweite Teil der Therapie hilft, störende Einflüsse wie nicht überstandene chronische Infekte noch einmal zu durchleben. Alte Infekte werden aus dem verschleierten Zustand wieder in offene Infekte übergeführt, was häufig akute, fiebrige und vehemente Zustände zur Folge hat, letztendlich aber zu einer positiven Form der »Ausleitung« führt. Dieser Prozeß entspricht dem, wie ein intakter Organismus mit einem Infekt umgehen würde. Durch diese positive Entzündungsreaktion findet eine Lösung statt, die im chronischen Fall unterbleibt. Ohne diese Lösung ist die zuerst genannte Grundtherapie immer erfolglos.

Können Sie etwas über spezielle Untersuchungsmethoden und Therapien der chinesischen Medizin sagen?

Neben der genannten Ordnung und Bewertung psychischer und körperlicher Symptome gibt es zwei wesentliche Untersuchungsverfahren der chinesischen Medizin. Das ist einmal die Pulsdiagnose, bei der nicht die Geschwindigkeit des Pulses ausschlaggebend ist, sondern qualitative Merkmale aus dem Puls abgelesen und verschiedenen Funktionsbereichen zugeordnet werden. Die zweite Untersuchung ist die Beobachtung der Zunge. Über deren Körper und Belag, über Farbe und Form, lassen sich sehr detaillierte Angaben machen, die in der chinesischen Medizin Aussagen über die laufenden Veränderungen ermöglichen. Beide Untersuchungsmethoden wurden noch bis zur Mitte dieses Jahrhunderts durchaus auch in der westlichen Medizin angewendet. Heute hält man sie für altmodisch und glaubt, darauf verzichten zu können.

Die chinesische Pharmakotherapie beabsichtigt die »Ernährung des Yin«. Yin sind sozusagen die Ordnungskräfte im Organismus. Es gibt etwa zwanzig pflanzliche Substanzen, die in der Lage sind, das Yin des Funktionskreises »innerer Rhythmus« zu ernähren. Das Yin wird durch die gegebenen Essenzen wieder ins Gleichgewicht gebracht.

Unter Berücksichtigung dieser verschiedenen Methoden wird individuell für den einzelnen Patienten ein Rezept erstellt, aus dem der Apotheker ein Dekokt anfertigt. Im Gegensatz zur üblichen Teezubereitung werden diese Kräuter zwanzig Minuten abgekocht und filtriert. Das dabei entstehende Konzentrat (Absud) wird schluckweise über den Tag verteilt getrunken. Während der Behandlung ist es ganz wichtig, jede Veränderung zu beobachten, da die Veränderungen oft sehr komplex sind und verschiedene Stadien durchlaufen werden. In jeder Phase der Behandlung muß man eine der aktuellen Situation entsprechende Medizin finden. So kann sich ganz langsam und unter ständiger Beobachtung der Knoten lösen.

Sobald die »innere Befeuchtung der Haut« erreicht ist, hört schlagartig der Juckreiz auf. Noch bevor die Haut sichtbar reagiert, müssen die Patienten nicht mehr kratzen und können wieder besser schlafen. Das ist oft ein sehr entscheidendes Kriterium. Danach schließt sich eine mehr oder weniger lange Grundtherapie an, die sehr häufig zu einer Verbesserung der Hautsituation führt.

Wie lange dauert eine solche Grundtherapie erfahrungsgemäß?

Das kann manchmal, vor allem bei Kindern, sehr schnell gehen, kann aber auch bis zu zwei Jahren dauern. Eine Verschlechterung des Hautzustandes sollte aber nicht vorkommen. Das ist ein eindeutiges Zeichen für eine falsche Behandlung. Der Zustand der Haut bessert sich oft langsam aber stetig, wobei von Anfang an der Juckreiz signifikant besser wird.

Den Patienten und Eltern der Kinder liegt natürlich in erster Linie die Haut am Herzen. Sie werden aber zunächst sehr stark mit dem Immunsystem, was sie bisher gar nicht als Problem gesehen haben, konfrontiert. Das erfordert häufig sehr viel Geduld von den Betroffenen, aber auch von den Therapeuten. Die komplizierte Phase der Behandlung spielt sich eben, um das noch einmal deutlich zu sagen, im Immunbereich ab, mit wechselnder Symptomatik und zum Teil heftigen Infekten, und in dieser Phase bleibt die Haut leider schlecht.

Die Behandlung eines erwachsenen Patienten mit einer zwanzigjährigen »Neurodermitis-Karriere« ist natürlich wesentlich komplexer und problematischer als etwa bei einem dreijährigen Kind, das erst eine relativ junge Entwicklung hatte.

Die Palette der Möglichkeiten ist dabei sehr groß. Es ist uns bisher nicht gelungen, eine Systematik der Neurodermitis zu erstellen. Natürlich gibt es immer wieder die schon erwähnten Grundstrukturen, aber die Zusatzattribute sind so vielfältig, daß es da scheinbar unbeschränkte Möglichkeiten gibt. Das drückt sich sowohl im Krankheitsbild als auch in jeder einzelnen Therapie aus.

Die Zusammenhänge und Hintergründe muß der Arzt verstehen wie ein Psychotherapeut, nur mit dem Unterschied der therapeutischen Konsequenzen. Bei unserer Behandlung spielt die Arzneimitteltherapie die entscheidende Rolle.

Welchen Einfluß schreiben Sie der Ernährung zu?

Ich kenne einige Heilungsansätze, bei denen die Ernährung eine wesentliche Rolle spielt. Ich selbst empfehle eine gesunde, ausgewogene Ernährung mit wenig Fleisch, ohne raffinierten Zucker und ohne weißes Mehl. Auch Farb- und Konservierungsstoffe sollten gemieden werden. Von einer speziellen Diät, die den ohnehin schon eingeschränkten Neurodermitiker noch mehr einschränkt, halte ich nichts.

Anhänger der Nahrungsmittelallergie versuchen, äußere Belastungen zu beseitigen, während die chinesische Medizin versucht, die Grundbelastbarkeit zu stabilisieren. Den Versuch, äußere Belastungen zu reduzieren, halte ich für ziemlich uferlos, denn das ist auf Dauer nicht möglich. Der Aktionsspielraum eines Menschen wird mehr und mehr eingeschränkt. Oft kommen Patienten mit Allergiepässen zu mir, auf denen hundertfünfzig verschiedene Nahrungsmittel getestet wurden. Das ist häufig Psychoterror für die ganze Familie, da das Thema Essen in einer gewaltigen Art problematisiert wird. Wenn bei den Neurodermitikern schon das Problem der Abgrenzung vorhanden ist, besteht die Gefahr, daß durch solche Indoktrinationen und Disziplinierungen das Problem nur verschärft und der Rest an Eigenständigkeit auch noch genommen wird.

Wie viele Patienten mit Neurodermitis haben Sie bisher behandelt?

Ich habe in meiner Praxis etwa sechzig Neurodermitiker behandelt, wovon sicher fünfundsiebzig Prozent Kinder waren. Manche Einzelfälle, vor allem mit sehr langer Krankheitsdauer, erweisen sich als schwer zugänglich, wie schon erwähnt. Die Patienten, die die Therapie durchgehalten haben, haben erhebliche und anhaltende Besserungen erfahren. Natürlich bleibt eine Grundirritierbarkeit des Funktionsbereichs, die aber auch einhergeht mit einer »Grundbegabung« des Patienten, die ich schon erwähnte. Sie werden aus einem Neurodermitiker keinen Haudegen machen können.

Seine Weichheit und Verletzlichkeit kann natürlich auch zu Rückfällen führen, aber in der Krankheitsentwicklung ist ein wesentlicher Unterschied entstanden: Die Haut reagiert nicht mehr unmittelbar mit. Reaktionen können besser abgefedert werden, die Haut wird nicht mehr automatisch zerfleischt.

Da Sie so viele Kinder behandelt haben – welche Rolle spielen für Sie die Eltern?

Eltern von Neurodermitiskindern möchte ich empfehlen, ihnen so viel Zuwendung zu geben, wie sie können. Sie brauchen sehr viel und scheinen oft unersättlich. Je mehr Geborgenheit dem Kind vermittelt werden kann, desto besser wird es. Zuneigung ist die beste »Co-Therapeutin« für die Arzneimitteltherapie, aber sie läßt sich nicht ärztlich verordnen. Viele Mütter oder Väter sind einfach nicht in der Lage dazu. Die Therapie erfordert von ihnen sehr viel Arbeit und Geduld.

Wie ist die Zusammenarbeit mit den Krankenkassen?
Werden die Kosten der Behandlung übernommen?

Für die von mir angewandte Therapieform gibt es keine Anerkennung der Bundesärztekammer, obwohl sie im weitesten Sinne unter Phytotherapie fällt. Die privaten Krankenkassen übernehmen die Kosten in der Regel. Mit den gesetzlichen Krankenkassen können Kulanzregelungen getroffen werden. Das wird von Fall zu Fall entschieden.

Vom ökonomischen Standpunkt handelt es sich um eine sehr kostengünstige Therapie. Wenn man überlegt, was eine Neurodermitis-Behandlung mit Kuren, Krankenhausaufenthalten (bei einem Tagessatz von DM 200,– bis 300,–) und Cortisonbehandlung (10 Gramm Cortisonsalbe kosten rund DM 10,–) kostet, dann sind unsere Kosten nahezu lächerlich. Selbst bei einer komplizierten Behandlung kann man Patienten mit der chinesischen Medizin für DM 1000,– ein paar Monate lang behandeln. Für den einzelnen kann das sehr viel Geld sein, für die Krankenkassen aber, gerade für eine Neurodermitis-Behandlung, ist es ein lächerlicher Betrag. Die Neurodermitis ist eines der Krankheitsbilder, bei dem die niedrigen Kosten der Behandlung mit chinesischer Medizin eindeutig nachweisbar sind.

Im wissenschaftlichen Bereich leiden naturheilkundliche Ansätze darunter, daß sie in der Regel keine Forschungsergebnisse vorweisen können, sondern nur Einzelerfahrungen. Andererseits stehen jedoch keine Forschungsgelder zur Verfügung. So wird auch unser bereits genanntes Dokumentationsprojekt (DECA) nicht nur finanziell, sondern auch inhaltlich von den beteiligten Ärzten getragen. Es ist ein beträchtlicher Aufwand, neben einer Praxistätigkeit noch wissenschaftlich zu arbeiten.

Die chinesische Medizin könnte nach unserem Erfahrungsstand vieles beitragen, wenn sie die Gelegenheit bekommen würde, sich am Krankheitsbild der Neurodermitis zu beweisen.

Renate B. Stadler-Kohlhause

(Heilpraktikerin, Hypnose-Therapeutin)

Ursachen liegen fast immer in der frühkindlichen Entwicklung

Neurodermitis ist eine psychosomatische Erkrankung. Die Haut ist unser größtes Organ, durch das viele Funktionen zum Tragen kommen. Was bei Neurodermitikern nicht herauskommt, da zum Beispiel andere innere Entgiftungsorgane nicht funktionieren oder psychische Konflikte unterdrückt werden, wird über die Haut ausgetragen. Neurodermitiker sind häufig ängstliche Menschen mit wenig Selbstvertrauen. Meistens muß man in der Therapie damit beginnen, Selbstvertrauen aufzubauen, damit sich die Patienten im Leben etwas zutrauen. Sie erwarten oft gar nichts mehr, wenn sie das erste Mal kommen, sie wollen nur noch gesund werden, das ist ihr größter Wunsch. Der ist oft so starr in ihnen, daß es gar nicht vorangehen kann.

Es ist wichtig, den Patienten ihre Probleme klarzumachen. Sie müssen sich früher durchgemachte Erlebnisse, die ganze Tragik, die Hektik, die sie noch in sich haben, bewußt machen. Ob es sich dabei um Kinder oder Erwachsene handelt, spielt keine Rolle.

In der Hypnose kommt man oft dahinter, daß es in der Kindheit zu mindestens einem Elternteil eine starke Abgrenzung gegeben hat, ein Sich-in-acht-nehmen-Müssen. Häufig findet man in den Familien, in denen Neurodermitis auftritt, eine gewisse Scheinharmonie, die in der Therapie aufgedeckt werden muß. Es geht darum, Konfliktsituationen in der Therapie wiedererleben zu lassen. Wenn das in der Hypnose geschieht, ist der Patient in der Lage, sich mit seinem jetzigen Verständnis (meistens im Erwachsenenalter) andere Verhaltensmuster, andere Einsichten anzutrainieren, sich zu wehren, zu sagen, was er fühlt und denkt, statt alles hinunterzuschlucken und dann mit Krankheit zu reagieren.

Gerade die Neurodermitiker, die auf ihre Umwelt hypersensibel reagieren, müssen lernen, ihr Verhalten der Umwelt gegenüber zu verändern, damit sie sich nicht mehr über die Haut abgrenzen müssen. Durch die Therapie werden sie oft sicherer, ruhiger, entspannter, können eher sagen, was sie denken. Danach kann das Hautproblem nach und nach immer besser werden.

Bei mir läuft eine Behandlung so ab, daß ich ein ganzheitliches Verfahren anwende, das aus zwei Pfeilern besteht:

Der eine Pfeiler ist die Psychotherapie, Bewußtmachung der Konflikte von früher und heute. Es kann sich schon sehr viel verbessern, wenn der Patient lernt, seiner Umwelt gegenüber toleranter zu werden.

Der andere Pfeiler umfaßt die Mora-Therapie, eine Behandlung, die mit körpereigener Schwingung arbeitet. Alles im Leben hat Schwingungen, Menschen, Tiere, Pflanzen, Steine, jede Materie. Jeder hat positive und negative Schwingungen, die man vom anderen auch intuitiv aufnimmt. Wenn ein Mensch unangenehme, unsympathische Schwingungen ausstrahlt, sträubt sich oft etwas in uns, wir können zum Beispiel jemanden nicht riechen. Das Innere sträubt sich dagegen, wodurch häufig Hautsymptome entstehen. Das innere Aufbegehren, Nichtannehmen-Können hat oft mit Neurodermitis zu tun. Deshalb wende ich dabei fast immer zusätzlich die Mora-Therapie an, mit deren Hilfe ich zunächst eine ergiebige Diagnose erstelle. Bei chronischen Patienten, was die Neurodermitiker meistens sind, finde ich hier immer eine Störung. Anhand von Akupunkturpunkten werden die Meridiane, die zum Organ gehen, überprüft, um festzustellen, ob irgendwo eine organische Schädigung vorliegt, eine Intoxikation, eine erblich bedingte Erkrankung, eine Organschwäche usw. Meridiane sind Leitbahnen, ähnlich wie bei den Nerven, die uns immer begleiten. Der Akupunkturpunkt des Darmes ist beim Neurodermitiker meistens sehr schwach, weshalb der Darm dann mitbehandelt wird. Mit der Mora-Therapie können auch homöopathische Medikamente, Nosoden, die auf Bakterienbasis aufgebaut sind, ausgetestet werden. Das, was uns krank macht, kann uns in homöopathischer Verdünnung wieder gesund machen. Es handelt sich um eine Entschlackung, eine ganz starke Entgiftung des Körpers. Wenn jetzt zum Beispiel der Darm geschwächt ist, bedeutet das, daß er mit dem ausgetesteten Mittel neutralisiert, in eine normale Schwingung gebracht und parallel dazu mit Mora-Therapie behandelt wird. Diese ganzheitliche Therapie geht Hand in Hand. Wenn sich dann durch die psychotherapeutische Betreuung das Verhalten der Patienten verändert, sie sich besser abgrenzen können, freier und offener werden, wenn sie lernen, sich zu wehren, kann es ihnen schon sehr bald besser gehen.

Der Solarplexus, unser Nervengeflecht, das bei psychosomatischen Erkrankungen immer eine Rolle spielt, muß mitberücksichtigt werden. Die Neurodermitis ist eine übersteigerte Reaktion unseres Immunsystems. Diese negative Schwingung wird bei der Mora-Therapie abgefiltert und die positive Schwingung, die den Körper wieder gesunden läßt, vermehrt zurückgegeben. Durch diese kombinierte Therapiemethode habe ich bei der Neurodermitis schon sehr gute Erfolge erzielt.

Wenn ein Patient mit Neurodermitis zu mir kommt, fange ich nach einer ausführlichen medizinischen Anamnese mit Hypnose an. Hier kann ich die Entwicklung am besten beobachten, um dann entscheiden zu können, welche anderen therapeutischen Maßnahmen ich individuell noch ergreifen muß. Den Mora-Test mache ich bei allen Patienten, um herauszufinden, welcher Meridian gestört ist, ob er zuviel oder zuwenig Energie hat. Im akuten Schub haben Neurodermitiker immer zuviel Energie, bei einem langen, chronischen Verlauf immer zuwenig. Wenn der Magen- oder Darm-Meridian nicht richtig arbeiten kann, wie soll das Organ dann richtig arbeiten können? Jedes Organ braucht Energie, alle Zellen brauchen Energie. Mit der eben beschriebenen gekoppelten Behandlung kann man einen Ausgleich schaffen. Ich habe wirklich sehr gute Erfolge damit gehabt.

Bei Neurodermitis behandele ich oft zusätzlich mit Eigenblut. Ich brauche nur einen Tropfen Blut dafür, der in das Mora-Gerät hineingegeben wird und sich somit die herkömmliche Spritze erübrigt. Das ist eine Methode, die ich sehr häufig bei Kindern anwende, da ich mit Kindern unter zehn Jahren keine Psychotherapie machen kann. Ich entnehme nur einen winzigen Tropfen Blut, der in einen Eingangsbecher gegeben wird und ausreicht, um das Kind damit zu therapieren. Man muß hier mit einer Behandlungsdauer von drei bis vier Monaten rechnen, bei der man förmlich zusehen kann, wie es immer besser wird. Ein Kind reagiert natürlich viel schneller als ein Erwachsener, es hat noch nicht so viel Cortison bekommen, ist demzufolge noch nicht so vergiftet.

Was ich zusätzlich gern anwende, ist die Color-Therapie. Auch Farben haben Schwingungen. Ich habe die Erfahrung gemacht, wenn ich ein Kind nach seiner Lieblingsfarbe gefragt habe und sie ganz spontan genannt werden konnte, hatte ich damit die Farbe seines Unterbewußtseins herausbekommen. Diese Farbe, die dem Patienten gut tut, kann man bei der Therapie mit einschwingen. Es gibt Experimente, bei denen man Kinder in einen neutralen, weißen Raum gelegt hat, wo keine Veränderung stattfand, weder positiv noch negativ. Wurde das Kind in einen Raum mit einer Farbe gelegt, die es ablehnte, verstärkten sich die Symptome, der Juckreiz wurde stärker, das Kind konnte nicht schlafen usw. Hat man das Kind aber in einen Raum mit seiner Lieblingsfarbe gelegt, hat sich durch die Farbe der Zustand schon so verändert, daß das Kind zumindest etwas ruhiger und stabiler wurde. Man muß oft mehrere Wege gehen, um etwas auszurichten.

Neben der Hypnose und Mora-Therapie wende ich von Fall zu Fall verschiedene andere Methoden an: Mal nehme ich Homöopathie, mal Bachblüten-Therapie, mal Elektroakupunktur – immer unter Berücksichtigung des Krankheitsverlaufs. Eine pauschale Behandlung gibt es bei mir nicht. Von äußerlichen Anwendungen mit Cremes oder Salben halte ich gar nichts. Allerdings empfehle ich immer eine vollwertige Ernährungsumstellung mit viel Rohkost, ohne Fleisch, ohne Weißmehl und ohne raffinierten Zucker.

Die meisten Neurodermitiker, die zu mir kommen, müssen zunächst einmal lernen, sich zu entspannen, sie sind oft hypernervös, schon durch das Jucken bedingt. Über die Entspannung und katathymes Bilderleben führe ich die Patienten langsam in die Regression, um hier zu sehen, wo eine starke Abwehr gewesen ist. Auslösefaktoren für die Neurodermitis sind immer irgendwelche negativen Erlebnisse, oft Zurückweisungen, gewesen. Es geht immer um irgendeine Form von Abgrenzung: Ich möchte mich abgrenzen, möchte meine Ruhe haben. Die Patienten haben ihre Elternteile meistens zu stark »auf« sich gespürt.

Nach diesen Erlebnissen wird in der Hypnosetherapie geschaut. Ich lasse die Patienten in verschiedene Altersstufen zurückgehen und frage nach. Irgendwie kommt dann immer eine solche Situation zutage. Diese Auslösefaktoren liegen meistens in der frühkindlichen Entwicklung. Es handelt sich oft um sehr harte, autoritäre Eltern, vor denen das Kind sich schützen, nach außen abgrenzen muß. Das Kind fühlt sich in seinem eigenen Bereich sehr stark unterdrückt, negativ beeinflußt, was für ein anderes Kind überhaupt nicht negativ oder problematisch sein muß. Das neurodermitische Kind läßt so nah an sich heran, daß es fast gar nicht anders als mit Aggression gegen sich selbst reagieren kann. Andere lachen vielleicht oder wehren sich auf ihre eigene Weise. Die Aggression beim Neurodermitiker kommt entweder ganz plötzlich, wie ein Platzen aus der innerlich empfundenen Enge, oder erst dann, wenn er gar nicht mehr anders kann, wenn das Maß schon übervoll ist. Aber dieses Gar-nicht-mehr-anders-Können hat sich oft über Jahre angestaut. Heutige Erwachsene, die von der damals üblichen Erziehung her nichts sagen durften, schön den Mund halten und sich anpassen und Normen übernehmen mußten, nicht ausdrücken durften, was sie bewegte, sind »meine Neurodermitis-Patienten«. Sie hatten als Kinder niemanden, zu dem sie gehen und sich ausweinen konnten. Sie konnten oft nicht weinen, alles drückte sich nach innen. Es handelt sich um eine Autoaggression nach innen. Das ist natürlich nicht bewußt, aber das Unterbewußtsein muß ja immer ein gleiches Niveau von Harmonie haben. Und wenn wir nicht die Möglichkeit haben, etwas kommen und wieder gehen lassen zu können und dieses Ankommen zu lange als negatives Erlebnis bleibt, kann kein Ausgleich stattfinden.

Meistens handelt es sich um einen Mangel an Zuwendung, die Neurodermitiskinder in großem Maß wollen und brauchen. Sie trauen sich nicht zu sagen, was sie brauchen, sind immer lieb und brav, weil es so von ihnen gefordert wird, dürfen nicht aufmucken. Das alles geht wie ein roter Faden durch ihr Leben. Neurodermitiker gehen häufig früh von zu Hause weg. Wenn sie sich als Erwachsene später mal etwas trauen, reagieren sie sofort mit Schuldgefühlen, da sie nach ihrem Verständnis ja niemandem etwas antun dürfen. Es ist wie eine Sucht nach Liebe und Zuwendung und die Angst davor, das nicht zu bekommen, wenn sie handeln, wie ihnen zumute ist.

Eine eindeutige Ursache ist mir immer wieder aufgefallen. Neurodermitiker haben generell zuwenig Liebe bekommen, sie sind nicht individuell mit ihren Bedürfnissen gesehen worden. Die inneren, emotionalen Bedürfnisse wurden vernachlässigt. Hautkrankheit heißt ja: Schaut her, wie schlecht es mir geht. Das sieht man deutlich, gerade bei der Haut. Andere psychosomatische Krankheiten sieht man gar nicht. Der Neurodermitiker hat meistens im Laufe seines Lebens eine negative Grundeinstellung erworben. Er glaubt schon gar nicht mehr, daß er überhaupt noch geliebt werden kann, fühlt sich ständig minderwertig, allein schon wegen seiner Haut. Das sind Prozesse, die natürlich immer wieder zum Tragen kommen. Auch Mißtrauen steht bei Neurodermitikern stark im Vordergrund. Größtenteils basiert das natürlich auf schlechten Erfahrungen, die sie immer wieder gemacht haben. Und wenn man negativ denkt, wird auch der ganze Stoffwechsel in Mitleidenschaft gezogen. Das Immunsystem wird allein durch negatives Denken schon reduziert. Wie soll sich da eine normale, gesunde Abwehrlage an der Haut bilden können? Auch der Säuremantel der Haut wird dabei zerstört.

Eine Regression in Hypnose dauert in der Regel 1–1½ Stunden. Wenn der Patient zum Beispiel dreißig Jahre alt ist, gebe ich ihm ein bestimmtes Alter vor und frage ihn, ob ihm etwas dazu einfällt. Langsam gehe ich immer weiter zurück, gehe bis in die frühe Kindheit hinein, bis ich merke, daß bei dem Patienten etwas zu arbeiten beginnt. Oft kommen Tränen, manchmal eine ganz starke innere Wut, häufig gegen die Mutter, die sich wenig gekümmert hat, was ein kleines Kind einfach nicht verstehen kann. Die Sucht nach Liebe ist sehr groß und nie befriedigt worden. Neurodermitische Kinder sind oft von einem zum anderen Arzt geschleift worden. Dafür wurde die Zeit meistens gefunden, nur für die tatsächlichen Bedürfnisse des Kindes blieb keine Zeit. Wenn die Eltern diese Zeit genutzt hätten, sich mit dem Kind und seinen Wünschen, Problemen und Grenzen zu beschäftigen, wäre es wahrscheinlich schon ein erster Schritt zur Gesundung gewesen. Meiner Ansicht nach müßten die Eltern eine Psychotherapie machen, um zu lernen, mit dem Kind umzugehen.

Wenn in der Therapie jetzt diese Gefühle, sagen wir mal Wut, hochkommen, fordere ich den Patienten auf, sich gegen die Person, die diese Gefühle betreffen, zu wehren und andere Schritte einzulenken als damals in dieser Situation. Als Kind wurde meistens mit Trotz oder Rückzug reagiert. In der Hypnose wird der Erwachsene, der die Situation wieder erlebt, aufgefordert, zu der auslösenden Person hinzugehen und zu sagen, was er fühlt und denkt. Die Situation wird nacherlebt und die adäquate Verhaltensweise eingeübt.

Nach dieser negativen Erinnerung wird der Patient aufgefordert, sich an ein positives Erlebnis zu erinnern, bei dem er Freude empfunden hat. Durch das Wiedererleben der Freude werden negative Erlebnisse unbewußt verdaut. In diese Spannungssituationen, die meistens Auslösesituationen waren, gehe ich in mehreren Sitzungen immer wieder hinein, bis ich das Gefühl habe, daß sie verarbeitet wurden. Der Patient sagt häufig: »Jetzt fühle ich mich wie befreit, mir ist vieles klar geworden.« Dann können wir mit der Therapie aufhören.

Manchmal ist es notwendig, bis in die Zeit im Mutterleib zurückzugehen, um an die Auslösefaktoren heranzukommen. Es gab oft Spannungen während der Schwangerschaft, Eheprobleme, finanzielle Probleme, Ablehnung des Kindes. So ein Kind wird dann geboren, hat Ängste, hat kein Selbstvertrauen und entwickelt häufig somatische Beschwerden. Wenn ein Patient es möchte, gehe ich auch in frühere Leben zurück, allerdings nur auf speziellen Wunsch und mit dem Glauben an Reinkarnation.

Therapierbar war in meiner Praxis bisher jede/r Patient/in. Ich sage immer, daß jeder Mensch suggestibel ist, denn jeder Mensch hat Fantasie. Es kommt immer darauf an, wie der Mensch geführt wird. Er muß angeregt werden, imaginieren lernen, nur darüber ist es möglich.

Wenn jemand negativ gestimmt ist, mißtrauisch und alles infrage stellt, ist er natürlich schwerer hypnotisierbar als jemand, der eher emotional ist, der Vertrauen hat, der gleich mitgehen kann. Der andere braucht einfach mehr Zeit. Wenn jemand sehr rational ist, hat er Probleme, in die Hypnose hineinzukommen. Wenn er allerdings Vertrauen entwickelt und seinen Kopf mal ausschalten kann, dann geht es. Es sagt sich zwar leicht, aber es geht wirklich. Wichtig dabei ist natürlich, welche Bilder man suggeriert bekommt, es müssen Bilder sein, bei denen man sich wohlfühlt. Zunächst wird den Patienten suggeriert, daß die Haut intakt ist. Bei Neurodermitikern nehme ich häufig Bilder mit Wiese, Wald und Wasserfall. In diesem Wasserfall werden sie sich reinigen. Ich fordere sie auf, sich zu reinigen. Die Wassertemperatur und -beschaffenheit erfrage ich dann und höre oft, daß das Wasser frisch und sauber erlebt wird. Dann ist die Reinigung von innen meistens schon da, »Schmutz und Dreck« sind sie losgeworden. Es kann auch mit Sexualität zusammenhängen, was allerdings beim Neurodermitiker nicht ursächlich ist. Es werden falsche Einstellungen zur Sexualität, innere, alte Verhaltensmuster aufgelöst. Ein Reinlichkeitsprinzip haben fast alle Neurodermitiker an sich, deshalb muß man sie auch erleben lassen, wie sehr sie sich reinigen können.

Welche Art von Hypnose ich anwende, richtet sich nach der Indikation. Eine gestufte, aktive Hypnose, zum Beispiel nach Erickson, wird nicht immer angewandt. Bei Neurodermitikern verlasse ich mich einfach auf meine Intuition. Jede Therapie sieht anders für mich aus. Es gibt leichtere und schwerere Fälle. Ich achte vor allem darauf, an welchen Körperstellen die Neurodermitis auftritt, und behandle jeden einzelnen Patienten individuell und ganzkörperlich. Man muß den Menschen auch psychisch aufnehmen können, eine Beziehung muß da sein und Vertrauen. Der Patient muß den Therapeuten annehmen können, um in der Lage zu sein, Defizite nachzuholen.

80 Prozent der Neurodermitiker, die bei mir waren, habe ich erfolgreich behandelt, und es sind immerhin einige im Jahr. Einige Behandlungen, bei denen keine Rückfälle zu verzeichnen sind, liegen schon ein paar Jahre zurück. Es sind vor allem die, bei denen ich auch Mora-Therapie angewandt habe. Wenn die Menschen gelernt haben, mit ihren Problemen umzugehen, sind sie meistens auch in der Lage, ihre Grundkrankheit anzugehen. Wenn neue Probleme auftauchen, kann die Krankheit natürlich wieder zum Vorschein kommen.

Der Juckreiz läßt sich sehr gut durch die Mora-Therapie beeinflussen, und zwar durchs Indumed, eine Magnetfeldtherapie, durch die ein natürliches Magnetfeld aufgebaut wird. Der Juckreiz kommt durch überschüssige Gallensäure im Blut zustande. Die Haut ist unser größtes Organ mit den meisten Nerven. Da muß man nur anfangen zu kratzen und der Juckreiz wird sofort noch schlimmer.

Es ist oft sehr schwierig, Partner in die Therapie miteinzubeziehen. Der Partner sagt meistens, daß er nicht krank sei, also auch keine Probleme habe.

Ich würde gern mehr Partnerarbeit machen, aber leider ist es häufig auch eine Kostenfrage. Viele Patienten schämen sich zuzugeben, eine Hypnose-Therapie zu machen. Sie trauen sich oft nicht einmal, mit ihrem Partner darüber zu sprechen.

Die Kosten für Hypnose-Therapie werden leider nur von privaten Krankenkassen übernommen. Eine Sitzung kostet DM 110,–. Man muß mit dreißig bis fünfzig Sitzungen rechnen, die zweimal wöchentlich stattfinden. Zwischendurch gibt es auch Zeiten, in denen die Therapie stagniert. So alles in allem muß man mit einer Therapiedauer von ungefähr einem Jahr rechnen.

Dr. med. C. S.

(Arzt/Homöopathie – der Name darf aus Wettbewerbsgründen nicht ausgeschrieben werden.)

Ich will den Menschen als Ganzes erfassen

Wie erklären Sie sich Neurodermitis, welche Ursachen vermuten Sie?

Neurodermitis ist eine Krankheit, die sich auf der Haut manifestiert. Sie ist »grob« und grundsätzlich einzureihen in die allergischen Krankheitsbilder, wobei sich die Erkrankung in diesem Fall über die Haut äußert.

Es gibt verschiedene Ursachen. Zum einen muß man die genetische Disposition berücksichtigen, zum anderen diverse andere Auslöser, die dazukommen, zum Beispiel psychische, allergisch-toxische und Nahrungsmittelallergien.

So läßt sich der Begriff Neurodermitis wohl am ehesten definieren. Ganz wichtig ist mir eine ganzheitliche Behandlungsmethode, bei der ich den Menschen nicht nur mit seinen Symptomen sehe, sondern ihn als Ganzes erfasse.

Welche Bedeutung haben für Sie psychische Einflüsse?

Als Auslöser sehe ich in der Psyche eine ganz starke Beteiligung, zumindest einen Mitauslöser. Es gibt zwar auch schon ganz kleine Kinder, die von Neurodermitis betroffen sind, aber wenn man hinter die »Familienpathologie« schaut, findet man auch hier oft schnell die entsprechenden Hintergründe. Das sind häufig Differenzen zwischen den Eltern bis hin zu den massivsten Familienkonflikten.

Der sekundäre Krankheitsgewinn bei neurodermitischen Kindern ist sicher häufig eine durch die Erkrankung erzwungene Zuwendung. Das ist zumindest bei etwas älteren Kindern der Fall. Meine Zweifel habe ich natürlich bei ganz kleinen Kindern, unter einem Jahr, die von schwerstem Milchschorf und dann Neurodermitis befallen sind. Ich weiß nicht, was bei ihnen auf der unbewußten Ebene läuft, aber sicher gibt es auch vorgeburtliche Ereignisse, die mit ausschlaggebend sein können. Es gibt Ärzte, die über Regressionen mit Patienten arbeiten, bei denen sie sich Situationen aus dem vorgeburtlichen Leben anschauen.

Ein psychisches Moment ist sicher auch die Frage der optischen Erscheinung. Neurodermitis ist eine Krankheit, die man von außen sieht und die somit natürlich auch soziale Schwierigkeiten macht. Angst vor ablehnenden Reaktionen der Umwelt stehen da sicher im Vordergrund. Die nach außen auffällige Erscheinung nimmt Selbstbewußtsein und führt zu Kontaktvermeidung und Rückzug.

*Welche Bedeutung sprechen Sie der Ernährung zu und wie gehen Sie
therapeutisch damit um?*

Als Mitauslöser neben der psychischen Ebene hat die Ernährung eine außerordentliche Bedeutung, und zwar auf der allergischen Ebene.

Über Blutuntersuchungen, wie zum Beispiel RAST-Test und die Bestimmung der Immunglobuline E (IGE), kann man Allergien gegen bestimmte Eiweiße feststellen.

Ein weiteres, heute häufig angewendetes Verfahren sind die Auslaß- und Rotationsversuche nach Randolph. Das ist sozusagen eine »antiallergische Diät«, bei der durch die Einhaltung eines 4-Tage-Rhythmus die allergischen Stoffe erkannt und das Immunsystem gestärkt werden kann. Die Testung erfolgt entweder über gereinigte Allergene in Tropfenform oder die Nahrungsmittel selbst, und zwar in einer Zeit, in der sich die Patienten hypoallergen ernähren, um dann nach und nach die einzelnen Nahrungsmittel aufbauen zu können. Sie kann sowohl stationär als auch ambulant durchgeführt werden.

Welche Behandlungsmethoden wenden Sie bei Neurodermitis an?

Ich persönlich beschränke mich überwiegend auf biologische Methoden. Das ist einerseits die Symbioselenkung als Ausgleich der Darmfunktion und des Immunsystems des Darmes, was ja für die Gesamtimmunlage sehr wichtig ist. Andererseits verwende ich homöopathische Mittel und natürlich auch Salben und Bäder zur Entlastung.

Seit einiger Zeit verwende ich als Ergänzungsmittel auch Fumarsäure. Fumarsäure ist ein Stoff, den der Körper eigentlich selber bildet. Bei Neurodermitikern kommt die Synthese oder die Aufnahme dieses Stoffes nicht richtig in Gang. Es sind mittlerweile etwa zwölf Patienten, die ich zusätzlich mit Fumarsäure behandelt habe. Bei vier von ihnen hat die Behandlung nicht funktioniert. Der Arzt, durch den ich auf dieses Medikament gestoßen bin, hat ein wesentlich breiteres Erfahrungsspektrum damit und kann einige Erfolge aufweisen.

*Wie läuft eine kombinierte Behandlung mit Symbioselenkung
und Homöopathie ab?*

Die Symbioselenkung geht grundsätzlich davon aus, daß der Mensch mit seinen »Untermietern« nicht im Gleichgewicht lebt, das heißt, daß er die entsprechenden, gut funktionierenden Bakterien im Darm nicht hat, die er zur Umsetzung der Nahrung braucht. Wichtig dabei ist es zu sehen, daß der Darm nicht nur ein Aufnahmeorgan, sondern auch ein ganz wesentliches Ausscheidungsorgan ist.

Erfahrungsgemäß liegt beim Neurodermitiker ein Mangel an Immunglobulin A (IGA) im Darm vor und ein Zuviel an IGE. IGE sind die Immunglobuline der Klasse E, die für die allergischen Reaktionen zuständig sind. Der Immunstatus ist also gestört, und wenn ich hier die Verhältnisse verändere, können die Symptome sich erheblich bessern.

Die Behandlung beginnt mit einer Umstellung auf eine lactovegetabile Kost mit möglichst wenig Fleisch, insbesondere Schweinefleisch, da es sehr viel Histamin enthält. Außerdem empfehle ich eine Reduktion der raffinierten Kohlenhydrate. Denn auf diese raffinierten Kohlenhydrate wie Weißmehl und weißer Zucker sind die atypischen, krankmachenden Bakterien häufig angewiesen, um sich im Darm besser halten zu können. Im Regelfall sind diese Kohlenhydrate natürlich nicht giftig, aber als Basis oder Förderer für atypische Kulturen sind sie einfach ungünstig.

Auf der medikamentösen Ebene arbeitet man bei der Symbioselenkung immunologisch. Dabei werden Autovaccine (Impfstoffe) hergestellt, die für den persönlichen Bedarf zugeschnitten sind und mit denen man versucht, die atypischen Bakterien zu vertreiben. Durch diese Autovaccine soll das Immunsystem aktiviert werden, bestimmte Bakterien anzugreifen und zu eleminieren. Gleichzeitig werden natürlich die gewünschten Kulturen hinzugefügt, die im Darm anwachsen sollen, um ein neues Gleichgewicht zu erreichen.

Es gibt einen Arbeitskreis in einem Institut in Herborn, der sich auf die Untersuchung der Darmflora spezialisiert hat. Von den entsprechenden Stuhlproben werden hier Kulturen angesetzt, die nicht nur die Bakterien identifizieren, sondern auch deren Leistung. Diese Identifizierung der Leistung der Bakterien ist ganz besonders wichtig, denn es gibt etwa 1000 Coli-Stämme, die zwar alle gleich aussehen, aber sich von der biochemischen Leistung doch sehr unterscheiden. Nach dieser Untersuchung werden die Autovaccine hergestellt, die dann für die Behandlung ausschlaggebend sind.

In einigen Fällen reicht auch die Standardbehandlung ohne Autovaccine, bei der ich versuche, nur durch Zugabe von Symbioflor-Präparaten und einer Ernährung mit rechtsdrehender Milchsäure durch eine basismäßige Entgiftung und Milieuverbesserung ein anderes Darmmilieu zu erreichen.

Als zweiten Behandlungsschwerpunkt haben Sie die Homöopathie genannt. Wie gehen Sie da vor?

Die Homöopathie geht grundsätzlich vom Symptom aus, wobei die Symptome Juckreiz und Brennen allein sicher nicht ausreichen, um das richtige Mittel zu finden. Es müssen auch psychische Symptome und Modalitäten als Verschlimmerung beachtet werden, zum Beispiel tageszeitliche Verschlechterungen, Wärme, Kälte usw.

Das alles gehört in den Bereich der ausführlichen Anamnese, die das A und O einer jeden homöopathischen Behandlung ist. Auch psychotherapeutische Explorationstechniken haben in der Homöopathie ihren Platz, da die Patienten als Ganzes gesehen werden. Durch diese Anamnese versuche ich, das entsprechende »Simili« zu finden, und hoffe, daß der Körper entsprechend darauf reagiert. Hoffe, sage ich, weil die Reaktion des Körpers häufig ausbleibt, obwohl man sich sehr sicher ist, das richtige Medikament gefunden zu haben. Insbesondere bei Patienten, die mit Cortison vorbehandelt oder immunsuppressiv behandelt wurden, sind homöopathische Mittel oft nicht voll wirksam.

Als homöopathisches Basismedikament verabreiche ich meistens »Sulfor« und »Apis«. Die entsprechend notwendigen »Nosoden« ergeben sich aus der Anamnese.

Ich glaube, daß man auch noch die psychischen Symptome der Regression beachten muß. Gerade wenn jemand regressiv reagiert, schüttet er so viel eigenes Cortison aus, daß er nicht mehr aggressiv reagieren kann. Und Neurodermitis gehört für mich in die Reihe der regressiven Erkrankungen.

Erwähnen möchte ich in dem homöopathischen Zusammenhang noch die »potenzierte Eigenblutbehandlung«. Dabei wird ein Tropfen Blut aus der Vene oder Fingerbeere entnommen, mit dreißig-prozentigem reinen Weingeist verdünnt, anhand des homöopathischen Arzneibuches in eine bestimmte Potenz gebracht und in dieser Verdünnung oral verabreicht. Es handelt sich dabei um eine Variation des gespritzten Eigenblutes, das man ja schon lange kennt und das auch als Immunstimulanz wirkt.

Was halten Sie von äußerer Hautbehandlung?

Ergänzend ist sie natürlich notwendig, da sie den Patienten Erleichterung verschafft, aber an der Ursache ändert sie gar nichts. Es ist wichtig, eine äußere Corticoidbehandlung so wenig wie möglich anzuwenden, da sie auf Dauer den Körper systemisch belastet. Im Notfall würde ich natürlich ohne weiteres zu einer Cortisonbehandlung raten, denn »auf dem Altar der Naturheilkunde soll keiner verrückt werden«, man muß immer den Weg suchen, der für den einzelnen gangbar ist.

Wie viele Patienten mit Neurodermitis haben Sie behandelt?

Es sind sicher mehr als vierzig gewesen, was für eine kleine Allgemeinpraxis nicht wenig ist. Etwa die Hälfte der Patienten waren Kinder, die anderen Erwachsene. Ich erinnere mich an sechs Kinder mit schwerster Neurodermitis, deren Hautzustand mit Symbioselenkung und Homöopathie ganz hervorragend geworden ist. Auffällig war bei allen eine ganz atypische Darmflora.

Ich möchte ein Beispiel von einem Zwillingspärchen erzählen, das mir im Alter von zwei Jahren vorgestellt wurde. Der Junge litt seit seiner Geburt an Milchschorf und nach dem Abstillen, mit sechs Monaten, an einer ausgeprägten, großflächigen Neurodermitis. Das Mädchen war gesund. Das Ergebnis der Stuhluntersuchung ergab bei dem Jungen eine Darmflora, die nur aus Eitererregern bestand, bei dem Mädchen eine ganz normale Coliflora.

Als der Junge das erste Mal zu mir kam, war sein ganzer Körper befallen. Er hat sich kaum gerührt, nur ganz vorsichtig bewegt. Ich dachte schon an eine Unterfunktion der Schilddrüse, aber die Ursache dafür war die Neurodermitis, weil ihm einfach die Haut bei jeder Bewegung weh tat. Festgestellt wurde bei ihm eine ausgeprägte Nahrungsmittelallergie gegen Kakaoprodukte. Solange er die meidet und auch nur ganz wenig zuckerfreie Kohlenhydrate zu sich nimmt, geht es ihm gut. Aber sobald er auch nur ein Stückchen Schokolade zu sich nimmt, ist es vorbei. Die Haut fängt zu jucken an, die Neurodermitis »blüht«.

Er ist mittlerweile sieben Jahre alt, weiß das ganz genau und hält sich konsequent daran. Nahrungsmittel, bei denen er sich nicht ganz sicher ist, läßt er automatisch weg. Als Dreijähriger ist er regelrecht auf »Raubzüge« gegangen, um irgendwo Schokolade zu erwischen, aber die Erfahrung hat ihn so geprägt, daß er schon aus Angst vor neuen Symptomen sehr vernünftig geworden ist. Die intensive Grundbehandlung dauerte 1½ Jahre. Seitdem ist er bis heute vollkommen symptomfrei, vorausgesetzt, er paßt mit dem Essen auf. Wichtig bei dieser Behandlung war sicher die außerordentliche Kooperationsbereitschaft der Mutter.

Wie lange dauert in der Regel eine Behandlung?

Das ist eine schwere Frage, die ich nicht generell beantworten kann. Grundsätzlich muß man mal davon ausgehen, daß eine Besserung nicht schlagartig und sofort erfolgt und es eine Zeitlang dauert, bis eine Behandlung greift. Gerade eine Nahrungsmittelumstellung erfordert viel Geduld, wir sind dabei sehr auf eine intensive Mitarbeit der Betroffenen oder Eltern angewiesen.

Ich habe Patienten in meiner Praxis gehabt, die über Jahre erscheinungsfrei waren und noch sind, bei anderen kann eine lebenslange Behandlung notwendig sein, da es immer wieder bestimmte Situationen gibt, die Auslöser für einen erneuten Schub sind.

Gemessen an früheren Therapieergebnissen, komme ich mit der hier genannten kombinierten Behandlung jetzt gut weiter.

Ingeborg Süffert

(Medizinische Kosmetikerin)

Wenn der Juckreiz aufhört, kann die Haut sich von unten besser regenerieren

Ich bin Kosmetikerin und habe zudem eine Ausbildung als Heilpraktikerin. Daher versuche ich, Hautprobleme ganzheitlich und nicht nur von der kosmetischen Seite her zu betrachten.

Vor etwa drei Jahren wurde ich das erste Mal mit Neurodermitis konfrontiert, ich arbeitete gerade in einer Kinderklinik. Ein drei Jahre alter Junge kam damals zu mir in Behandlung. Die Augen waren vollkommen zugeschwollen, die Haut am ganzen Körper offen, geschwollen und gerötet. Die Haare konnten kaum durchkommen, der Kopf war vollständig verklebt. Der Junge hatte noch nie in seinem Leben gelacht. Mutter und Kind waren nervlich völlig am Ende.

Ich habe den Jungen mit einer Spezialkosmetik, auf die ich später noch zurückkommen werde, am ganzen Körper eingerieben. Das Kind hat natürlich fürchterlich geweint, weil die Haut zunächst sehr gebrannt hat, aber danach hat es ganz friedlich auf dem Schoß seiner Mutter gesessen, war ganz ruhig und hat endlich einmal nicht mehr gekratzt.

Zum damaligen Zeitpunkt habe ich auch einer schwangeren Frau helfen können. Sie hatte Neurodermitis schwersten Grades an beiden Händen, die mit dem Tonicum und der Creme völlig abgeheilt sind.

Diese Spezialkosmetik habe ich auf einer Messe kennengelernt. Es handelt sich dabei um eine allergiegetestete Naturkosmetik, die desinfizierend und entzündungshemmend wirkt und die Durchblutung fördert. Das Tonicum wirkt heilend, aufbauend und regenerierend. Der Säureschutzmantel der Haut wird stabilisiert und der Feuchtigkeitshaushalt reguliert. Neben den desinfizierenden Inhaltsstoffen sind auch Pflanzenextrakte enthalten: Augentrost, Birke, Brennessel, Löwenzahn, Ringelblume, Johanniskraut, Rosmarin, Salbei, Schachtelhalm, Schafgarbe und so weiter. Der Alkoholanteil wird durch die Pflanzenextrakte abgemildert. (Anmerkung der Verfasserin: Bei dieser Behandlung muß natürlich darauf geachtet werden, ob neben der Neurodermitis Allergien gegen diese Pflanzen bestehen.) Ich behandele alle juckenden, beißenden und brennenden Hautflächen damit und habe schon viele Erfolge gehabt. Verstopfte Poren werden wieder geöffnet, Blockaden gelöst und die Hautfunktionen wieder angeregt. Durch die nun stattfindende Enthornung wird natürlich auch der Juckreiz genommen. Wenn der Juckreiz aufhört, kann die Haut sich von unten herauf wieder bessern und regenerieren. Das braucht selbstverständlich seine Zeit.

Ich habe etliche Kinder behandelt, bei denen die Symptome ganz abgeheilt sind, andere bekommen ab und zu noch Schübe, vor allem in Streß- und Konfliktsituationen. Beobachtet habe ich Rückfälle beim Zahnen, wenn ein Geschwisterkind auf die Welt kam oder wenn das Kinderbett auf einer Wasserader stand.

Es ist wichtig, immer das ganze Umfeld mit im Auge zu haben, wenn ich die Behandlung beginne: Psychische Faktoren, Ernährung, wie wurde die Haut bisher behandelt. Wenn ich unmittelbar nach einer Cortisonbehandlung mit dieser Spezialkosmetik beginne, muß damit gerechnet werden, daß es drei Monate dauern kann, bis sie anspricht.

Kinder lasse ich in der Regel, wenn sie alt genug sind, bei der Behandlung mithelfen. Sie bekommen von mir einen mit Tonicum getränkten Wattebausch in die Hand und dürfen damit die Haut abreiben. So sind sie selbst am Geschehen beteiligt, sind abgelenkt und merken oft gar nicht, daß es brennt. Wenn sie abgerieben sind, ist der Juckreiz genommen und sie können endlich wieder, auch ohne Beruhigungsmittel, schlafen. Während der Behandlung darf allerdings die Haut nicht zusätzlich durch Allergietests oder ähnliches gereizt werden.

Bei der Behandlung mit dieser Spezialkosmetik handelt es sich also um eine Tiefenreinigung von unteren Hautschichten. Abends wird die Haut mit dem Tonicum ganz fest abgerieben und gesäubert, sonst erfolgt keine Behandlung. Die Haut wird nicht wieder zugesalbt, und so muß jede einzelne Zelle wieder selber aktiv werden. Morgens muß die trockene Haut, wie sie der Neurodermitiker ja hat, nach der Tonicbehandlung mit einer Sensitiv-Creme eingecremt werden, um sie tagsüber gegen Einflüsse von außen zu schützen. Die Zusammensetzung der Creme ist ähnlich wie die des Tonicums. Ist die Haut sehr offen und gereizt, empfehle ich vor der Behandlung mit dem Tonicum Meersalzbäder. Dadurch wird die Haut weicher und kann langsam wieder frei und gesund werden.

Eine Entschlackungstherapie mit Tabletten aus der Naturheilkunde, die den Stoffwechsel anregen und Magen, Galle, Leber, Darm und Nieren bei ihrer Entgiftungsarbeit unterstützen kann, ist vor allem bei chronifizierten Fällen anzuraten.

Anschriften von Verbänden, Arbeitskreisen, Kliniken und Selbsthilfegruppen

Bundesverband Neuro-
dermitiskranker
in Deutschland e. V.
Postfach 1405
5407 Boppard 1
Tel. 0 67 42/25 98

Deutscher Neurodermiti-
ker-Bund e. V.
Mozartstr. 11
2000 Hamburg 76
Tel. 0 40/2 20 57 57

Allergiker- und Asthmati-
kerbund e. V.
Hindenburgstr. 110
4050 Mönchengladbach 1
Tel. 0 21 61/1 02 07

Deutsche Stiftung für die
Psoriasis- und
Neurodermitisforschung
Fontanestr. 14
5300 Bonn 2

Arbeitsgemeinschaft Allergiekrankes Kind
Hauptstr. 29
6348 Herborn
Tel. 0 27 72/4 12 37

Arbeitskreis für Neuro-
dermitiker und Eltern von
betroffenen Kindern
Goethestr. 54
8000 München 2

Gesprächskreis für Neuro-
dermitiker und Eltern von
betroffenen Kindern
Gemeindehaus St. Markus
Arcisstr. 35
8000 München 40

Elterntreffen Neurodermitis
Rudolf Kreuter
Max-Hueberer-Str. 9
8045 Ismaning

Kur- und Lehrgangs-
zentrum Rheinbach der
Deutschen Gesellschaft zur
Förderung der Rehabilita-
tion e. V.
Vor dem Voigtstor 1
5308 Rheinbach
(Intensivlehrgang für
Patienten mit Neuro-
dermitis)

Klinik für Dermatologie
und Allergie
(Alexanderhausklinik)
Tobelmühlestr. 2
CH – 7270 Davos-Platz

Nordseeklinik
Dermatologische Abt.
2280 Westerland/Sylt

Klinik »Borkum Riff«
Hindenburgstr. 126
2972 Borkum

Spezialklinik Neukirchen
Privatklinik zur Behandlung
allergischer und degenerati-
ver Erkrankungen GmbH
Krankenhausstr. 9
8497 Neukirchen beim
Hl. Blut

Schwarzwald-Klinik
Farnweg 6
7730 Villingen-Schwenningen

Städtische Kinderklinik
Prof. Dr. E. A. Stemmann
Westerholter Str. 142
4650 Gelsenkirchen 2

Selbsthilfegruppen gibt es in
zahlreichen Orten der Bundesrepublik Deutschland,
neue werden laufend aufgebaut. Anschriften vermittelt
der Bundesverband Neuro-
dermitiskranker sowie der
Deutsche Neurodermitiker-
bund (siehe oben). Auch
Kontakt- und Informations-
stellen für Selbsthilfegruppen wie NAKOS in Berlin
(Albrecht-Achilles-Str. 65),
KISS in Köln (Herwarth-
str. 12) und BIKIS in Biele-
feld (Stapenhorststr. 5)
helfen weiter.

Österreich
Selbsthilfegruppe für Neuro-
dermitiker/Atrophisches
Ekzem
Kegelgasse 34–38,
Stiege 1/Tür 20
A – 1030 Wien
Tel. 02 22/7 13 80 30

ANA Asthma Neurodermitis
Allergie-Verband
Medizinisches Selbsthilfe-
zentrum-Wien
Obere Augartenstraße 26–28
A – 1020 Wien
Tel. 02 22/33 22 86 (Zr. 11)

Schweiz
In der Schweiz gibt es keine
Verbände für Neuroder-
mitiker.
Betroffene können sich an
die deutschen Verbände
wenden.

Teil II

Praktische Maßnahmen und Hilfen für Betroffene und ihre Angehörigen

Einführung

Es gibt verschiedene Wege, eine Neurodermitis zu lindern oder gar zu heilen. Mögliche Therapiewege für den Laien verständlich darzustellen und damit jedem Neurodermitiker die Möglichkeit zu geben, den für ihn einfachsten Selbsthilfeweg zu wählen, ist Ziel der folgenden Darstellungen.

Die Selbsthilfe einer basischen Kostumstellung mit entsprechenden Nahrungsmittelergänzungen, die die Leber stärken und Ausscheidungsprozesse im Stoffwechsel fördern, wird gelegentlich noch als unwissenschaftlich abgelehnt. Dies ist bedauerlich, da gerade durch die verschiedensten natürlichen Maßnahmen Neurodermitishaut eine sichtbare Besserung erfährt.

Die hier im Buch aufgeführten Tagesprofile und Maßnahmen zur Zellauffrischung entstanden in Zusammenarbeit mit den behandelnden Therapeuten von Ratsuchenden. Diese Teamarbeit von Therapeut und Ernährungsberater halte ich gerade bei chronisch erkrankten Neurodermitikern für unerläßlich, da durch biologische Zusatztherapien, die die Ernährungsumstellung begleiten, die Gefahr eines allergischen Giftstaus verringert wird.

Ich wünsche jedem von Neurodermitis betroffenen Leser, daß Selbsthilfe ihm Krankheitslinderung, neue Lebensfreude und weitestgehende Heilung verschaffen kann. Angehörigen von Neurodermitikern, insbesondere Eltern von Neurodermitiskindern, mögen aus den Darstellungen praktischen Nutzen ziehen, um ihren kleinen Patienten Linderung verschaffen zu können und Verständnis für die so mühsam durchzuhaltende Selbsthilfe zu entwickeln.

Ich danke allen Patienten, Schulungsteilnehmern, Selbsthilfegruppen, Müttern und behandelnden Therapeuten, die durch ihr Vertrauen mein Erfahrungswissen um diese Krankheit erweitert haben.

Gisela Schlieper

In den Rezepten verwendete Abkürzungen

TL	Teelöffel
EL	Eßlöffel
ml	Milliliter
l	Liter
g	Gramm

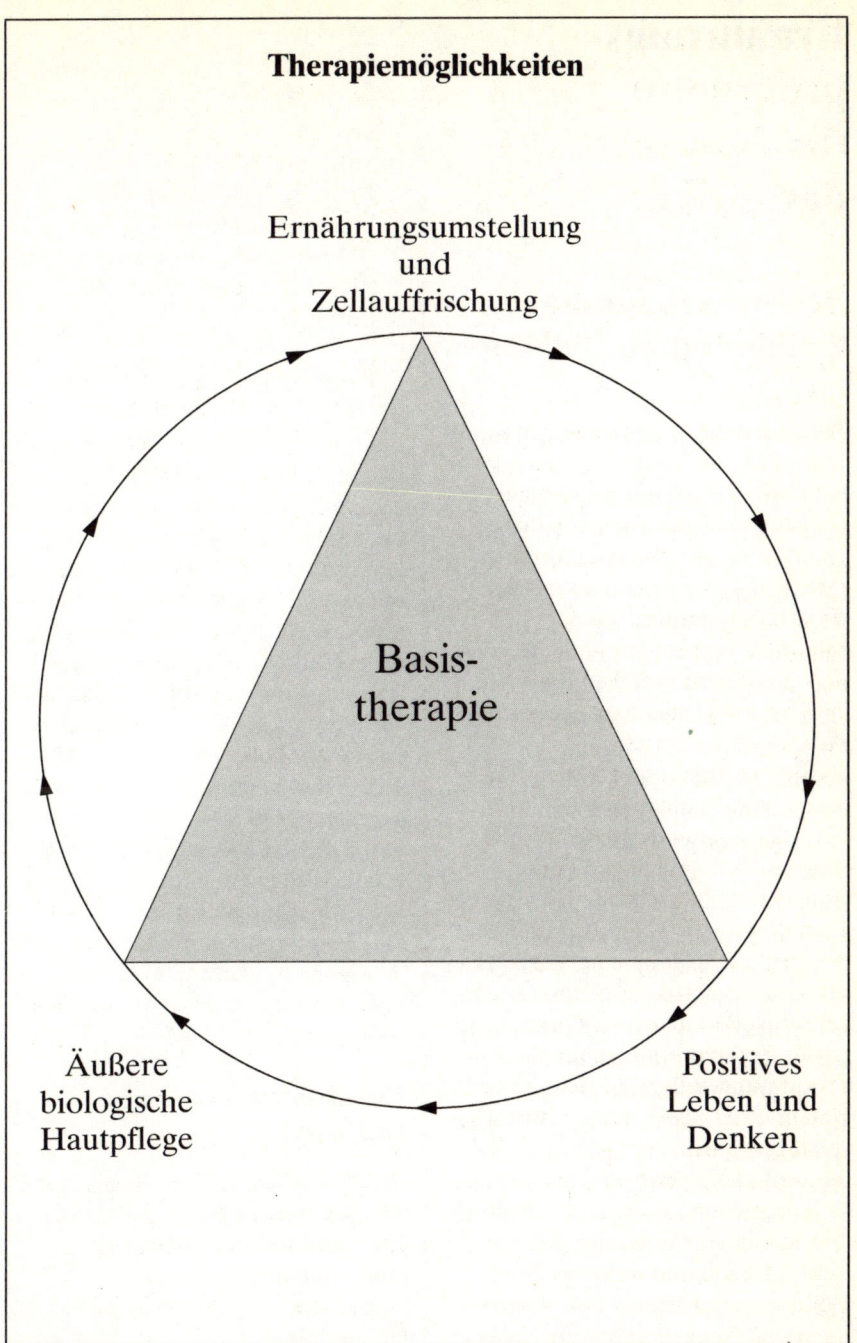

Therapiemöglichkeiten

Ernährungsumstellung
und
Zellauffrischung

Basis-
therapie

Äußere
biologische
Hautpflege

Positives
Leben und
Denken

Ernährungs-programm für Neuro-dermitiker

Basiswissen für die Ernährungsumstellung

Immunsystem und Ernährung

Ernährung kann das menschliche Immunsystem schwächen und stärken (gut beschrieben in dem Buch IMMUN von Juchheim/Poschet, BLV Verlag München).
Eine fette, süße, salzige, ballastarme und säurebetonte Normalkost entleert im Laufe von Jahren oder über Generationen die Vitamin- und Mineralstoffspeicher der Zellen, fördert Zellblockaden und behindert wichtige Stoffwechselabläufe. Diese Wirkung von falsch zusammengestellter Nahrung auf die menschliche Zelle ist – nach Aussagen von Kollath (Ernährungswissenschaftler) – mitverantwortlich dafür, daß das Immunsystem entgleist und die Krankheitsanfälligkeit der nachfolgenden Generationen schlechter wird.
Ein nicht zu unterschätzender Negativfaktor für das Immunsystem sind *Lebensmittel, die täglich, also immer gegessen werden*!

Beispiele
▷ Weizen – in Form von weißem Mehl, Brot, Nudeln, Gebackenem usw.
▷ Milch und Milchprodukte – Joghurt, Quark, Vollmilch, Puddingspeisen usw.
▷ Bohnenkaffee und schwarzer Tee
▷ Bier und Zuckerlimonaden
▷ Eier usw.

Frühere Generationen aßen abwechslungsreich und die in den Jahreszeiten wachsenden Früchte und Gemüse. Immer wenn ein Nahrungsmittel über Generationen oder über Jahre täglich gegessen wird, kann es Allergene aufbauen und damit zu einer Schwächung des Immunsystems führen. Bei einem Neurodermitiker ist die Reaktion auf bestimmte Nahrungsmittel besonders ausgeprägt. *Viele Neurodermitiker haben ihre ganz persönlichen Allergene gegen einzelne Nahrungsmittel aufgebaut.* Oft wissen sie es gar nicht und haben Mühe, selbst die Unverträglichkeiten zu entdecken. Darin liegt ein wichtiger Grund, warum eine Ernährungsumstellung oft nicht den schnellen Erfolg bringt oder auch ganz unerwartete Reaktionen nach sich zieht.

Ernährungsumstellung und Streß

Ernährungsumstellung (Diät) bedeutet auch für den Neurodermitiker in der Einstiegs- und Informationsphase inneren Streß. Streß wiederum verstärkt die Wirkung der Allergene.

136

Eine Ernährungsumstellung sollte angstfrei, ruhig, besonnen, zuversichtlich und sicher in der Durchführung sein. Hier kommt es sehr auf die Erfahrung und Vermittlungsfähigkeit des jeweiligen Beraters an. Deshalb lesen Sie zunächst das gesamte Ernährungsprogramm durch, um Sicherheit im Umgang mit Ihrer Hilfe zur Selbsthilfe zu bekommen.

Praxisorientierte Selbsthilfe braucht Zeit und detailliertes Wissen über die einzelnen Nahrungsmittelgruppen. Arbeiten Sie sich langsam vor und überfordern Sie sich nicht. *Es gibt nicht die Neurodermitis-Diät, sondern nur eine durch Erfahrungen geprägte Basisdiät unter Berücksichtigung vieler unterschiedlicher, individueller Einzelallergene.* Die bekannte Vollwerternährung auf ovolactovegetabiler Basis (mit Milch, Milchprodukten, Käse und Eiern) würde nach meiner Erfahrung eine Neurodermitis nicht bessern, sondern noch verschlimmern, da übliche Vollwertkost für den immungeschwächten Stoffwechsel eines Neurodermitikers noch zu viele Allergene und säuernde Komponenten beinhaltet. Eine lediglich milchfreie Diät auf Sojamilchbasis, wie sie häufig empfohlen wird, zeigt oft nur sehr geringe Wirkung oder gar keine. Eine differenzierte, basenbetonte Vollwerternährung dagegen, wie sie hier empfohlen wird, wirkt sehr gezielt auf den Stoffwechsel eines Neurodermitikers. Dies sind die wichtigsten Komponenten:

▷ Säuren werden abgepuffert und neutralisiert.

▷ Die mit Giften belastete Darmflora wird in ein natürliches Gleichgewicht gebracht.

▷ Der hautbelastende Allergie- und Schlackenstoffwechsel wird umgestimmt, wodurch auch positives Denken und Leben erleichtert wird – einer der wichtigsten Punkte im gesamten Behandlungsschema.

▷ Die Nahrungsmittelsüchte werden langsam abgebaut.

▷ Entleerte Zellen werden aufgefrischt und mineralisiert.

Nahrungsmittelentzug und Psyche

Eine nicht zu unterschätzende Schwächung des Immunsystems resultiert aus der Gewöhnung an bestimmte Nahrungsmittel. Der so entstandene »Suchtstoffwechsel« verlangt immer wieder ganz bestimmte Nahrung, die häufig mit Heißhunger verzehrt wird. Dieser »Suchtstoffwechsel« belastet einen Neurodermitiker oft sehr. Gerade seine Lieblingsnahrungsmittel verursachen häufig stärkste Schübe. Seine erworbenen Nahrungsmittelsüchte erlebt jeder Betroffene bei einer Ernährungsumstellung anders.

Am häufigsten erfolgt ein Rückfall in die gewohnte Alltagsernährung mit der Begründung: »Mein Appetit war einfach stärker als mein Wille.« Dieser »Eßrückfall« spiegelt sich je nach Immunlage stark oder weniger stark auf der Haut wider. Gelingt es jedoch dem Neurodermitiker, sein Immunsystem langsam aufzubauen, so verliert er im Laufe der Zeit sei-

137

nen »Suchstoffwechsel« und die erworbenen Einzelallergien. Die Ernährungsumstellung hat sich für ihn gelohnt, und der Speiseplan kann nach individueller Verträglichkeit nach und nach großzügiger gestaltet werden.

Wichtig: Die Neurodermitisdisposition bleibt immer bestehen. Darum sollten positiv verändertes Essen und Leben beibehalten werden.

Säurebildner und Basenbildner in der Ernährung

Saure Nahrung macht krank und begünstigt Neurodermitis und Hautallergien. Es macht nicht nur das sauer, was sauer schmeckt; darin besteht die Schwierigkeit des Verstehens dieser Thematik. Die Säureprozesse spielen sich nicht im Blut ab, sondern in der Zelle, sie sind also etwas nicht Meßbares. Nach Robert G. Jackson (amerikanischer Ernährungswissenschaftler) und Ragnar Berg (schwedischer Ernährungswissenschaftler), beide Pioniere und Warner auf dem Gebiet säurebildender Nahrung, belasten »Säurebildner« massiv den menschlichen Stoffwechsel, behindern Calciumeinlagerungen, fördern Zellblockaden und schwächen die Leberfunktion. Hohe, isoliert zugeführte Calciummengen bringen aber bei einem Säurestoffwechsel wenig Erfolg, da dieses Calcium nur unvollständig in die Zelle gelangt und sich anderswo ablagert.

Für uns technikorientierte und tablettenschluckende Patienten wird es immer schwieriger, die Symbiose-arbeit kleinster Lebenseinheiten, unserer Körperzellen, zu verstehen und Krankheit als Wegweiser und Zeichensetzung von falsch gesteuerter und entgleister Zellarbeit zu erkennen.

Siehe Übersichten rechte Seite.

Zellauffrischung

Laßt Nahrung eure Medizin sein und Medizin eure Nahrung – sagte schon Hippokrates, der bedeutende griechische Arzt. Er versuchte stets, die krankmachenden Körpersäfte durch zellauffrischende Heilnahrung umzustimmen.

In der heutigen Zeit voller Streß und Hektik sollte dieser Wahlspruch besonders ernst genommen werden, da erhöhte Belastungsphasen (seelischer, körperlicher und beruflicher Streß usw.) vermehrt Mineralsalze, Vitamine und bestimmte Fettsäuren verbrauchen. Diesen erhöhten Bedarf mit hochwertiger, inhaltsreicher Heilnahrung abzudecken, ist – je nach Krankheitsphase – mit Vollwerternährung allein nicht immer möglich. Denn unsere Böden und unser Trinkwasser enthalten nicht mehr die Vielfalt an Inhaltsstoffen, im Gegenteil, sie sind sogar mit Giften belastet. Die Pflanzen, die auf diesen Böden gedeihen, und das Grundwasser, Produkte, die für uns Nahrung und Medizin sein sollen, können nicht mehr ihre ursprüngliche Heilwirkung entfalten, da sie viele lebensnotwendige Stoffe nicht mehr oder zu gering enthalten. Deshalb kann eine Ernährungsumstellung von einer Zellauffrischung

Säurebildende Nahrungsmittel – für Neurodermitiker krankheitsfördernd

▷ Tierisches Eiweiß – Fleisch, besonders Schweinefleisch und daraus hergestellte Wurst
▷ Fisch, Fischprodukte, Muscheln und Krustentiere
▷ Eier, besonders das Weiße vom Ei
▷ Nüsse, besonders Erdnüsse, Haselnüsse, Walnüsse – Nußaufstriche
▷ Saure Obstsorten wie Zitrusfrüchte, Kiwis, Rosinen, Pflaumen, Pfirsiche, alles unreife Obst
▷ Fleischbrühenextrakte und daraus hergestellte Fertigsoßen und Gewürze
▷ Weißes Mehl und daraus hergestellte Produkte wie Gebäcke und Nudelspeisen
▷ Zucker und zuckerhaltige Nahrungsmittel, auch sogenannte gesunde Naturzucker (Honig, Ahornsirup usw.), wenn in großen Mengen genossen – mildeste Süße ist wichtig (Geschmacksdrüsen umgewöhnen)
▷ Süßstoffe, Süßstoffe auf Eiweißbasis
▷ Bohnenkaffee, schwarzer Tee, Kakao – saure Obstsäfte – alkoholische Getränke, besonders Wein und Sekt – süße Limonaden – saure Kräutertees
▷ Reines, nicht abgebundenes Vitamin C = Ascorbinsäure, Vitamin-C-haltige Säfte, Vitamin-C-Tabletten
▷ Essig – saure Zitrus- und Obstsäfte
▷ In übertriebenem Maß genossene Fette, vor allen Dingen erhitzte Fette
▷ Milch und Milchprodukte – Käse, besonders magerer Käse – Quark, Joghurt, Dickmilch, Kefir

Basenbildende Nahrungsmittel – für Neurodermitiker heilend

▷ Gemüse, besonders grüne Blattgemüse – Kartoffeln – Meeresalgen
▷ Südländisches, nicht saures Obst wie Honigmelone, Wassermelone, Papaya, Banane, Feige (getrocknet und frisch), Mango, Kürbis
▷ Milde, möglichst Hefe- und salzarme Gemüsebrühen – reine Sojasaucen – Getreidesud von gekeimtem Getreide
▷ Mandeln – Datteln
▷ Vollgetreide – frisch gemahlen oder geschrotet, besonders Hirse, Buchweizen, Reis, Amaranth, Mais
▷ Mandelmilch, Schafmilch, Ziegenmilch, Sojamilch (keine Kuhmilch!)
▷ Calcium- und kieselsäurehaltige Mineralwässer

begleitet werden. Zellauffrischungs-maßnahmen sorgen für eine besonders schnelle Immunanhebung. Zusätze aus Nahrungsmittelergänzungen mit Heilwässern, ätherischen Ölen, leberstärkenden Pflanzen, isolierten Linolensäuregaben, einigen Frischpflanzen- und Kräuterextrakten, Stoffwechselentgiftungstinktur zur Darmpflege bringen daher schnelle Hilfe und sorgen dafür, daß die Diät schneller zum Erfolg führt.

Darüber hinaus bietet die äußerliche mineralische Hautpflege mit Meersalzbädern und dem Dermokosmetikum, der Phytocell Schlieper Hautmilch, eine besonders angenehme und verträgliche Naturkosmetik.

Fallbeispiel

Eine besonders schlimm betroffene Neurodermitikerin kam zu mir, sie hatte von Kind an Neurodermitis. Bei vielen anerkannten Hautärzten und Professoren war sie in Behandlung gewesen – ein Leben lang rundum Therapiestreß. Ihre Haut war offen, schuppig, rot, blutig gekratzt und zum Teil eitrig. Das machte sie arbeitsunfähig und erforderte die tägliche Einnahme von Cortison und Antibiotika. Sie war bereit, an meinem Selbsthilfeseminar teilzunehmen. Bei ihrem Hautbild ging ich davon aus, daß sie viele Einzelallergene aufgebaut hatte und nur noch wenige Nahrungsmittel verträgt.

In Teamarbeit mit dem Therapeuten entstand folgende Einstiegstherapie:
▷ 6 Wochen strenge, weizenfreie

Diät mit Reis-Hirse-Brot und Bösser-Salz-Zugabe beim Backen
▷ Tierisch eiweißfreie Diät
▷ Urticalcin- und calc. flour.-Gaben als isolierte Mineralsalze
▷ Stoffwechselentgiftungstinktur für den Darm
▷ Leberstärkende Pflanzenextrakte
▷ Tägliche Lecithin- und Distelöleinnahmen
▷ Papayaforce-Tabletten zur Eiweißneutralisation im Darm
▷ Heilerde zur Darmentgiftung
▷ Meersalzbäder
▷ Phytocell-Schlieper-Hautmilch

Die Patientin verließ aufgewühlt und erstaunt meine Beratung, froh über so viele Selbsthilferatschläge. Wir hatten eine wöchentliche Rückmeldung als Therapiebegleitung verabredet. Nach 4 Wochen hatte sie sich immer noch nicht gemeldet. Ich rief bei ihr an, um mich nach ihrem Zustand zu erkundigen. Sie entschuldigte sich und erzählte mir überglücklich, daß ihre Haut noch nie so gut ausgesehen habe, sie schon wieder Joghurt essen könne und sogar mit ihrem Freund zum Essen gegangen war. Ansonsten halte sie aber die Diät ein, ihr Bäcker backe jede Woche ein Reis-Hirse-Brot für sie. Durch die äußere Hautmineralisation mit der Phytocell-Schlieper-Hautmilch war schon am zweiten Tag das Jucken vorbei und die Haut heilte sichtbar ab.

Dieser schnelle Heilerfolg war nur möglich mit parallel zur Diät verlaufenden Zellauffrischungsmaßnahmen, die innerlich und äußerlich durchgeführt wurden.

Zusatzmaßnahmen zur Zellauffrischung und Leberstärkung

Wenn eine Ernährungsumstellung nicht genügend Erfolg zeigt, sollten Nahrungsergänzungen die Diät unterstützen. Bei chronischem Krankheitsbild ist der Stoffwechsel wahrscheinlich total entgleist. Von den folgenden Zusatzmaßnahmen sind die ersten 6 besonders wichtig.

1. *Darmsymbiose* (siehe Seite 142).
2. Mit *Urticalcin* (siehe Glossar) entsäuern und mineralisieren.
   - Erwachsene: 4 × 4 Tabletten langsam auf der Zunge zergehen lassen.
   - Kinder ab 4 Jahre: 3 × 4 Tabletten langsam lutschen.
   - Kinder ab 2 Jahre: 3 × 2 Tabletten langsam lutschen.
   - Säuglinge: 3 × 1 bis 3 × 2 Tabletten auf einem kleinen Löffel mit etwas Wasser auflösen und auf die Zunge streichen.
3. *Biochemische Mineralsalze* Calc. fluor, calc. phos, silicea. Die Dosierung je nach Konstitution mit dem behandelnden Therapeuten absprechen.
4. Mit *Heilerde* (Luvos Ultra, siehe Glossar) entgiften und mineralisieren.
   - Erwachsene: morgens nüchtern 1 gestrichenen TL mit etwas Wasser verrühren und trinken.
   - Kleinkinder: 1 TL mit ½ Tasse (normale Größe) Wasser bedecken, umrühren, über Nacht stehen lassen, am anderen Morgen das mineralhaltige

Wasser vorsichtig abgießen und die ausgelaugte Heilerde in der Tasse zurücklassen. Das mineralisierte Wasser zur Flaschennahrung oder Breizubereitung verwenden.
Wichtig: Bei Säuglingen unter ½ Jahr mineralisiertes Wasser wegen eventuellen Keimgehalts vorsichtshalber abkochen.

5. Mit Reinlecithin, Biolipon (siehe Glossar) oder Distelölgaben hochwertige Fettsäurenzufuhr verbessern.
   - *Reinlecithin* Erwachsene: 3 × 1 TL am Tag Kleinkinder: 2 × ½ TL am Tag
   - *Biolipon* Erwachsene: 1 × 1 Kapsel am Abend Kleinkinder: Kapsel ausdrücken und nur äußerlich anwenden.
   - *Distelölgaben* Erwachsene: 2 × 1 EL am Tag Kleinkinder: 2 × 1 TL am Tag Bei Kleinkindern kann Distelöl auch durch Sonnenblumenöl ersetzt werden, das reicht von der hochungesättigten Fettsäurenzufuhr aus.
6. *Löwenzahn* und *Artischocke* zur Leberstärkung als Pflanzenkonzentrat (Saft oder Dragees) einnehmen.
   - Erwachsene und Jugendliche nach Empfehlung des gekauften Präparates.
   - Säuglinge nur Löwenzahnsaft (2 × ½ TL am Tag) einnehmen.
7. Mit *Bösser Salz* (siehe Glossar) entsäuern. Nur wichtig, wenn parallel zur Neurodermitis Sodbren-

nen und ständige Magen-Darm-Beschwerden vorhanden sind.

- Bösser Salz kann beim Brotbacken dazugegeben werden. Es nimmt dem Getreide die säuernde Wirkung. (1 TL Bösser Salz auf 1 kg Brot).

8. Mit *Papaya-Tabletten* Eiweißschlacken neutralisieren. Dies ist für Erwachsene wichtig, wenn starke Blähungen ihre Diät begleiten.
   - Erwachsene: 3×3 Tabletten am Tag.

   Wichtig: Nur reine Papayatabletten einnehmen, keine Mischungen mit Joghurt- und Molkezusätzen.
9. *Stoffwechselentgiftungstinktur* (siehe Seite 198) morgens nüchtern und abends vor dem Schlafengehen einnehmen.

Darmsymbiose als Entgiftungsmaßnahme

Jeder Darm besitzt ein gut durchorganisiertes Heer an Bakterien, die harmonisch zusammenarbeiten (Symbiose). Eine gesunde Darmbakterienkultur neutralisiert anfallende Fäulnisgifte, so daß Blut und Zellen wenig belastet werden. Durch säurebetonte Normalkost, aufgebaute Nahrungsmittelallergien, häufige Antibiotika- und Cortison-Behandlungen wird dieses Bakterienheer negativ beeinflußt: Gift- und fäulnisproduzierende Bakterien gewinnen die Oberhand mit oft verheerenden Folgen für den gesamten Stoffwechsel. Leber und Nieren werden mit den anfallenden Giften zu hoch belastet, die Haut wird zu einem zusätzlichen Entgiftungsorgan. Negative Darmgärungsverhältnisse können Müdigkeit, Kreislaufschwäche, Durchblutungsstörungen, Unwohlsein, Blähungen, Migräne und vor allem Hautjucken begünstigen. Eine zerstörte Darmflora benötigt oft Monate zu ihrer Wiederherstellung.

Vor einer Darmsymbiose sollte möglichst eine Darmreinigung mit parallel verlaufender Giftabpufferung vorgenommen werden. Anschließend werden gezielt Bakterienpräparate verabreicht und die richtige Kost zusammengestellt. Bekannte Präparate zur Wiederherstellung der Bakterienflora sind: Symbioflor, Prosymbioflor, Mutaflor, Colibiogen, Hylak, Acidophyluspulver. Bei Einnahme solcher Präparate immer auf milcheiweißfreie und hefefreie (bei Hefeallergie) Präparate achten. Sprechen Sie mit Ihrem Arzt bzw. Therapeuten!

Maßnahmen zur Regulierung der Darmflora

1. In den ersten 2–3 Therapiewochen ein- bis zweimal pro Woche eine Darmreinigung mit milden Einläufen vornehmen (am besten lauwarmer Lavendeltee mit etwas Rhizinusöl). Klistiere für Einläufe oder ein Darmreinigungsgerät (Irrigator von Hartmann) erhalten Sie in der Apotheke.
2. Gift ausschwemmen und Schleimhäute aufbauen: morgens nüchtern 1 Teelöffel Luvos Ultra Heilerde (siehe Glossar) in etwas lauwarmem Wasser auflösen und trinken.

3. Mit milchfreien, enzymhaltigen Papaya-Tabletten Eiweißschlakken neutralisieren. 3 × 3 am Tag einnehmen.
4. Gifte neutralisieren mit der Stoffwechselentgiftungstinktur (S. 198).
5. Darmbakterien auffrischen mit milcheiweißfreiem Acidophyluspulver oder Hylak Tropfen.
6. Viel Cellulose in Form von Rohkost und Vollgetreide verzehren.
7. Viel reines Quellwasser (siehe Glossar) trinken.

Hinweise

▷ Die Darmreinigung möglichst nicht mit Glaubersalz vornehmen, da dieses schwefelhaltige Salz häufig von Neurodermitikern nicht gut vertragen wird.
▷ Darmreinigung möglichst mit einem erfahrenen Arzt bzw. Therapeuten durchführen.
▷ Darmreinigung nicht bei einem Säugling vornehmen.
▷ Eine Darmreinigung ist besonders wichtig bei chronischen Neurodermitikern mit jahrelangen Cortisongaben.

Verträglichkeit bestimmter Lebensmittel und Zusatzstoffe

Viele Neurodermitiker, nicht alle, vertragen wegen aufgebauter Einzelallergene bestimmte Nahrungsmittel bzw. Inhaltsstoffe oder Zusatzstoffe verschieden gut oder schlecht.

Schlecht vertragen werden häufig:

▷ Möhren und Beta-Carotin als Farbstoff, häufig in Margarine und Butter enthalten
▷ Curry
▷ Zimt
▷ Gelatine = Eiweißkonzentrat
▷ Kamillentees und isolierte Kamillenextrakte
▷ Honig = bei Pollenallergikern
▷ Rosinen/Weintrauben = wegen der Säure, der Spritzmittel und Schwefel
▷ Kuhmilch und Kuhmilchprodukte
▷ Weizen und Klebereiweiß
▷ Sojakonzentrate (Tofu, Fleischersatz)
▷ Vitamin C (Ascorbinsäure) = in Säften und saurem Obst
▷ Vorsicht bei künstlichen Lebensmittelzusatzstoffen!

Hinweis

Wenn Sie mehr über »künstliche« Zutaten in Lebensmitteln erfahren wollen, besorgen Sie sich die Zutatenliste bei einer Verbraucherberatungsstelle!

Gut verträgliche Zusatzstoffe

▷ Lecithin (E 322)
▷ Rote-Bete-Farbstoff (E 162)
▷ Agar-Agar = Meeresalgen (E 406)
▷ Johannisbrotkernmehl = unter Biobin, Nestargel oder Guarkernmehl im Handel (E 410)
▷ Guarkernmehl

10 Leitsätze zur Ernährungspraxis und Zellauffrischung

1. Säurebildende Nahrungsmittel durch basenbildende Nahrungsmittel ersetzen (siehe Seite 138).
2. Tierisch eiweißfreie Ernährung durchführen: kein Fleisch, kein Fisch, keine Eier, keine Milch und Milchprodukte.
   Ausnahme: Bei Hautbesserung 1–2 mal pro Woche kleinste Rind- oder Geflügelfleischmenge erlaubt.
3. Eiweißbedarf durch eiweißhaltige Pflanzen (Amaranth, Buchweizen und Soja) decken.
4. Zuckerfreie Ernährung durchführen: nur kleinste Mengen an milder Natursüße verarbeiten.
5. Weiße Mehle (nicht süß schmeckende Zucker) durch frisch gemahlene Vollkornmehle ersetzen.
6. Frische, möglichst rückstandsfreie Gemüsesorten und frisch gekeimte Saaten (Rettich und Alfalfa) gekochtem Gemüse vorziehen und als tägliche Rohkost in den Speiseplan einbauen.
7. Wenig Kochsalz und Fleischbrühenextrakte verwenden, dafür mehr milde, frische Kräuter und unbehandeltes Vollmeersalz.
   Wichtig: Sensibilisieren Sie Ihre Geschmacksdrüsen auf das eigentliche Nahrungsmittel!
8. Erhitzte, entwertete Fette durch hochwertige, kaltgepreßte Öle und Streichfette ersetzen. Kochfette immer erst nach dem Kochprozeß dazugeben!
9. Chronisch Betroffene sollten Zusatzmaßnahmen zur Zellauffrischung und Leberstärkung (siehe Seite 141) einschalten und Darmsymbiose als Entgiftungsmaßnahme (siehe Seite 142) durchführen.
10. Verträglichkeit bestimmter Lebensmittel und Zusatzstoffe (siehe Seite 143) berücksichtigen.

Getreide – mineralreiche, immunsystemstärkende Nahrungsquelle

Bei einer eiweißarmen Ernährung ist naturbelassenes Getreide ein unverzichtbares Grundnahrungsmittel. Sämtliche Getreidesorten enthalten – das gilt ganz allgemein – in einem hervorragend ausgewogenen Verhältnis alle für unseren Stoffwechsel wichtigen Vitalstoffe (Mineralsalze, Vitamine, hochwertige Fett- und Eiweißbausteine, Ballaststoffe). Der natürliche Ballastanteil, Kleie, säubert bei einer getreidehaltigen Ernährung den Darm von hautbelastenden Schlacken und sorgt für eine langanhaltende Sättigung. Da Getreidekleie konzentrierte Süße abpuffert, werden Leber und Bauchspeicheldrüse geschont, ein wichtiger Therapiepunkt für Neurodermitiker.
Jede Getreidesorte enthält bestimmte Vitalstoffe, die individuell auf Haut und Stoffwechsel wirken. In einem gesunden Körper arbeiten

alle Zellsysteme symbiotisch zusammen und besitzen hohe Speicherkapazitäten für Mineralsalze und Vitamine. Erkrankt ein Zellsystem, zum Beispiel Hautzellen, empfiehlt eine getreidekundige Ernährungsberaterin gezielt eine hautzellenauffrischende und leberstärkende Diät mit bestimmten Getreidesorten.

Weniger gut verträgliche Getreidesorten

Weizen – klebereiweißhaltig

Sehr beliebtes Backgetreide. Wird von chronischen Neurodermitikern häufig weniger gut vertragen, da es eine leicht säuernde Wirkung auf den Stoffwechsel ausübt (Kloßgefühl im Magen, Blähungen, Durchfälle, Magen-Darm-Entzündungen). Weizen bewirkt für viele erwachsene Neurodermitiker ein aufgebautes Einzelallergen, da dieses Getreide bei schwacher Immunlage über Jahre täglich gegessen wurde (Brot, süßes Gebäck, Nudeln usw.).

Hafer – klebereiweißhaltig

Sehr gutes Aufbaugetreide mit einem besonders hohen Mineralstoffgehalt. Wird wie Weizen von chronischen Neurodermitikern weniger gut vertragen, da häufig aufgebautes Einzelallergen.

Besser verträgliche Getreidesorten

Roggen – gering klebereiweißhaltig

Enthält besonders viel Calcium, Fluor und Magnesium. Der hohe Calcium-Fluor-Anteil wirkt sich günstig auf juckende Haut aus. Die Roggenstärke wird in Verbindung mit Milchsäure besonders gut aufgeschlossen. In der ersten Phase der Ernährungsumstellung die Roggenstärke beim Backen nicht mit Milchsäure binden, sondern mit Agar-Agar oder Guarkernmehl.

Gerste – gering klebereiweißhaltig

Enthält Drüsenaufbaustoffe und entsäuernde Komponenten, daher leberstärkende Wirkung. Benötigt beim Backen zur Bindung etwas Agar-Agar oder Guarkernmehl.

Dinkel – sehr klebereiweißhaltig

Urform des heutigen Weizen. Hat einen besonders hohen Kleberanteil, daher gute Backergebnisse auch ohne Eier. Der hohe Magnesiumanteil versorgt die Zelle vermehrt mit Sauerstoff. Dinkel wird allgemein von chronischen Neurodermitikern besser vertragen als Weizen, da weniger säuernd.

Grünkern – klebereiweißhaltig

In der Milchreife geernteter Dinkel, der gedarrt wird, wodurch das besondere, pikante Aroma entsteht. Durch die Vorbehandlung ist Grünkern nicht mehr keimfähig. Beliebtes Getreide für Bratlinge, Salate und Suppen.

Besonders gut verträgliche Getreidesorten

Alle klebereiweißfreien Getreide sind besonders empfehlenswert für schwere, chronische Formen von Neurodermitis, da durch den seltenen Verzehr dieser Saaten keine Einzelallergene aufgebaut werden konnten. Bei parallel zur Krankheit entzündetem Magen-Darm-Trakt oder schweren Asthmaanfällen in den ersten 2 Monaten der Ernährungsumstellung möglichst nur diese Getreidesorten verzehren, dann allmählich mit anderen Getreidesorten aufbauen. *Mit kleberfreien Getreidesorten läßt sich schlecht backen. Zum Backen als Bindung immer Agar-Agar und etwas Guarkernmehl zugeben* (auf 500 g Mehl 2 TL Agar-Agar und 1 TL Guarkernmehl; flüssigen Teig zubereiten).

Hirse – klebereiweißfrei

Das ideale Getreide zur Regulierung eines entgleisten Stoffwechsels. Besonders mineralstoffhaltig und zellauffrischend.

Reis – klebereiweißfrei

Hat durch den hohen Kaliumgehalt eine stark ausschwemmende und entgiftende Wirkung. Gut zur Leberstärkung. Beliebtes Backgetreide, da Reiskleie hell ist und Reisgebäck wie Weizenmehlgebackenes aussieht.

Buchweizen – klebereiweißfrei

Wirkt durch seine Zusammensetzung entsäuernd auf den Zellstoffwechsel und enthält wichtige Eiweißbausteine.

Mais – klebereiweißfrei

Ist wegen seines herben Geschmacks oft weniger beliebt. Sein hoher Kalium- und Kieselsäuregehalt fördert den Leber- und Nierenstoffwechsel.

Amaranth – klebereiweißfrei

Ein wiederentdecktes Inka-Getreide mit einem hohen Proteingehalt. Mit 75 Prozent biologischer Eiweißwertigkeit (Sojabohne = 68 Prozent) ist Amaranth bei einer tierisch eiweißfreien Diät besonders wichtig. Diese pflanzliche, basische Eiweißkomponente stärkt die Leber.

Getreide selber mahlen

Getreidemühlen

Eine Einkaufshilfe für Getreidemühlen liefert die Getreidemühlenbroschüre der Verbraucherberatungsstellen.

Hinweise

▷ Bei einem Steinmahlwerk müssen Sie darauf achten, daß fetthaltige Saaten (Hafer, Sonnenblumenkerne, Sesam, Leinsamen, Mohn) beim Mahlen nicht die Steine verkleben. Das Verkleben ist zu verhindern, indem fetthaltige Saaten nur im Gemisch mit hartem Getreide (Weizen, Roggen usw.) vermahlen werden.
▷ Bei verschmutzten Mahlsteinen 1 Tasse Vollreis durchmahlen, das harte Reiskorn putzt die Steine blank.
▷ Benötigen Sie besonders feines Vollkornmehl, mahlen Sie Getreide erst grob und lassen dann den Schrot bei Feineinstellung der Mühle noch einmal durchlaufen.

Getreideverunreinigungen

Getreide sollte möglichst sauber sein, das heißt, es sollte wenig

Staub, Unkrautsamen, Spelzen und schwarze, lange Mutterkörner (giftiger Schimmelpilz) enthalten. Das erreichen Sie, wenn Sie das Getreide vor dem Mahlen durch die Hand laufen lassen, dabei sortieren Sie eventuelle Verunreinigungen aus. Beim Wiegen mit einer weißen Waagschale werden Unkrautsamen und schwarze Mutterkörner besonders gut sichtbar. Diese beschriebenen Hygienemaßnahmen können Sie nur vornehmen, wenn Sie eine eigene Getreidemühle besitzen.

Frische Vermahlung garantiert vitalstoffreiches Vollmehl

Mit frisch gemahlenem Getreide erhalten Sie ein herrlich duftendes, vitalstoffreiches Vollmehl. Fertig abgepackte Vollkornmehle aus dem Lebensmittelhandel haben durch die Lagerung erhebliche Verluste an Mineralstoffen und Vitaminen erfahren. Besonders empfindlich reagieren die B-Vitamine (Nerven-Vitamine) und das kaltgepreßte Öl aus dem Keimling auf längere Lagerung. Abgepacktes, gelagertes Vollmehl bietet gerade noch die wohltuende Wirkung der Ballaststoffe.
Besitzen Sie keine Getreidemühle, kaufen Sie im wöchentlichen Turnus das benötigte Frischmehl, das Sie beim Kauf selber frisch mahlen.

Verwendung von Getreide

Schrot: Für Müsli, Brot, Aufläufe und Suppen.
Das ganze Korn: Als Beilage (wie Reis im Wasser gegart), für Keime und Sprossen.

Mehl: Zum Backen, Binden von Soßen, für vegetarische Bratlinge, Klöße, Nudeln, Puddings, Cremes.

Kräuter und Gewürze

Kräuter und Gewürze verfeinern unsere Speisen und sind zugleich Verdauungshilfe.

Wichtige Hinweise auf einen Blick

▷ Frische, milde Kräuter und Gewürze sind die hautverträglichsten Würzmittel. Die schleimhautreizende Schärfe von Knoblauch, Zwiebeln und Schnittlauch wird oft weniger gut vertragen.
▷ Kräuter- und Gewürzmischungen aus vielen Pflanzensorten werden wegen aufgebauter Einzelallergene oft weniger gut vertragen.
▷ Instant-Gemüsebrühen mit hohen Hefe- und Karottenanteilen sind für chronisch Betroffene oft unverträglich. Die aufgebauten Einzelallergene gegen Hefepilze und Beta Carotin werden erst mit steigendem Immunsystem abgebaut.
▷ Meersalz und Kräutersalz sind in kleinen Mengen erlaubt.
▷ *Leberaufbauende* Pflanzen bevorzugt zum Würzen einsetzen:
   ● Frisch gehackter Löwenzahn
   ● Frisch gehackte Brennessel
   ● Frische Brunnenkresse
   ● Frischer Ingwer oder ätherisches Ingweröl
   ● Wacholder oder ätherisches Wacholderöl
   ● Rettichsprossen
   ● Senfsprossen

REZEPTE

Gebackenes aus vollem Korn

Bei eifreien Gebäcken aus frisch gemahlenem Vollkornmehl und mildester Natursüße dürfen auch Neurodermitiker zugreifen. Auf das übliche Vollwertgebäck, das viel Honig, Eier und Nüsse enthält, soll der Neurodermitiker dagegen verzichten. Sie finden anschließend eine spezielle Rezeptumwandlung mit für Neurodermitiker erlaubten Zutaten sowie eine Auswahl an Backrezepten. Leider bieten nur sehr wenige Bäckereien Spezialgebäcke für Neurodermiker an, obwohl diese Bevölkerungsgruppe stetig zunimmt.

Rezeptumwandlung

Vom eihaltigen Weißmehlteig zum eifreien Vollkornteig für Brot, Kuchen, Kekse und Waffeln
Mit Hilfe der folgenden Empfehlungen lassen sich fast alle Weißmehlrezepturen neurodermitisgerecht umwandeln.

Weißes Mehl umwandeln
▷ Durch die gleiche Menge frisch gemahlenes Vollkornmehl ersetzen.

▷ *Günstige Ersatzvorschläge:*
Weizenvollkornmehl *oder*
Dinkelvollkornmehl *oder*
Dinkel-Gerste-Vollmehlgemisch *oder*
Hirse-Reis-Vollmehlgemisch *oder*
reines Reisvollkornmehl.

Zucker umwandeln
▷ Zur Hälfte reduzieren und Geschmacksdrüsen an mildeste Süße gewöhnen.
▷ *Empfehlenswerte Natursüße:* Feingewürfelte Feigen – Feigenmus – Dattelmus – Ahornsirup – Rübenkraut – Akazienhonig (nur wenn keine Pollenallergie besteht) – Obstpüree von überreifen, süßen Papaya, Banane, Birne, Aprikose, Mango.

Milch umwandeln
▷ Durch milchfreie Flüssigkeit (Sojamilch, Wasser oder Mandelmilch) ersetzen.
▷ *Wichtig:* Vollmehl mit Kleie benötigt immer mehr Flüssigkeit als Weißmehl, daher immer so viel Flüssigkeit zugeben, bis ein rührteigähnlicher Teig entsteht.

Eier umwandeln
▷ Eifrei backen! Gebäck binden mit Agar-Agar-Pulver oder Sojamehl oder Guarkernmehl.
Auf 500 g Vollmehl zum eifreien Binden:
2 TL Agar-Agar und 1 TL Guarkernmehl *oder*
2 TL Agar-Agar + 1 EL Lecithinpulver
▷ Reiner Dinkelteig benötigt wegen des hohen Klebereiweißanteils keine Zugaben zur Bindung.

▷ Die Flüssigkeit der Eier einfach durch Wasser ersetzen.

▷ *Wichtig:* Die Agar-Agar-Bindung entsteht erst bei ausgekühltem Gebäck.

Eiweißaufwertung

▷ Durch Amaranth- und Sojamehlzugabe wird der Eiweißgehalt des Gebäcks erhöht (wichtig für Jugendliche im Wachstum).

Fett umwandeln

▷ Tierische Fette und milchhaltige Margarine durch milchfreie Margarine (Vitaquell) und Butter ersetzen. Die Fettmenge kann nach eigenem Gefühl reduziert werden.

Gewürze und Aromen umwandeln

▷ Durch Naturvanille und echtes ätherisches Zitronenöl oder Vanilleöl ersetzen.

Hinweise für die Teigbereitung

▷ Keinen Knetteig herstellen, das Gebäck krümelt, wird hart und trocken. Der Teig sollte immer weichen Rührteigcharakter haben (Wasserzugabe).

▷ Den Teig mit nassen Händen ausstreichen und formen (einfacher als ausrollen).

▷ Teig für Kekse nicht ausrollen, sondern kleine Teighäufchen auf Backpapier setzen und mit nassen Fingern flach drücken. *Oder:* Den Teig zu einer Rolle formen, in Pergamentpapier einwickeln, einen Tag in den Kühlschrank legen, dann mit einem Messer Scheiben abschneiden.

▷ Waffelteig mit kohlensäurehaltigem Mineralwasser glattrühren (ergibt lockere Waffeln). Eifreier Waffelteig läßt sich besonders gut mit Dinkelmehl verarbeiten.

▷ Vorsicht bei der Zugabe von kohlensäurehaltigem Mineralwasser bei Backpulverteigen. Die Kohlensäure hemmt die Triebwirkung des Backpulvers.

▷ Ist das Gebäck zu hart geworden, beim nächsten Mal mehr Wasser zugeben.

Hefegrundteig

Teigansatz

200 g Weizen oder Dinkel
200 g Roggen oder Reis
½ TL Vollmeersalz
½ Würfel Hefe (20 g)
½ l kaltes Wasser

Das Getreide zu feinem Mehl mahlen, das Salz untermischen. Die Hefe mit einer Gabel oder einem Minischneebesen im Wasser auflösen. Das Hefewasser mit dem Vollmehl verrühren, so daß eine breiige Masse entsteht. Diesen Teigansatz 1 Tag oder über Nacht (maximal 2 Tage) stehen lassen (lange kalte Gehphase – kein besonderer Standort nötig). Danach ist der Ansatz von vielen Bläschen durchzogen und enthält eine tolerable Menge an rechtsdrehender Milchsäure (wichtig für den Darm).

Weiterverarbeitung

Etwa 400 g Weizen oder Dinkel
2 EL Distelöl oder Sonnenblumenöl

Das Getreide fein mahlen und mit dem Öl unter den Teigansatz kneten, so daß ein geschmeidiger Knetteig entsteht.

Aus diesem Grundteig lassen sich die verschiedenen Gebäcke formen.

Hinweis

Je nach Mühle hat Vollkornmehl oft unterschiedliche Feinheitsgrade, daher können die Rezepte unterschiedlich gelingen. Wird Ihr Gebäck zu flach und läuft auseinander, beim nächsten Mal etwas mehr Mehl unterkneten.

Brot

1 Rezept Hefegrundteig (Seite 149)
1 EL Sonnenblumenöl
1 EL Leinsamen und
Sonnenblumenkerne

Den Teig zubereiten. Eine Kastenform ausölen, den Boden mit Leinsamen und Sonnenblumenkernen ausstreuen. Den Teig in die Form füllen, mit nassen Händen glattstreichen, in die Oberfläche ein Muster einritzen. Etwa 15 Minuten bei 50 °C im Backofen gehen lassen, dann 60–70 Minuten bei 180 °C auf den unteren oder mittleren Schienen backen.

Abwandlung

Sonnenblumenzopf: Unter den Teig etwa 2 EL Sonnenblumenkerne kneten. Aus 3 Teigsträngen einen Zopf flechten, auf einem geölten Backblech gehen lassen, backen. Benötigt geringere Backzeit, da ohne Form gebacken.

Brötchen

1 Rezept Hefegrundteig (Seite 149)

Den Teig zubereiten und mit bemehlten Händen Kugeln formen. Bei 50 °C im Backofen 10–15 Minuten oder 1–2 Stunden kalt gehen lassen. In 20–25 Minuten bei 180 °C backen.

Abwandlungen

Eiweißreiche Tofubrötchen: 150–200 g kleingehackten Tofu und 2 zerdrückte Knoblauchzehen mit unterkneten.

Süße Feigenbrötchen: 4–5 EL feingewürfelte Feigen mit unterkneten. Feigen werden im allgemeinen besser vertragen als Rosinen.

Hirse-, Amaranth-Brötchen: 2–3 EL Hirsevollkornflocken (= Hirsebrötchen) bzw. Amaranthflocken (= eiweißreiche Amaranthbrötchen) mit unterkneten.

Leberstärkende Frühlingskräuterbrötchen: 1–2 EL feingehackte Brennessel- und Löwenzahnblätter unterkneten.

Hinweis

Im Heißluftherd gebackene Brötchen gehen oft nicht auf und werden hart, da Umluft die Teigoberfläche zu schnell austrocknet und der Teig sich beim Gehen nicht mehr ausdehnen kann. Um dies zu verhindern, die Brötchen nicht warm, sondern gut 30 Minuten kalt gehen lassen. Oder mit einer Blumenspritze zwischendurch Wasser in den Backofen sprühen, die Wasserperlen legen sich auf die Brötchenoberfläche und verhindern das Austrocknen.

Fladen

1 Rezept Hefegrundteig (Seite 149)
Hirseflocken oder Vollkornmehl

Den Teig zubereiten. Mit bemehlten Händen kleine Kugeln rollen und in Hirseflocken oder Vollkornmehl zu flachen Fladen (Minipizza) ausdrükken. 10 Minuten bei 50 °C im Backofen gehen lassen, dann 15 Minuten bei 180 °C backen. Die fertigen Fladen sollten beim Durchbrechen innen weich sein.

Abwandlungen

Süße Fladen: Kleingehackte Trokkenfeigen oder gewürfelte Banane oder feingeraffelten süßen Apfel unterkneten. In Sesam wälzen.
Pikante Fladen: Frische Kräuter (Petersilie, Brennessel, Löwenzahn, Rosmarin) oder sehr fein geraffelte Steckrübe oder etwas Schafkäse unterkneten.

Hinweise

▷ Schaf- und Ziegenkäse werden häufig vertragen. Bei sauberer Haut kleine Mengen davon austesten.
▷ Altbackene Fladen etwas anfeuchten und im Toaster aufbakken.
▷ Fladen in verschiedenen Geschmacksvariationen auf Vorrat backen, einfrieren und im Toaster auftauen – schmeckt wie frisch gebacken. Ideal für zwischendurch zum Knabbern für Kinder.

Pizza- oder Gemüsetorte

½ Rezept Hefegrundteig (Seite 149)
1 TL Öl

Den Teig zubereiten. Ein Backblech mit Öl bepinseln und Teig mit nassen Handflächen von der Mitte des Backbleches aus gleichmäßig zu den Seiten hin ausstreichen.

Belag

1 mittelgroße Zucchini
2 EL Sonnenblumenöl
½ TL Guarkernmehl
frisch gehackte Brennessel- und Löwenzahnblätter
1 TL getrockneter Oregano
etwas Vollmeersalz
etwas Pfeffer

Zucchini waschen und würfeln. Mit Öl, Guarkernmehl, Kräutern und Gewürzen in ein hohes Gefäß geben und mit einem Passierstab pürieren. Diese pürierte Zucchinimasse ist ein Ersatz für Tomatenpüree. Die Masse auf den ausgerollten Teig streichen.

etwas zerhackten Schafkäse

Wer Schafkäse verträgt, streut etwas Schafkäse auf diese Masse. Nicht zuviel wegen des hohen Salzanteils.

3 Köpfe gedämpfter Brokkoli
2 Kaffeetassen sehr fein geschnittener Weißkohl
½ in feine Ringe geschnittene Gemüsezwiebel
1 Kaffeetasse Sojasprossen

Auf die Zucchinimasse Gemüse und Sprossen gleichmäßig verteilen. Den belegten Pizzateig etwa 20 Minuten bei 50 °C im Backofen gehen lassen, dann 30 Minuten bei 180 °C backen.

1 rote Paprikaschote
1 Bund frisch gehackte Petersilie

Die Paprikaschote in feine Würfel schneiden und nach dem Backen mit der Petersilie als Farbkontrast auf die Pizza / Gemüsetorte streuen.

Abwandlungen

▷ Andere Gemüsesorten zusammenstellen.

▷ Mit etwas magerem Rinderhack zubereiten.

▷ Feingewürfelten Tofu statt Sojasprossen nehmen.

Schnelles Vollkornbrot

500 g Roggen oder Reis
600 g Weizen oder Dinkel
½ Tasse ganzer Leinsamen oder
Sonnenblumenkerne oder
Psylliumsamen
½ TL Vollmeersalz oder Kräutersalz
1 TL Agar-Agar-Pulver

Roggen und Weizen mischen. ¾ der Körnermischung fein mahlen. ¼ als zu grobem Schrot mahlen. Das gemahlene Korn mit Leinsamen, Salz, Agar-Agar vermischen.

½ Würfel Hefe (20 g)
¾ l kaltes Wasser

Die Hefe mit einer Gabel oder einem Minischneebesen in kaltem Wasser auflösen. Das Hefewasser über die Getreidemischung gießen und alles gut durchkneten (Küchen-maschine oder Handmixer mit Knethaken). Es entsteht ein geschmeidiger Teig.

1 TL Öl
1–2 EL Sonnenblumenkerne oder
Leinsamen

Eine 1 kg-Brotbackform mit Öl auspinseln. Sonnenblumenkerne oder etwas Leinsamen auf den Formboden streuen. Den Teig mit nassen Händen einfüllen und glattstreichen. Auf die unterste oder mittlere Schiene in den Backofen stellen und etwa 45 Minuten kalt gehen lassen (nicht zu hoch gehen lassen, das Brot krümmelt sonst beim Aufschneiden). Nach dem Gehen 70 Minuten bei 180 °C backen. Das Brot erst nach dem Auskühlen anschneiden, da Agar-Agar im warmen Medium nicht bindet.

Abwandlungen

▷ Dem Hefewasser 1–2 EL Molkosan (siehe Glossar) zusetzen. Roggenstärke wird dadurch besser aufgeschlossen. Molkosan erst bei sauberem Hautbild und gelockerter Diät zugeben, um Verträglichkeit zu testen.

▷ Dem Brotteig statt Vollmeersalz 2 TL Bösser-Salz (siehe Glossar) zugeben. Der Calcium-Flour-Anteil vom Roggen wird dadurch besser in die Zelle eingeschleust. Diese Maßnahme ist nur wichtig für chronische, schwerste Hautallergiker.

Dinkeltortenboden

| 350 g Dinkel |
| 100 g Butter oder milchfreie Margarine |
| 2 EL Ahornsirup oder Feigenmus |
| 1 TL Backpulver |
| gut ⅛ l Wasser (je nach Feinheitsgrad des Mehles) |

Den Dinkel fein mahlen, mit allen anderen Zutaten gut durchkneten. Der Teig darf nicht zu fest sein, er sollte eine eher cremige Konsistenz aufweisen, da das Gebäck nach dem Backen sonst zu hart wird.

| 1 TL Öl |
| 1–2 EL Sesamsaat |

Eine Tortenbodenform ausfetten und mit Sesam ausstreuen. Den Teig mit nassen Händen stückweise in die Form drücken, für den Rand Teigröllchen formen, in die Form legen und flach drücken. 15–20 Minuten bei 180 °C backen. Auf einen Kuchendraht stürzen und auskühlen lassen.

Tortenbodenbelag

1. Frische Bananenscheiben fächerförmig auflegen und sofort servieren, damit sie nicht braun werden.
2. Verschiedene reine Obstpürees: Papayapüree, Feigenpüree, süßes Birnenpüree. Dem Obstpüree, wenn es zu flüssig ist, ½–1 TL Guarkernmehl zum Binden dazugeben.
3. Mischungen von in Scheiben geschnittenen oder auch pürierten Früchten, z. B. Papaya/Banane.

Fenchel-Zitronen-Gebäck

| 250 g Weizen oder Dinkel |
| 80 g Butter oder milchfreie Margarine |
| 80 g Feigenmus (Seite 158) |
| ½ TL feingemahlenes Fenchelpulver |
| 2 Tropfen echtes ätherisches Zitronenöl |
| ½ TL Guarkernmehl |
| 150 ml Wasser |

Den Weizen fein mahlen und mit allen anderen Zutaten verrühren, so daß ein geschmeidiger Teig entsteht. Eventuell noch etwas Wasser zum Teig geben. Kleine Teighäufchen auf ein mit Backpapier ausgelegtes Backblech setzen und mit nassen Fingern flach drücken. 20–25 Minuten bei 180 °C backen.

Gefüllte Kekse

Als Teiggrundlage das Fenchel-Zitronen-Gebäck nehmen, aber ohne Fenchelzugabe.
Den Teig zu Rollen formen, in Pergamentpapier fest einrollen. 1 Tag oder über Nacht in den Kühlschrank legen. Von den gut durchkühlten Rollen nicht zu dicke Scheiben abschneiden und ca. 10–15 Minuten bei 180 °C backen, auf einem Kuchengitter auskühlen lassen. Jeweils zwischen 2 Kekse eine Kugel aus süßer Soja-Carob-Paste (Seite 157) legen und die Kekse leicht zusammendrücken.

Apfelplätzchen

125 g Butter oder milchfreie Margarine
70 g Akazienhonig oder Ahornsirup
1 TL-Spitze Naturvanillepulver
2 TL Agar-Agar-Pulver

Die Zutaten mit dem elektrischen Handrührgerät aufschlagen.

250 g Weizen oder Dinkel
2 EL Sonnenblumenkerne
6 EL Wasser

Den Weizen fein mahlen und zusammen mit allen Zutaten zu einem geschmeidigen Teig rühren. So viel Wasser zugeben, bis der Teig eine cremige Konsistenz aufweist.

1 süßer, reifer Apfel

Den Apfel fein raffeln und zum Schluß mit unter den Teig rühren. Mit einem Teelöffel kleine Häufchen auf Backpapier setzen und mit nassen Fingerspitzen flach drücken. 15–20 Minuten bei 180 °C backen.

Klebereiweißfreie Gebäcke

Die folgenden klebereiweißfreien Gebäcke basieren auf Hirse, Reis und Amaranth. Sie sind besonders empfehlenswert bei allen chronisch gewordenen Stoffwechselentgleisungen in den ersten 6 Wochen der Ernährungsumstellung. Diese Rezepte sind besonders den Neurodermitikern zu empfehlen, die parallel verlaufende Zusatzerkrankungen haben.

Reis-Hirse-Brot

Das ideale Stoffwechselbrot und zugleich Heilnahrung für die Leber. Dieses Rezept ist hefefrei.

250 g Hirse
250 g Reis

Reis und Hirse zu sehr feinem Mehl mahlen.

1 gestrichener TL Guarkernmehl
2 TL Agar-Agar-Pulver
½ TL Vollmeersalz
3 EL ganzer Leinsamen oder
Psylliumsamen
2 TL Backpulver

Mit dem Reis-Hirse-Mehl vermischen.

3 EL Distelöl
750 ml Wasser

Distelöl und Wasser mit der Mehlmischung schnell zu einem flüssigen Teig verrühren, es sollen keine Klümpchen entstehen. Eine Kastenform mit Backpapier auslegen (Bogen über Eck legen).

1 TL Distelöl
1 EL Sesamsaat oder
Sonnenblumenkerne

Nur den Backpapierbogen mit Öl auspinseln und mit Sesam oder Sonnenblumenkernen bestreuen. Den Teig in die Form gießen und 45 Minuten bei 180 °C backen. Das Brot mit Hilfe des Backpapiers vorsichtig aus der Form nehmen und im Backpapier auskühlen lassen. Es ist erst nach dem Auskühlen schnittfest. Reis-Hirse-Brot ist etwas krümeliger als normales Brot, da es kein Klebereiweiß enthält. Die Teigbindung entsteht nur durch Agar-Agar und Guarkernmehl.

---

1 TL Butter oder milchfreie Margarine

Die noch warme Brotkruste mit dem Fett bestreichen, damit die Brotkruste beim Schneiden nicht bröckelt. Brot im Gefrierbeutel im Gemüsefach des Kühlschranks lagern.

Abwandlungen

▷ Dem Teig 1 EL Lecithinpulver oder aufgelöstes Lecithingranulat zugeben, das verbessert das Backergebnis.
▷ Vollmeersalz durch 1 TL Bösser Salz ersetzen (bei schweren Krankheitsformen).
▷ *Süßes Brot:* Dem Teig 3–4 EL gewürfelte Trockenfeigen oder Feigenmus (Seite 158) zugeben.

Hinweise

▷ Dieses Rezept eignet sich ebenfalls als Grundrezept für Kuchen und Tortenböden.
▷ Wer kein Hefeallergiker ist, kann Backpulver durch Hefe ersetzen. Dann so zubereiten, wie beim schnellen Vollkornbrot (Seite 152) beschrieben.
▷ Wem das Brot zu krümelig ist, der backt einfach Fladen.

Reistortenboden

Die helle Reiskleie läßt diesen Tortenboden wie einen Weißmehlkuchen aussehen (= wichtig bei Kindergeburtstagen).

---

200 g Reis
1 Messerspitze Backpulver

Reis zu feinem Mehl mahlen und mit dem Backpulver vermischen.

---

100 g Butter oder milchfreie Margarine
1 gestrichener TL Guarkernmehl oder
1 TL Agar-Agar-Pulver
80 g Ahornsirup oder Akazienhonig
1½ Tassen Wasser (normale Kaffeetassen)

Alle Zutaten mit dem Reismehl verrühren und dabei so viel Wasser zugeben, daß ein weicher Rührteig entsteht. Je nach Feinheit des Mehles ändert sich die Wasserzugabe.

---

1 TL Distelöl
1 EL Sesamsaat

Eine Tortenbodenform einölen und mit Sesam ausstreuen. Den Teig in die Mitte der Form geben und mit nassen Handflächen zu den Tortenbodenrändern hin ausstreichen. 25 Minuten bei 180 °C backen.
Vorschlag zum Belegen: Mit Bananenscheiben oder säurearmem Apfelmus (Birnenmus).

Reis-Hirse-Kekse

100 g Trockenobst (Feigen oder
Aprikosen)

150 g Hirseflocken

100 g Reisflocken

2 TL Agar-Agar-Pulver

1 TL Guarkernmehl

2 EL Distelöl

¼ l Wasser

Das Trockenobst in sehr kleine
Würfel schneiden. Alle Zutaten miteinander verrühren. Ein Backblech
mit Backpapier auslegen. Mit einem
Eßlöffel Häufchen auf das Backblech setzen und mit dem Löffel
flach drücken. 25–30 Minuten bei
180 °C backen. Die Kekse in einem
Einmachglas aufbewahren oder in
kleinen Portionen einfrieren. Sie erhalten ein sehr schmackhaftes, knus-
priges Gebäck zum Kräutertee.

Puddingkuchen mit Mohn

2 TL Agar-Agar-Pulver

½ l Wasser

Agar-Agar ins Wasser rühren und
kurz zum Sieden bringen.

100 g Mohn

150 g Amaranth

100 g Sojavollmehl

Den Mohn in einer alten Kaffeemühle oder in einer Küchenma-
schine fein mahlen. Amaranth zu
feinem Mehl mahlen. Mohn, Ama-
ranth- und Sojamehl in das siedende
Wasser einstreuen und kräftig mit
einem Schneebesen durchrühren.

1 TL-Spitze Naturvanillepulver

2 Tropfen echtes ätherisches Zitronenöl

80 g Akazienhonig oder Feigenmus
(Seite 158)

Die Puddingmasse mit Vanille, Zitronenöl und Natursüße abschmek-
ken.

1 TL Butter oder milchfreie Margarine

2 EL Kokosflocken

Den Boden einer runden Springform
mit Fett auspinseln und mit Kokosflocken bestreuen. Die Puddingmasse einfüllen. 15 Minuten bei
180 °C backen. Nach dem Auskühlen in Tortenstücke schneiden. Evtl.
mit einer Sahnehaube servieren.
Durch Austauschen von Amaranth
und Sojamehl sowie Früchte statt
Mohn entstehen Rezeptvarianten.

Abwandlungen

▷ Reispuddingkuchen: Reismehl
und feingewürfelte Birnen.
▷ Hirsepuddingkuchen: Hirsemehl
und Bananenscheiben.
▷ Weizenpuddingkuchen: Weizen-
mehl und geraffelter Apfel (Weizen
enthält jedoch Klebereiweiß).

Hinweis

Die Puddingmasse sollte immer eine
cremige Konsistenz haben. Durch
nochmaliges kurzes Erhitzen im
Backofen bindet Agar-Agar nach
dem Erkalten besser ab und es lassen sich Tortenstücke aus der Masse
schneiden. Im Sommer süße, unge-
spritzte Erdbeeren als Farbkontrast
auf die Tortenstücke legen, dazu etwas Schlagsahne reichen. Eine Au-
genweide und Köstlichkeit zugleich!

Brotbeläge und pikante Kleinigkeiten

Schweinefleischhaltige Wurst, saure, gelatinehaltige Sülzen und eiweißreicher Kuhmilchkäse sind kein geeigneter Brotbelag für Neurodermitiker. Vegetarische Brotbeläge aus frisch geraffeltem Gemüse, püriertem Trockenobst und süßem, überreifem Frischobst sind schmackhaft und verträglich. Schwer Betroffene sollten vorsichtig mit hefehaltigen Aufstrichpasten umgehen. Erst mit gebessertem Immunsystem verliert sich bei Einhaltung der Ernährung die Hefeallergie.

Empfohlene Brotbeläge auf einen Blick

▷ Sonnenblumenkerne
▷ Feingehackte Kräuter
▷ Sehr fein geraffeltes Gemüse
▷ Gemüsescheiben (Gurke, Zucchini, Rettich, Aubergine, Kürbis usw.)
▷ Rettich- und Alfalfakeime frisch aus den Keimschalen
▷ Tofu (Sojakäse)
▷ Tofu-Gemüse-Pürees
▷ Vegetarische Fertigpasten (achten Sie auf den Hefeanteil)
▷ Milde, süße Obstpürees
▷ Bananenscheiben
▷ Sojamehlcremes
▷ Dünn geschnittene Rindfleisch- und Geflügelfleischscheiben

Soja-Carob-Paste

Als süßer Brotaufstrich ein Ersatz für nußhaltige Brotbeläge oder als alternative Nascherei.

3 gehäufte EL Sojavollmehl
3 gestrichene EL Carobpulver
2 EL Distelöl
1–2 EL Akazienhonig oder Ahornsirup
etwa ½–1 Tasse Wasser

Alle Zutaten vermischen und so viel Wasser zugeben, daß eine feste Teigmasse entsteht. Die Teigmasse in ein Schraubglas füllen und im Kühlschrank aufbewahren. Zum Naschen kleine Kugeln daraus rollen.

Abwandlungen

▷ Die Kugeln in Kokosflocken oder Hirseflocken wälzen und in Pralinenkapseln setzen.
▷ Statt mit Honig oder Ahornsirup mit Feigenmus (Seite 158) süßen.

Tofu-Kürbis-Paste

1 Teil Tofu
1 Teil gewürfelter, frischer Kürbis
etwas Distelöl

Die Zutaten in ein hohes Gefäß geben und mit dem Passierstab zu feinem Mus pürieren. Eventuell mit etwas Kräutersalz würzen. Ist die Masse zu flüssig, mit Guarkernmehl binden.

Gemüsepüree

½ Fenchelknolle
½ Kohlrabi
1 Knoblauchzehe
2 EL Wasser
2 EL Sonnenblumenöl
1 EL Reinlecithinpulver
1 Prise Vollmeersalz
feingehackte Petersilie oder
Rettichsprossen

Fenchel und Kohlrabi sehr fein raffeln, den Knoblauch durch eine Presse drücken. Wasser, Öl und Lecithinpulver mit einem kleinen Schneebesen verrühren, bis die Masse sämig wird (eifreie Mayonnaise), salzen, Gemüse, Knoblauch und Petersilie unterrühren.

Abwandlungen

▷ Fenchel und Kohlrabi gegen andere Gemüsesorten austauchen.
▷ 1 Tropfen echtes, ätherisches Ingweröl dazugeben. Hebt die Leberfunktion und schmeckt köstlich.
▷ Ist das Gemüsepüree zu flüssig, eine Prise Guarkernmehl unterrühren.

Feigenmus
Trockenobstpüree

Aus ungeschwefeltem Trockenobst!

Getrocknete, ungeschwefelte Feigen
abgekochtes, kaltes Wasser

Die Feigen grob würfeln, mit Wasser bedecken und 1 Tag einweichen lassen. Mit dem Passierstab pürieren.

Abwandlungen

▷ Kokosflocken dazugeben.
▷ Die Feigen mit süßen Trockenaprikosen mischen (keine Wildaprikosen nehmen).
▷ Die Feigen mit Backpflaumen mischen.

Frischkäsecreme

3 EL sehr fetter Frischkäse
(70–80% Fett)
3 EL frisch gehackte Rettichkeime

Käse und Keime miteinander verrühren. Im Schraubglas nur kurze Zeit haltbar.

Hinweis

Fetter Frischkäse enthält wie Butter nur Spuren von Eiweiß. Herstellungsgrundlage ist fette Sahne.

Zucchinisnack

1 mittelgroße Zucchini
1 Rezept Frischkäsecreme (oben)
½ rote Paprikaschote

Zucchini waschen und in Scheiben schneiden. Kleine Kugeln aus der Frischkäsecreme formen und auf die Zucchinischeiben legen. Als Farbkontrast rote Paprikawürfelchen aufsetzen.

Abwandlung

Zucchini durch andere Gemüsesorten ersetzen, z. B. Gurke, Aubergine, frische Artischockenböden (Blätter als Saft entsaften).

Knobischeibletten

Dinkelbrotscheiben (kann schon älteres Brot sein)

Butter

durchgepreßte Knoblauchzehen

Sonnenblumenkerne

frisch gehackte Brunnenkresse oder Kapuzinerkresseblätter

Dinkelbrotscheiben mit Butter bestreichen. Knoblauch daraufgeben und mit Sonnenblumenkernen bestreuen. 5 Minuten unter den Grill stellen. Vor dem Servieren die frisch gehackten Kräuter aufstreuen.

Abwandlung

Das Rezept eignet sich auch für älteres Fladenbrot.

Salate, Sprossen, Salatsoßen

Tägliche Salatportionen aus roh verarbeitetem Gemüse und frischen Keimlingen sind bei dieser Ernährung ein wichtiger Grundpfeiler. Nur Rohes enthält optimal ausgewogen alle Mineralsalze, Vitamine, Ballaststoffe und Enzyme (ferment- und hormonähnliche Stoffe). Der menschliche Organismus produziert zwar unendlich viele Enzyme selber, reagiert bei einer Stoffwechselentgleisung auf Enzymzufuhr von außen jedoch sehr positiv.
Jedes Gemüse, außer Bohnen, kann roh verwendet werden, auch unübliche Sorten wie Steckrübe, Spinat, Rote Bete, Blumenkohl, Zucchini, Spargel, Fenchel. Lassen Sie beim Zusammenstellen von Salaten Ihrer Phantasie freien Lauf und mischen Sie vorhandene Gemüsesorten mit erlaubten Salatsoßen.

Rezeptimpulse auf einen Blick

▷ Zucchinisalat
▷ Spargelsalat
▷ Kohlsalate
▷ Kartoffelsalat
▷ Reissalat
▷ Spinatsalat
▷ Gurkensalat
▷ Kohlrabirohkost

159

Zucchinisalat

1 mittelgroße Zucchini
2 Beinwellblätter oder einige
Löwenzahnblätter oder Kapuziner-
kresseblätter
Birnensaft-Ölsoße (Seite 163)

Die Zucchini waschen, halbieren und in dünne Scheiben schneiden, die Kräuter hacken. Mit der Birnensaft-Ölsoße anmachen.

Abwandlung

▷ *Gurkensalat:* Schlangegurke statt Zucchini nehmen.

Frischer Spargelsalat

10 große, frische Spargelstangen
frisch gehackte Petersilie
eifreie Mayonnaise oder
Soja-Sahnesoße (Seite 163)

Spargel vorsichtig waschen, mit einem Sparschäler dünn schälen, die Stangen in dünne Scheiben schneiden. Mit der Petersilie bestreuen und mit der Soße begießen.

Hinweis

Die Spargelschalen mit Wasser bedecken und köcheln lassen. Sie erhalten eine ergiebige Grundlage für Spargelcremesuppe.

Chinakohl-Birnen-Salat

Etwa 8–10 einzelne Chinakohlblätter
2 frische Birnen
frische Rettichkeime
Soja-Sahnesoße oder
eifreie Mayonnaise (Seite 163)

Von einem Chinakohl Blätter abtrennen, ganz waschen und dann in feine Streifen schneiden. Die Birne würfeln. Birnenwürfel und Rettichkeime mit dem geschnittenen Chinakohl vermischen und mit der Soße anmachen.

Einfacher Kohlsalat

½ Weißkohl oder Rotkohl
Birnensaft-Ölsoße oder
Molkosan-Ölsoße (Seite 163)

Den Kohl auf einem Gurkenhobel in feine Streifen hobeln. Mit der Soße vermengen.

Kohlrabi-Bananen-Rohkost

1 Kohlrabi
1 Banane
Birnensaft-Ölsoße oder
eifreie Mayonnaise (Seite 163)
Alfalfakeime

Den Kohlrabi schälen und raffeln, die Banane in Scheiben schneiden, alles vermengen. Mit der Soße anmachen, abschmecken. Zum Schluß mit Alfalfakeimen bestreuen.

Papaya-Schwarzwurzel-Salat

6 frische Schwarzwurzeln

Die Schwarzwurzeln wegen ihres klebrigen Saftes mit Handschuhen zubereiten. Schwarzwurzeln waschen, mit einem Sparschäler schälen und mit einem kleinen Messer dunkle Stellen nachschrappen. Jede geputzte Schwarzwurzel einzeln abspülen und wie Möhren fein raffeln.

1 Papaya
eifreie Mayonnaise (Seite 163)

Die Papaya halbieren, entkernen, sehr dünn schälen und in Streifen schneiden. Mit den Schwarzwurzeln vermengen und mit der Mayonnaise anmachen.

Hinweis

Nach längerem Stehen verfärbt sich der Salat, da die Salatsoße keinen Zitronensaft enthält.

Wildkräutersalat mit Sprossen

Ideale Leber- und Immunsystemstärkung.

Brennesselblätter
Löwenzahnblätter
einige Wegerichblätter
etwas Kressegrün
Rettichsprossen
Roggensprossen
Birnensaft-Ölsoße (Seite 163)

Die selbst gesuchten Wildkräuter verlesen, waschen und fein schneiden. Die frisch gespülten Sprossen (in einem Haarsieb unter fließendem Wasser) dazugeben und mit der Soße vermischen.

geschlagene Sahne
Sonnenblumenkerne

Die Sahne mit Sonnenblumenkernen mischen und als Dip auf jede Salatportion setzen.

Reissalat

2 Tassen Wasser
1–2 Brennesselzweige
1 Tasse ungeschälter Reis

Das Wasser mit den Brennesselzweigen ankochen. Den Reis einstreuen, kurz aufkochen und 30–45 Minuten bei niedrigster Temperatur ausquellen lassen. Den Reis abkühlen lassen. Die Brennesselzweige mineralisieren das Kochwasser.

1 Fenchelstaude
1 Tasse Rettichsprossen
1 Tasse frische Spinat- oder
Feldsalatblätter
eifreie Mayonnaise oder
Soja-Sahnesoße (Seite 163)

Den Fenchel putzen, waschen und in feine Streifen schneiden. Die Spinat- oder Feldsalatblätter verlesen und waschen. Alle Zutaten mit der Soße vermengen.

Abwandlung

Statt Reis andere Getreidesorten (Roggen, Grünkern, Hafer, Hirse) verwenden.

Kartoffelsalat

8 faustgroße Kartoffeln

Die Kartoffeln mit der rauhen Seite eines Spülschwämmchens unter fließendem Wasser säubern und als Pellkartoffeln garen. Die abgekühlten Kartoffeln pellen und würfeln.

1 Zwiebel

1 süßer Apfel

½ Schlangengurke

Birnendicksaft-Ölsoße, dreifache Rezeptmenge oder

eifreie Mayonnaise (Seite 163)

Zwiebel und Apfel würfeln. Die Schlangengurke halbieren, die Kerne mit einem Teelöffel ausschaben und das Gurkenfleisch würfeln. Zusammen mit den Kartoffelwürfeln in der Soße anmachen.

Sprossen und Keime

Ein Neurodermitiker sollte zur Stärkung seiner Leber täglich Alfalfa- und Rettichsprossen verzehren. Diese beiden Sprossenarten zeichnen sich durch besonders gute Verträglichkeit und Immunsystemstärkung aus. Zum problemlosen Keimen dieser kleinen Saaten benötigen Sie eine Bio-Snacky (Keimer mit 3 Keimschalen). Möglichst jeden Salat mit Keimen aufwerten. Zu jeder Brotmahlzeit Keime dazugeben.

Salatsoßen

Ein Neurodermitiker verträgt in der Regel keine Salatsoßen aus sauren Grundlagen (Zitronensaft, Essig u. ä.), milchsauren Produkten (Joghurt, Dickmilch, Kefir, Quark) und eihaltigen Mayonnaisen. Ein Ersatz sind säurearmer Birnensaft und Papayasaft. Sahne (30–32 Prozent Fett) enthält wie Butter nur Spuren von Eiweiß und wird daher häufig vertragen. Wählen Sie aus den folgenden säurearmen Soßen nach Lust und Appetit »Ihre« Salatsoße zu den verschiedenen Salaten aus.

Empfehlenswerte Gewürze und Kräuter für Salate

▷ Petersilie, Rosmarin, Thymian, Basilikum, Kressearten
▷ Frisch gehackter Löwenzahn
▷ Frisch gehackte Brennessel
▷ 1 Tropfen echtes ätherisches Dillöl
▷ Frisch gemahlener Pfeffer
▷ Aromaforce (siehe Glossar)
▷ Herbamare Kräutersalz

Hinweise

▷ Möchten Sie Ihre Salatsoße auch mit einem geringen Ölanteil sämig haben, einfach etwas Guarkernmehl unterrühren.
▷ Chronische Neurodermitiker sollten zu Beginn der Diät vorsichtig mit Zwiebeln, Schnittlauch, Porree und Curry umgehen.

Birnensaft-Ölsoße

4 EL naturreiner Birnensaft	
2 EL Distelöl	
frische Kräuter	
etwas frisch gemahlener Pfeffer	
etwas Kräutersalz	

Alle Zutaten mit einem kleinen
Schneebesen verrühren.

Papayasaft-Ölsoße

2 EL Papayasaft	
2 EL Wasser	
2 EL Öl	
frische Kräuter	
etwas Kräutersalz	

Alle Zutaten mit einem kleinen
Schneebesen verrühren.

Molkosan-Ölsoße

1 EL Molkosan	
3 EL Wasser	
3 EL Öl	
frische Kräuter	
etwas frisch gemahlener Pfeffer	

Alle Zutaten mit einem kleinen
Schneebesen verrühren.

Hinweis

Eine Soße aus einem Molkenkonzentrat mit rechtsdrehender Milchsäure ist günstig für Stoffwechsel
und Darmsymbiose. Molkosan ist
nicht mit Essig zu vergleichen und
wird von vielen Neurodermitikern
vertragen.
Empfehlung: Diese Soße bei einem
sauberen Hautbild austesten.

Birnendicksaft-Ölsoße

2 EL Birnendicksaft	
4 EL Wasser	
1–2 TL Lecithinpulver	
2 EL Öl	
frische Kräuter	

Alle Zutaten mit einem kleinen
Schneebesen verrühren. Die Leci-
thinzugabe bewirkt eine sämige
Soßenkonsistenz.

Soja-Sahnesoße

6 EL Sojamilch	
6 EL Sahne	
1–2 TL Reinlecithinpulver	
1 EL Birnendicksaft	
frische Kräuter	
eventuell etwas Kräutersalz	

Alle Zutaten kräftig verrühren, es
entsteht eine sämige Soße.

Abwandlung

Die Sojamilch kann durch Mandelmilch (Seite 184) ersetzt werden.

Eifreie Mayonnaise

5 EL Sojamilch	
1 EL Birnendicksaft	
3 EL Öl	
1–2 TL Reinlecithinpulver	
frische Kräuter	

Alle Zutaten bis auf die Kräuter mit
einem Schneebesen verrühren, es
entsteht eine mayonnaiseähnliche
Soße. 10 Minuten ausquellen lassen,
dann erst die Kräuter dazugeben.

Soßen –
pikant und süß

Gerade bei einer tierisch eiweißfreien Ernährung sind Soßen zu Reis, Getreide oder zu Kartoffeln eine willkommene Abwechslung im Speiseplan.

Empfehlenswerte Bindemittel

▷ Reismehl (bindet wie Weißmehl)
▷ Vollkornmehl
▷ Guarkernmehl (bindet in winzigen Mengen kalte und warme Speisen)
▷ Johannisbrotkernmehl, Biobin oder Nestargel (bindet in kleinsten Mengen)

Soßenimpulse

▷ Frisch püriertes Gemüse, mit Mineralwasser und etwas Öl glatt gerührt.
▷ Frisch geschlagene Sahne mit Sonnenblumenkernen und Kräutern
▷ Gemüsesaftreste, mit etwas Guarkernmehl gebunden
▷ Sojamilch oder Sahne, pikant gewürzt und mit Guarkernmehl gebunden (Ersatz für Holländische Soße)
▷ Crème fraîche, mit Mineralwasser verdünnt und mild gewürzt
▷ Pikant abgeschmeckte Mandelmilch (Seite 184) mit Guarkernmehl gebunden

Pürierte Gemüsesoße

1 kleines Stück Zucchini
1 kleines Stück Kohlrabi
2 EL Distelöl
2 EL Wasser
1 TL Birnendicksaft
2 EL Senfsprossen (wenn vorhanden)
frisch gemahlener Pfeffer
etwas Kräutersalz

Zucchini und Kohlrabi grob raffeln. Mit allen anderen Zutaten in ein hohes Gefäß geben und mit einem Passierstab zu Mus pürieren.

Abwandlungen

▷ Für dieses Rezept können beliebige Gemüsesorten verwendet werden. Bei einer fetthaltigen Avocado benötigen Sie kein Distelöl.
▷ Ist Ihre Soße zu dünn geraten, einfach eine Prise Guarkernmehl unterrühren.
▷ Gemüsemayonnaise: Der Mischung 1 TL Reinlecithinpulver zugeben.

Sahnehaube zum Getreide

Eine Rezeptidee, die anstelle von Butter zu empfehlen ist. Wichtig für untergewichtige Neurodermitiker.

¼ l Sahne
1 EL Sonnenblumenkerne
2 EL frisch gehackte Kräuter

Die Sahne steif schlagen, Sonnenblumenkerne und Kräuter unterheben.
▷ Zu gekochtem Getreide servieren. Wirklich köstlich!

Abwandlung

Süße Sahnehaube: Mit 1 EL Feigenmus (Seite 158) anstelle der Kräuter zubereiten
▷ Schmeckt zu Obst und Obstsalat, ist bestens geeignet als Tortenbodenbelag.

Holländische Soße

¼ l Sojamilch oder Mandelmilch (Seite 184)
Gemüsebrühe (Pulver) oder Kräutersalz
½ TL Guakern- oder Reismehl

Alle Zutaten in einem kleinen Topf unter Rühren kurz aufsieden lassen.

1 EL Sonnenblumenöl
1 EL gehackte Petersilie oder junge Löwenzahnblätter

Zum Schluß in die Soße rühren.

Süße Sojamilchsoße

1 Tasse Sojamilch
1 TL Reinlecithinpulver
2 EL gutes Pflanzenöl
1 EL Feigenmus

Alle Zutaten kräftig verrühren. Zu Obst, Obstsalat und Pfannkuchen servieren.

Abwandlung

Anstelle von Sojamehl ein Sahnewassergemisch oder Mandelmilch (Seite 184) nehmen.

Mango-Ingwer-Soße

1 Mango
1 EL Pflanzenöl oder Sahne
1 Tropfen echtes ätherisches Ingweröl

Das Mangofleisch vom Kern lösen (geht nur bei einer reifen Frucht), erst dann die Schale sehr dünn abschälen. Das Fruchtfleisch grob würfeln, mit den restlichen Zutaten in ein hohes Gefäß geben und mit einem Passierstab pürieren.
▷ Empfehlenswert zu Rindfleisch oder Geflügel, zu gegartem Reis und zu Avocado.

Suppen, Eintöpfe, Aufläufe

Rezeptimpulse auf einen Blick

▷ Magere, klare Rindfleisch- oder Geflügelsuppe mit ein wenig Fleisch, feingeraffeltem Gemüse und frischen Kräutern
▷ Passierte Gemüsecremesuppen aus frischem Gemüse
▷ Passierte Kartoffelsuppe mit kleinen Tofuwürfeln und viel Petersilie
▷ Spinatsuppe mit feingewürfelter roher Paprikaschote
▷ Sojamilchsuppe oder Wassersahnesuppen
▷ Gemüseeintopf quer durch den Garten, mit Reisflocken gebunden
▷ Linseneintopf mit Kartoffeln und frischen Linsensprossen
▷ Diverse Gemüseaufläufe, mit etwas Wassersahne und Ziegenkäse überbacken
▷ Getreideaufläufe mit Guarkernmehl und Sojamilch als Eiersatz

Sojamilchsuppe

½ l Sojamilch
3–4 EL Hirseflocken
1 Prise Naturvanillepulver

Die Sojamilch zum Sieden bringen. Die Hirseflocken unter Rühren mit einem Schneebesen einstreuen. Vanille dazugeben und kurz aufköcheln.

½ Banane
1 EL Distelöl

Die Banane mit dem Distelöl pürieren (Passierstab) und als mildes Süßmittel in die Suppe einrühren.

Abwandlungen

▷ Wer keine Sojamilch verträgt oder mag, nimmt eine Sahne-Wasser-Mischung (halb Sahne, halb Wasser) oder Mandelmilch (Seite 184).
▷ Anstelle von Hirse andere Getreidesorten (als Schrot oder Flocken) einrühren.

Schrotsuppe

1 l magere Rindfleisch- oder Gemüsebrühe
100 g Getreideschrot (Grünkern oder Sechskorn)

Die Brühe zum Sieden bringen und unter kräftigem Rühren mit einem Schneebesen den Schrot einstreuen. Kurz aufköcheln, 20 Minuten quellen lassen.

2 EL Sonnenblumenöl
frisch gehackte Petersilie

Nach dem Ausquellen Sonnenblumenöl und Petersilie zugeben.

Abwandlung

Die Suppe schmeckt auch mit etwas gegartem Gemüse, z. B. Brokkoliröschen, sehr gut.

166

Feine Wirsingcremesuppe

½ mittelgroßer Wirsingkopf

Den Wirsing entblättern, die Blätter unter fließendem Wasser waschen, erst dann in grobe Streifen schneiden. Die Wirsingstreifen mit Wasser bedecken und 5–10 Minuten dünsten. Mit so viel Kochwasser pürieren (Passierstab), daß eine sämige Gemüsemasse entsteht.

1 EL Distelöl
1 Prise frisch gemahlene Muskatnuß
etwas Gemüsebrühe (Pulver) oder
Kräutersalz

Öl und Gewürze zur Suppe geben. Durch die Zugabe nach dem Kochen benötigen Sie weniger Kochsalz, das hochwertige Pflanzenöl wird durch Hitzezufuhr nicht verändert.

Abwandlungen

▷ Distelöl durch einen Stich Butter ersetzen.
▷ Statt Wirsing andere Gemüsesorten nach Jahreszeit wie beschrieben verarbeiten.

Kohlröschensuppe

1 l Gemüsebrühe oder magere
Rindfleischbrühe
einige Blumenkohlröschen
etwas Kräutersalz oder Sojasauce
frisch gehackte Petersilie

Die Brühe zum Sieden bringen und die Blumenkohlröschen darin garen. Sehr mild mit Kräutersalz oder Sojasauce würzen. Vor dem Servieren frisch gehackte Petersilie aufstreuen.

Dazu Fladenbrot aus Hefegrundteig (Seite 149) mit milder Knoblauchbutter reichen.

Hinweis

Der Soja-Allergiker würzt natürlich ohne Sojasauce.

Weißkohleintopf

½ kleiner Weißkohl
etwa 6 sehr dünn geschnittene
Ingwerscheiben

Den Weißkohl auf einem Gurkenhobel sehr fein raffeln. Mit den Ingwerscheiben in einen Topf geben, knapp mit Wasser bedecken und 15 Minuten dämpfen.

etwa ½ Tasse gemahlenes Reismehl
2 EL Distelöl
3 EL Sahne
etwas Gemüsebrühe (Pulver) oder
Kräutersalz

Den Eintopf mit etwas Reismehl nur leicht binden. Mit Öl, Sahne und Gewürz abschmecken. Der Ingwer ersetzt in diesem Rezept den Kümmel, stärkt die Lebertätigkeit und verhindert Blähungen.

Grünkohleintopf

1 kg frischer Grünkohl
1 Tasse Wasser

Die einzelnen Grünkohlstücke waschen. In jedem Grünkohlblatt befindet sich in der Mitte ein harter Zellulosestrunk, an diesem mit den Fingern entlangfahren und das grüne Blattwerk abstreifen. Der Strunk bleibt über und wird nicht mit verarbeitet (kann entsaftet werden). Die Blätter in einen großen Topf geben und nur wenig Wasser auf den Topfboden gießen. Etwa 10 Minuten dämpfen, bis der Grünkohl zusammengefallen ist. Mit einem gut arbeitenden elektrischen Passierstab durchhacken.

5 faustgroße Kartoffeln

Die Kartoffeln schälen, würfeln und mit nur wenig Wasser garen. Mit dem Grünkohl vermengen.

2 EL Distelöl
1 Prise frisch geriebene Muskatnuß
etwas Pfeffer
Kräutersalz
eventuell etwas Gemüsebrühe (Pulver)
1 EL Ahornsirup

Mit den angegebenen Zutaten den Grünkohleintopf abschmecken. Ist der Eintopf zu flüssig, einfach mit einem Kartoffelstampfer die Kartoffeln etwas zerdrücken oder einen Hauch Guarkernmehl überstäuben (bindet in winzigen Mengen).

Reistopf

Für einen Reistopf benötigen Sie gegarten Reis und gedämpftes Gemüse. Getreide- oder Reisreste lassen sich gut zu dieser Mahlzeit verarbeiten.

1 Tasse ungeschälter Reis
2 Tassen Wasser

Den Reis in dem Wasser kurz abkochen. 30 Minuten ausquellen lassen. Wenn vorhanden 1–2 Brennesselzweige oder andere Kräuterzweige mitköcheln (mineralisiert).

2 Stangen frisches Zwiebelgrün
1 kleine Zucchini
1 Fenchelstaude
2 feingehackte Knoblauchzehen

Die Gemüse putzen, waschen, würfeln und mit dem Knoblauch in wenig Wasser dämpfen. Mit dem Reis vermischen.

3 EL gutes Pflanzenöl
Kräutersalz
eventuell etwas Gemüsebrühe (Pulver)
frische Kresse

Das Öl erst nach dem Kochprozeß zur Gemüse-Reis-Mischung geben. Den Reistopf mild würzen und mit der frisch geschnittenen Kresse bestreuen. Dazu kann 1 dünne Scheibe mageres Rindfleisch gereicht werden.

Fenchel-Zucchini-Auflauf

2 Fenchelstauden

2 kleine Zucchini

Den Fenchel waschen, halbieren und in Streifen schneiden, die Zucchini waschen und würfeln. Die Gemüse mit sehr wenig Wasser nur kurz dämpfen. Wenn vorhanden, beim Dämpfen 1–2 Brennesselzweige dazugeben (mineralisiert).

1 TL Öl

3 EL gewürfelter Tofu

etwas Gemüsebrühe (Pulver) oder Kräutersalz

4 EL Sahne

4 EL Wasser

3–4 Scheiben hauchdünn geschnittener Ziegenkäse

Eine Auflaufform mit Öl auspinseln, das Gemüse hineingeben. Mit Tofuwürfelchen bestreuen und mit etwas Gemüsebrühpulver bestäuben.
Sahne und Wasser mischen (Wassersahne) und in die Auflaufform gießen. Das Gemüse mit dem Ziegenkäse belegen. Alles kurz unter den Grill stellen oder mit Oberhitze im Backofen garen.
Dazu gibt es Blechkartoffeln (Seite 173) oder einfache Pellkartoffeln.

Abwandlung

Andere Gemüsesorten nach Jahreszeit oder Gartenernte verwenden.

Eiweißreicher Getreideauflauf

1 Tasse Buchenweizen

½ Tasse Amaranth

Jedes Getreide für sich ungemahlen in einen Topf geben, gut mit Wasser bedecken, ankochen und 30 Minuten ausquellen lassen. Man rechnet etwa auf 1 Tasse Getreide 2 Tassen Flüssigkeit beim Kochen.

1 Tasse frische Rettichkeime

1 Tasse Sojasprossen

viel frisch gehackte Petersilie

Keime, Sprossen und Petersilie mit dem gegarten Getreide vermischen.

1 TL Butter

1 Tasse Sojamilch oder Mandelmilch (Seite 184)

½ Tasse Sahne

1 gestrichener TL Guarkernmehl

etwas Gemüsebrühe (Pulver) oder Kräutersalz

Eine Auflaufform mit Butter ausfetten, die Getreidemischung einfüllen. Sojamilch, Sahne und Guarkernmehl verrühren und mit Gemüsebrühpulver würzen. Diese Flüssigkeit über die Getreidemischung gießen.

2 EL Sonnenblumenkerne

2 EL feingeraffelter Ziegenkäse

Die Sonnenblumenkerne fein mahlen (alte elektrische Kaffeemühle), mit dem Ziegenkäse vermengen und zum Schluß auf den Auflauf streuen. 20–25 Minuten bei 180 °C im Backofen garen.

Fleisch-, Fisch- und Ei-Ersatz

Fleisch, besonders Schweinefleisch, Fisch und Eier sind starke Säurebildner innerhalb des Stoffwechsels und begünstigen Stoffwechselentgleisungen.

Empfehlenswerte Alternativen

▷ Vegetarische Bratlinge
▷ Panierte Gemüsescheibchen
▷ Kleine eifreie Pfannkuchen
▷ Gegrilltes Gemüse

Grundrezept
Vegetarische Bratlinge

¼ l Wasser

etwas Gemüsebrühe (Pulver)

einige gehackte Petersilienstengel
(wenn vorhanden)

140 g Getreide (Grünkern, Gerste,
Weizen oder Reis)

Das Wasser zum Kochen bringen und mit Gemüsebrühpulver mild-würzig abschmecken. Das Getreide fein mahlen und auf einmal in die kochende Flüssigkeit schütten. Die Masse unter Rühren mit einem Kochlöffel wie Brandteig zum Kloß abbrennen.

Gemüse nach Jahreszeit
Sesamsaat oder Hirseflocken
Öl zum Braten

Ein beliebiges Gemüse (Weißkohl, Rote Bete, Steckrübe oder Zucchini) putzen, fein raffeln und unter die Brandteigmasse kneten. Mit nassen Händen flache Frikadellen formen und in Sesamsaat oder Hirseflocken wälzen. Etwas Öl in eine fettsparende Pfanne geben und die Bratlinge bei mäßiger Hitzezufuhr von beiden Seiten leicht braten.

Abwandlungen

▷ Gegarte Getreidekörner (Hirse, Amaranth oder Grünkern) mit unterkneten.
▷ Kleingehackten Tofu zum Teig geben.
▷ Frische Rettich- oder Linsenkeime zum Teig geben.

Panierte Gemüsescheiben
Panierte Gemüseblätter

Die verschiedensten Gemüse können in dünne Scheiben geschnitten, eifrei paniert (Panaden siehe unten) und dann bei mäßiger Hitzezufuhr in gutem Pflanzenöl gebraten werden.

Vorschläge

▷ Sellerie- oder Steckrübenscheiben
▷ Kohlrabi- oder Auberginenscheiben
▷ große Zucchinischeiben
▷ ½ Chinakohlblatt
▷ 1 Beinwellblatt
▷ Weißkohlblätter
   usw.

Eifreie Panaden und Grundteig für eifreie Pfannkuchen

Der Panadenteig läßt sich sehr gut auch für Pfannkuchen verwenden. In gutem Pflanzenöl bei nicht zu starker Hitzezufuhr aus dem Teig kleine Pfannkuchen backen und mit frisch gehackten Kräutern und Rettichsprossen servieren. Dazu eine pikante Soße (Seite 164) servieren.

Hirsepanade oder Hirsepfannkuchen

5 EL Hirse (oder Reis)
1 Tasse Mineralwasser
½ TL Guarkernmehl
etwas Kräutersalz

Die Hirse sehr fein mahlen und mit den restlichen Zutaten zu einem dünnen Teig verrühren.

Eifreie Grünkernpanade oder Grünkernpfannkuchen

4 EL Grünkern
¾ Tasse Wasser
½ TL Guarkernmehl
etwas Kräutersalz

Das Getreide fein mahlen und mit den restlichen Zutaten zu einem dünnen Teig verrühren.

Hinweis

Bindet die Panade nicht genug ab, etwas Guarkernmehl dazugeben.

Abwandlung

Statt Grünkern können auch andere Getreidesorten (Gerste, Roggen, Weizen) verwendet werden.

Rinder-Hirse-Gehacktes

1 Teil mageres Rindergehacktes
1 Teil Hirseflocken
Mineralwasser
Zwiebeln, Knoblauchzehe, Gewürze
1–2 EL Olivenöl zum Backen

Gehacktes und Hirseflocken zu gleichen Teilen mischen und mit Mineralwasser zu einem geschmeidigen Teig kneten; nach Geschmack mit gehackten Zwiebeln, Knoblauch und Gewürzen würzen. Den Teig etwa 15 Minuten quellen lassen. Mit nassen Händen flache Bällchen formen, in Hirseflocken wälzen und dann bei mäßiger Wärme von beiden Seiten in etwas Olivenöl braten.

Abwandlung

Rindergehacktes durch püriertes Putenfleisch ersetzen.

Hinweis

Durch die Hirseflockenzugabe wird der Fleischanteil um die Hälfte reduziert.

Gemüse-Körner-Küche

Getreide-Gemüse-Mischungen bieten eine opitmale Vielfalt an Vitalstoffen und sind besonders gut verträglich für die Entgiftungsorgane (Leber, Niere, Darm). Die ideale Hauptmahlzeit für einen Neurodermitiker besteht aus einer großen Portion Rohkost, etwas gedämpftem Gemüse und einem Schälchen Reis oder Hirse. Die für Gesunde empfohlene Mischkost belastet den Leberstoffwechsel eines Neurodermitikers. Weniger Nahrungsmittel in einer Mahlzeit sind für ihn besser.

Mengenangaben/Garzeiten

Amaranth
60 g auf ¼ l Wasser
Aufkochen und 20 Minuten ausquellen lassen.

Buchweizen
100 g auf ¼ l Wasser
Aufkochen und 30 Minuten ausquellen lassen.

Dinkel
100 g auf ¼ l Wasser
Aufkochen und 35 Minuten ausquellen lassen.

Gerste
100 g auf ¼ l Wasser
Aufkochen und etwa 45 Minuten ausquellen lassen.

Grünkern
150 g auf ¼ l Wasser
Aufkochen und 30 Minuten ausquellen lassen.

Hafer
150 g auf ¼ l Wasser
Aufkochen und 30 Minuten ausquellen lassen.

Hirse
150 g auf ¼ l Wasser
Aufkochen und 30–40 Minuten ausquellen lassen.

Naturreis
100 g auf ¼ l Wasser oder
1 Tasse auf 2 Tassen Wasser
Aufkochen und 30–40 Minuten ausquellen lassen.

Weizen
100 g auf ¼ l Wasser
Aufkochen und 30–40 Minuten ausquellen lassen.

Rezeptimpulse auf einen Blick

(Diese Impulse sollen eine wirkliche Ideenhilfe sein, nur einige Vorschläge sind als Rezept beschrieben.)
▷ Auberginen-Mais-Nester
    Seite 174)
▷ Brokkoli-Hirse-Auflauf mit Sahne
    oder Sojamilch
▷ Blechkartoffeln (Seite 173)
▷ Kartoffel-Hirse-Auflauf (Seite
    173)
▷ Dampfnudeln mit ungeschwefeltem Backobst
▷ Gebackene Schwarzwurzeln mit
    milchfreiem Kartoffelbrei
▷ Spinatküchlein (Seite 174)
▷ Kohlrouladen mit Brandteigmasse
    (Brandteigmasse siehe vegetarische Bratlinge, Seite 170)
▷ Gefüllte Paprika mit Gemüsereis
▷ Eßkastanien mit Rosenkohlgemüse

▷ Reibekuchen, mit Guarkernmehl
oder Reismehl gebunden
▷ Pikante Dinkelwaffeln
▷ Salzlos gekochte Aubergine mit
einer pikanten Soße (Rezepte
Seite 164)

Kartoffel-Hirse-Auflauf

6 faustgroße Kartoffeln

4 EL Hirse

Die Kartoffeln schälen, waschen und
in dünne Scheiben schneiden. Die
Hirse in einem Topf mit Wasser bedecken, ankochen und 15–20 Minuten ausquellen lassen.

1 EL Öl

150 ml flüssige Sahne oder Sojamilch

150 ml Wasser

Pfeffer aus der Mühle

Kräutersalz

frisch geriebene Muskatnuß

Gemüsebrühe (Pulver)

½ TL Guarkernmehl

frisch gehackte Brennessel oder
andere Kräuter

Eine Auflaufform mit Öl auspinseln.
Die Kartoffelscheiben fächerförmig
einschichten, die Hirse daraufgeben.
Sahne, Wasser, Gewürze und Binde-
mittel verrühren, pikant abschmek-
ken und über die Auflaufzutaten
gießen. In 30–40 Minuten im Backofen bei 180 °C garen. Vor dem Servieren mit frischen Kräutern bestreuen.

Blechkartoffeln

Pro Person 2 faustgroße Kartoffeln

1 EL Olivenöl

Kümmelkörner

Die Kartoffeln mit der rauhen Seite
eines Spülschwämmchens unter fließendem Wasser gründlich abreiben
und längs halbieren. Ein Backblech
mit Öl bepinseln und mit Kümmel
bestreuen. Die Kartoffeln mit der
Schnittfläche auf das Backblech leben. 25–30 Minuten bei 180 °C im
Backofen garen.

Abwandlung

Fenchelkartoffeln: Anstelle von
Kümmel Fenchel auf das Backblech
streuen.

Ingwerblumenkohl

1 Blumenkohl

Den Blumenkohl in Röschen teilen,
den Strunk würfeln. Blumenkohlröschen und Strunk nur 5–10 Minuten
in siedendem Wasser garen.

2 EL Öl oder Butter

½ TL Ingwerpulver oder

2 Tropfen echtes ätherisches Ingweröl

etwas geriebene Muskatnuß

gehackte Zitronenmelisse

Das Öl mit den Gewürzen vermischen und den Blumenkohl darin
schwenken. Mit Zitronenmelisse bestreuen. Dazu schmecken eifreie
Reisnudeln oder Blechkartoffeln
oder gegartes Getreide.

Spinatküchlein

250 g tiefgefrorener, gehackter Spinat
etwa 3–4 EL Dinkel
geriebene Muskatnuß
Zwiebelwürfelchen
Knoblauchzehe
Kräutersalz
3 EL Distelöl

Den Spinat nach Packungsvorschrift auftauen. Den Dinkel mahlen und mit dem Spinat zu einer teigähnlichen Masse verrühren. Nach Geschmack würzen und das Distelöl unterrühren.

1 EL Öl

Ein Backblech oder Backpapier mit Öl bepinseln. Mit einem großen Löffel Teigfladen auf das Backblech streichen und 20–30 Minuten bei 180 °C im Backofen backen (bei schon gebesserter Haut kann ein Hauch von feingeraffeltem Ziegenkäse aufgestreut werden).

Hinweis

Mögen Sie Ihre Spinatküchlein fester, ½ TL Guarkernmehl in den Teig rühren.

Auberginen-Mais-Nester

¾ l Wasser
200 g Maisgrieß
Basilikum
Kräutersalz

Das Wasser zum Kochen bringen, den Maisgrieß einstreuen und 5–10 Minuten unter Rühren leicht köcheln, dann 15 Minuten ausquellen lassen. Die Maismasse mit Basilikum und Kräutersalz mild würzen.

1 Aubergine
1 EL Sesamsaat
Butterflöckchen

Die Aubergine waschen und in Scheiben schneiden. Ein Backblech mit Sesamsaat bestreuen und die Auberginenscheiben darauf legen. Auf jede Auberginenscheibe 1 Eßlöffel Maisgrieß häufen und mit einem Butterflöckchen besetzen. Die Auberginen-Mais-Nester 5 Minuten unter den Grill stellen oder 15 Minuten im Backofen überbacken, so daß die Butter gut zerlaufen ist und die Maishäufchen oben an der Spitze knusprig sind (bei gebesserter Hautsituation etwas Ziegenkäse darüberstreuen). Dazu schmeckt eine beliebige Portion Rohkost mit einer der empfohlenen Salatsoßen (Seite 162).

Frischkornmüsli

2 EL Dinkel

Den Dinkel grob schroten.

1 ungeschwefelte Trockenaprikose
1 TL Leinsamen
4–5 EL Mineralwasser

Die Trockenaprikose waschen, würfeln und mit dem Leinsamen, Dinkelschrot und Mineralwasser verrühren. Abgedeckt einige Stunden oder über Nacht stehen lassen.

1 TL Distelöl
etwas Sojamilch
1 Stück süße Birne
oder Banane

Die Zutaten gleichmäßig unter die eingeweichte Schrotmasse rühren. Das Müsli in einem hübschen Schälchen servieren und als Garnitur einige ungezuckerte Maisflocken aufstreuen.

Hinweis

Dinkel wird besser vertragen als Weizen.

Knackiges Hirsemüsli

4 EL Hirseflocken
2 EL knusprige Maisflocken ohne Zucker (Corn Flakes)
1–2 feingewürfelte Trockenaprikosen
1 Banane oder süße Birne oder Papaya oder Mango
1 EL Distelöl
1 TL Reinlecithinpulver
Sojamilch oder Mandelmilch (Seite 184)

Alle Zutaten in einer großen Suppentasse vermischen und als schmackhaften Tageseinstieg genießen.

Abwandlung

Eiweißreiches Müsli: 2 EL Amaranth- oder Sojaflocken und 2 EL Hirseflocken zusätzlich zum Müsli geben.

Hinweis

Dieses Flockenmüsli wird von Neurodermitikern häufig besser vertragen als ein Frischkornmüsli.

Desserts

Saures, unreifes Obst, Ananas, Kiwi, Zitrusfrüchte sollten vom Speiseplan des Neurodermitikers gestrichen werden, vor allem in der ersten Phase der Ernährungsumstellung. Südländisches, süßes, reifes Obst wie Papaya, Banane, Feige, Mango, Melone, Gurken- und Kürbisarten werden in Verarbeitung mit mildester Süße ausgezeichnet vertragen.

Dessertimpulse auf einen Blick

▷ Obstsalat aus säurearmen Obstsorten
▷ Püriertes, süßes Obst, mit Agar-Agar gebunden
▷ Melonen- oder Kürbisschiffchen
▷ Frische Kokosnußschiffchen
▷ Halbierte Birnen oder Melonen mit cremig gerührtem Tofu
▷ Frische Papaya (stärkt die Leber)
▷ Getreidecreme aus Soja- oder Mandelmilch (Seite 184)
▷ Eis: Sojamilcheis, Sahneeis, Obstsorbet
▷ Frische Eßkastanien

Getreidecreme

Etwa 50 g Getreide (Weizen, Dinkel, Gerste oder Reis)

½ l Sojamilch

Das Getreide fein mahlen. Die Milch zum Sieden bringen, vom Herd nehmen, das Vollmehl langsam unter kräftigem Rühren mit dem Schneebesen einstreuen. Den Topf wieder auf die heiße Platte stellen, mit der Nachhitze nur kurz unter weiterem Rühren aufköcheln lassen.

1 Messerspitze Naturvanillepulver

1 EL Feigenmus (Seite 158) oder Akazienhonig

Die Getreidecreme mit Vanille würzen und mild süßen.

Abwandlungen

▷ Kaffeecreme: Anstelle von Vanille Getreidekaffee (Instantpulver) unterrühren.

▷ Schokocreme: Carobpulver unterrühren, dann nur 30–40 g Getreide nehmen, da Carob zusätzlich bindet.

▷ Obst-Sahne-Creme: Die kalt aufgeschlagene Creme mit süßem, püriertem Obst (Banane, Papaya, Birne) verrühren. Eventuell etwas geschlagene Sahne unterheben.

Obstsülze ohne Gelatine

Etwa ¼ l naturreiner, säurearmer Birnensaft

2 TL Agar-Agar-Pulver

In den Birnensaft das Agar-Agar-Pulver streuen und unter mäßigem Rühren kurz aufkochen lassen. In eine Schüssel füllen und erkalten lassen, bis der Saft gerade zu gelieren beginnt.

1 süße Birne

½ süße Honigmelone

2 Trockenfeigen

geschlagene Sahne

Das frische Obst und die Trockenfeigen sehr fein würfeln und unter die schon leicht gelierte Masse heben. Mit Sahnetupfern verzieren.

Kürbiscreme

1 l frisch püriertes Kürbisfleisch

2 EL Akazienhonig oder Ahornsirup

2 TL Agar-Agar-Pulver

Das Kürbisfleisch mit einem Passierstab pürieren und 1 l im Meßbecher abmessen. Mild süßen, Agar-Agar unterrühren und kurz aufkochen. Die Kürbismasse erkalten lassen.

2 süße Birnen, Äpfel oder Bananen

geschlagene Sahne

Das Obst grob würfeln und unter die Kürbismasse rühren, wenn sie gerade anfängt zu gelieren. Die Masse fest werden lassen und mit etwas Schlagsahne verzieren.

Obstsalat

| 1 süßer Apfel |
| 1 süße Birne |
| 1 Banane |
| 1 Stück Gurke oder Zucchini |
| 6 Mandeln |
| 1 EL Hirseflocken |

Das Obst würfeln, Gemüse entkernen und würfeln (wenn unbehandelt, Gemüseschale nicht abschälen = grüner Farbkontrast). Die Mandeln fein hacken. Alles mit den Hirseflocken vermischen.

| 4–5 EL flüssige Sahne |
| 1 EL Papayasaft |

Sahne und Papayasaft zur Obstmischung geben und gründlich unterheben.

Aufwertung: Zum Säuren-Abpuffern und Mineralisieren 1 TL Basica (siehe Glossar) mit unterrühren.

Apfel-Birnen-Sahne

| 2 Birnen |
| 2 Äpfel |
| ½ TL Guarkernmehl |

Obst waschen, würfeln und pürieren. Das Guarkernmehl unterrühren und 10 Minuten quellen lassen.

| 4 EL geschlagene Sahne |
| einige Gurken- oder Zucchinischeiben |

Nach dem Quellen etwas geschlagene Sahne unterheben. Das Dessert in Schälchen füllen und als Garnitur eine hauchdünn geschnittene Gurken- oder Zucchinischeibe auf jedes Schälchen legen.

Bananen-Kokos-Bällchen im Auberginenbeet

| 3 Bananen |
| Kokosflocken zum Binden |

Die Bananen pürieren und so viel Kokosflocken unterkneten, daß eine feste Teigmasse entsteht. Aus der Teigmasse kartoffelgroße Kugeln rollen.

| Auberginenscheiben |

Von einer Aubergine dünne Scheiben abschneiden, je ein Bällchen auf eine Auberginenscheibe setzen.

Hinweise

▷ Soll die Masse besonders fest werden (z. B. zum Ausstechen), einfach etwas Guarkernmehl unterkneten.
▷ Wer gerade eine frische Kokosnuß zu Hause hat, setzt der Masse etwas Kokosmilch zu.

Eis

Bei Fertigeis aus Milch, Zucker, Fruchtsäften, Farb- und Aromastoffen sollte ein Neurodermitiker nicht schwach werden. Selbstgemachtes, mild gesüßtes Eis ist eine wahre Köstlichkeit und, mit den richtigen Zutaten zubereitet, auch für Neurodermitiker erlaubt. In einer kleinen Eismaschine mit Kühlakku sind in 20–30 Minuten 4 Eisportionen servierfertig gekühlt.
Probieren Sie doch mal einen der folgenden Rezeptvorschläge aus, Sie werden begeistert sein.

Rezeptvorschlag 1

¼ l geschlagene Sahne

gleiche Menge püriertes Obst

Sahne mit Obstpüree gut verrühren, am besten mit einem Spatel. In die Eismaschine geben oder im Tiefkühlfach gefrieren lassen. Eis aus geschlagener Sahne und püriertem Obst ist toll cremig.

Rezeptvorschlag 2

¼ l kalt aufgeschlagene Getreidecreme (Seite 176)

¼ l geschlagene Sahne

etwas Naturvanillepulver

Zubereitung wie oben.

Rezeptvorschlag 3 (Sorbet)

¼ l püriertes Obst

Natursüße nach Wahl

4 EL sehr fein gemahlene Mandeln (Mandelmehl) oder auch Sonnenblumenkerne

Zubereitung wie oben.

Hinweis

Die fertige Eismasse in kleine Kunststoffbehälter füllen, in die Mitte einen Holzstiel stecken, im Tiefkühlfach gefrieren lassen. Nicht nur Kinder lieben dieses Eis am Stiel. Solche Behälter für Eis am Stiel gibt es heute in gut sortierten Haushaltsgeschäften.

Alternatives Naschwerk

Das Verlangen nach Süßem sollte möglichst eingeschränkt werden, denn jede Süße, auch Natursüße, übersäuert und fördert Hautreaktionen. Auch natürliche Nascherein nur in kleinen Mengen genießen!

Empfehlenswerte Alternativen für übliches, zuckerhaltiges Naschwerk

▷ Getrocknete Feigen
▷ Getrocknete, süße Aprikosen (ungeschwefelt!)
▷ Sonnenblumenkerne
▷ Frische Kokosnußstücke
▷ Überreifes, süßes Frischobst
▷ Soja-Carob-Paste (Seite 157)
▷ Kekse aus dem Rezeptteil »Gebackenes aus vollem Korn«

Feigenkonfekt

3 EL Feigenmus (Seite 158)

1 pürierte Banane oder reife, pürierte Mango

1 EL Kokosflocken

1 EL Sojamehl

Alle Zutaten verkneten und kleine Kugeln daraus rollen. Ist die Kugelmasse nicht fest genug, einfach etwas mehr Sojamehl unterkneten.

Frisches Aprikosenkonfekt

Süße, reife, frische Aprikosen
geschlagene Sahne
Sonnenblumenkerne

Die Aprikosen waschen, halbieren und entkernen. Die Aprikosenhälften mit Schlagsahne füllen, auf die Schlagsahne Sonnenblumenkerne streuen.

Hinweis

Aprikosen gehören zu den leber- und nierenstärkenden Obstsorten.

Abwandlungen

▷ Statt Aprikosen Datteln nehmen.
▷ Pikant: Statt mit Sahne mit Frisch-käsecreme (Seite 158) füllen.

Weihnachtskonfekt

½ frische Kokosnuß
1–2 EL Sojamehl
1 kräftige Prise Naturvanillepulver
2 EL Ahornsirup
Carobpulver zum Bestäuben

Die Kokosnuß sehr fein raffeln. Mit Sojamehl, Vanille und Ahornsirup verkneten und zu Kugeln rollen. Die Kugeln in Carobpulver wälzen.

Früchtebrotstückchen

½ Tasse süße Mandeln
½ Tasse getrocknete Feigen
½ Tasse getrocknete Aprikosen
(ungeschwefelt)
½ Tasse getrocknete Backpflaumen
2 Tassen Sojavollmehl
abgekochtes kaltes Wasser
Hirseflocken oder Sesam

Die Mandeln in einer alten, elektrischen Kaffeemühle oder Mandelmühle sehr fein mahlen, die Trockenfrüchte fein würfeln. Alle Zutaten mit so viel Wasser verkneten, daß ein fester Teig entsteht. Aus dem Teig Kugeln oder flache Plätzchen formen. In Hirseflocken oder Sesam wälzen.

Knabbermischung

Diese Zusammenstellung ist ein erlaubter Ersatz für übliche pikante Schleckereien (Chips, Nüsse, Flips, Crossies usw.).

2 EL Sonnenblumenkerne
2 EL Reisflocken (sehr knackig)
2 EL Vollkorn-Maisflocken ohne
Zucker

Die Zutaten vermischen und als Knabberei zum abendlichen Kräutertee reichen.

Getränke

Jeder Mensch soll stets viel Flüssigkeit zu sich nehmen. Für Neurodermitiker gilt dies in besonderem Maße, um regelmäßig und wirksam Giftstoffe auszuschwemmen. Bohnenkaffee, schwarzer Tee, Kakao, gezuckerte und süßstoffhaltige Limonaden sowie Getränke mit Farbstoffen müssen jedoch gemieden werden, sie übersäuern und verstärken damit die Hautreaktionen.

Empfehlenswerte Getränke

▷ Mineralwasser, Quellwasser (siehe Glossar)
▷ Nicht saure Kräutertees
▷ Getreidekaffee
▷ Sojamilch und daraus hergestellte Getränke
▷ Sahne-Wasser-Gemische
▷ Mandelmilch (Seite 184)

Sojamilch ist anstelle von Kuhmilch in den verschiedensten Zubereitungen verträglich (nicht für Soja-Allergiker!):

▷ pur = unverdünnt
▷ als Halbmilch = halb Sojamilch, halb Wasser
▷ Sojasahne = 1 Teil Sojamilch, 1 Teil Sahne und 1 Teil Wasser

Andere tierische Milchsorten werden im Gegensatz zu Kuhmilch häufig gut vertragen, z. B. Schafmilch, Ziegenmilch, Stutenmilch.
Diese verträglichen Milchen sollten mit Wasser verdünnt werden.

Carobmilch

Carob ist ein Kakaoersatz, der zwar aussieht wie Kakao, aber ganz anders schmeckt.

½ l Sojamilch
⅛ l reines Quellwasser
1–2 EL Carobpulver
1 Prise Naturvanillepulver
1 EL Ahornsirup

Die Zutaten in einem Topf mit einem Schneebesen verrühren und erwärmen. In Tassen servieren und nach Belieben eine kleine Sahnehaube aufsetzen.

Kalorienarme Bananenmilch

2 EL Sonnenblumenkerne

Die Sonnenblumenkerne in einer alten elektrischen Kaffeemühle zu feinem Mehl mahlen.

1 Banane
⅛ l Quellwasser
½ l Sojamilch

Banane und Quellwasser mit einem Passierstab oder im Mixer pürieren. Mit der Sojamilch aufgießen. Vor dem Servieren das Sonnenblumenkernmehl unterrühren. Im Sommer mit Eisstückchen und im Winter heiß servieren.

Abwandlungen

▷ Mit Kokosmilch oder frisch püriertem Kokosfleisch zubereiten.
▷ Mit pürierter Mango anstelle von Bananen zubereiten.

Basischer Getreidesud

4–6 EL ganze Roggen- oder Reiskörner
Quellwasser

Die Körner in ein Haarsieb geben und unter fließendem Wasser von Staub und Schmutzpartikeln befreien, in ein Einmachglas geben. Die Körner mit Quellwasser (oder abgekochtem kaltem Wasser) bedecken und 1 Tag oder über Nacht abgedeckt stehen lassen. Den Sud abgießen und trinken. Die Körner wieder bedecken, stehen lassen, abgießen und den Sud trinken. Diesen Vorgang etwa dreimal wiederholen (die Körner zum Brotbacken oder als Salatzugabe verbrauchen).

Hinweise

▷ Durch den Keimprozeß des Getreides vermehren sich die Vitalstoffe und gehen in das Einweichwasser über. Dadurch besitzt der Roggensud eine zellauffrischende und Säuren abpuffernde Wirkung. Reissud enthält besonders viel Selen, ein wichtiges Zellmineral. Es ist günstig, von diesem Sud 2–3 Gläser am Tag zu trinken.
▷ Durch Zugabe von 1 EL Papayasaft oder Löwenzahnsaft wird die Lebertätigkeit gestärkt.

Schlackenneutralisierende Teemischung

Diese Teemischung säuert nicht und besteht aus nur wenigen Pflanzen. Da Neurodermitiker häufig gegen bestimmte Pflanzen Einzelallergene aufgebaut haben, ist es ratsam, Tees eher aus wenigen Kräutern zu bereiten.

2 EL getrocknete Löwenzahnblätter
(Leberstärkung)
1 EL getrockneter Thymian (reinigt
Blut und Darm)
3 EL Lavendel (neutralisiert Gifte)
3 EL Ringelblume (mineralisiert)
2 EL feingewürfelte, getrocknete,
ungeschwefelte Süßaprikosen
(entschlacken und entwässern)
1 Tropfen echtes ätherisches Zitronen-
oder Ingweröl (Leberstärkung und
Aroma)

Alle Kräuter in einem Einmachglas mischen, das ätherische Öl dazugeben, den Deckel auflegen und alles gut durchschütteln. 14 Tage ziehen lassen. Das Öl sorgt für ein besonders angenehmes Teearoma. Ohne Öl entfällt das Ziehenlassen.

Kieselsäurehaltige Teemischung

1 Handvoll frisch gepflückte
Vogelmiere
1 Handvoll frisch gepflückte Brennessel
1 kleiner Zweig Zitronenmelisse

Die Kräuter in die Teekanne geben, mit siedendem Wasser aufgießen und 10–15 Minuten ziehen lassen.

Mineralwasser-Obstsaft-Drink

½ Mineralwasser

½ naturreiner, zuckerfreier,
Vitamin-C-freier, säurearmer Obstsaft
(Papaya, Birne)

Obstsaft sollte möglichst mit Mineralwasser verdünnt und nicht pur getrunken werden.

Falsche Bowle

1 Flasche Mineralwasser

1 Flasche zuckerfreier, säurearmer
Birnensaft

4 frische, gewürfelte Feigen

3 überreife, süße, gewürfelte Birnen

1 gewürfelte Papaya

kleine, frische Zitronenmelissenblätter

Sämtliche Zutaten verrühren. Die Zitronenmelissenblätter sind ein hübscher Farbkontrast.

Abwandlungen

▷ Die Papaya durch frische Gurkenwürfel ersetzen (preiswerter).
▷ Bei einem sauberen Hautbild darf der Neurodermitiker ½ Flasche naturreinen, nicht sauren Wein oder Sekt dazugießen.

Ernährung von Säuglingen und Kleinkindern mit Neurodermitis

Grundsätzliche Empfehlungen

1. Den Säugling so lange wie möglich stillen (bester Immunschutz). Während der Stillphase die auf Seite 185 empfohlene Tagesrezeptur für stillende Mütter beachten. Bei Auftreten der Neurodermitis noch während der Stillphase sollte die Mutter abstillen oder den eigenen Stoffwechsel umstellen, indem sie eine basenbildende Kost bevorzugt (siehe Seite 138).
2. Einem Neurodermitiskind nach dem Abstillen nicht gleich Kuhmilch geben, sondern nur kuhmilchfreie Spezialflaschennahrungen aus dem Fachhandel oder mit Wasser verdünnte Soja- bzw. Mandelmilch (Seite 184).
3. Ist schon ein Kind mit Neurodermitis in der Familie, sollte die nächste Schwangerschaft mit basenbildender Kost und empfohlener Tagesrezeptur für stillende Mütter begleitet werden. Diese Maßnahmen können eine Neurodermitisvorbeugung sein.
4. Hungrigen Stillkindern Wasser-Reis- oder Wasser-Hirse-Schleim (Seite 185) zufüttern und mit einem Grundbrei (Seite 185) langsam auf feste Nahrung umstellen.
5. Zum Knabbern eifreie Spezialgebäcke – »Gebacken aus vollem Korn«, Seite 148 – herstellen.

6. *Ein Säugling / Kleinkind mit einer Neurodermitis benötigt außer der Diät eine besondere Zuwendung und Ausgeglichenheit des Elternhauses.* Die gesamte Familie (Vater, Mutter, Geschwister) des erkrankten Kindes sollten sich mit dem Kind solidarisieren und die Ernährungsumstellung weitgehend gemeinsam durchführen, um eine seelisch belastende Außenseiterrolle des Kindes zu vermeiden. Vater, größere Kinder und Großeltern sollten die Mutter in ihrem Bemühen um das kranke Kind unterstützen und nicht dagegen arbeiten. Denn Mütter von Neurodermitiskindern sind besonders hoch belastet!

Herstellung von Säuglingsnahrung

▷ Vorsicht mit Getreideschrot und groben Vollkornflocken bei einem Säuglingsdarm, der an ballastfreie Muttermilch gewöhnt ist. Zarte Reis- und Hirseflocken sind hier allen anderen Flocken vorzuziehen.

▷ Beim Umstellen von Muttermilch auf Zusatzbreikost in den ersten vier Wochen keine Sojamilch verarbeiten, sondern Quellwasser verwenden. Erst nach dieser Zeit ein Drittel oder die Hälfte der Flüssigkeitsmenge zur Herstellung von Brei oder Flaschennahrung durch Sojamilch ersetzen. So vermeiden Sie den schmerzhaften Blähbauch – ein Säugling benötigt noch nicht viel Eiweiß, sondern eher Fett und Kohlenhydrate.

▷ Trinkwasser zur Herstellung von Flaschen- oder Breinahrung durch nitratfreies, reines Quellwasser (siehe Glossar) ersetzen oder das Trinkwasser wenigstens zur Hälfte mit nitratfreiem Quellwasser mischen (letzteres ist kostengünstiger). Nitrat im Trinkwasser schwächt das Immunsystem von Säuglingen. Zulässiger Höchstwert für Trinkwasser laut Trinkwasserverordnung: 50 mg Nitrat pro Liter. Empfohlener Höchstwert für Säuglinge: 10 mg Nitrat pro Liter (auf Flaschenaufdruck achten!).

▷ Das zur Säuglingsnahrung verwendete Wasser, auch Flaschenwasser, sollte generell vorher abgekocht werden (bis zu 9 Monaten), um eventuell vorhandene Bakterien abzutöten. Kein zu starkes Eindampfen, sonst erhöht sich die Nitratkonzentration.

▷ Reste von zubereiteter Flaschen- oder Breinahrung nie aufwärmen, das fördert Vergiftungen und Blähungen.
Wichtig: Nahrung für Säuglinge stets frisch zubereiten. Muttermilch ist von Natur aus immer frisch, hygienisch einwandfrei und gut temperiert.

▷ *Säubern Sie Flaschen und Sauger mit Essigwasser und kochendem Wasser – aber nie mit chemischen Spül- oder Reinigungsmitteln.* Zum Schluß die sauberen, gut gespülten Flaschen, Sauger und Passiersiebe im Dampfkochtopf sterilisieren. Hierfür sollte ein eigener Dampfkochtopf zur Verfügung stehen.

Verträglicher Milchersatz
für Flaschen- oder Breinahrung

▷ Quellwasser (siehe Glossar)
▷ Quellwasser mit Sojamilch
▷ Quellwasser mit Sahne (Sahne
  wird häufig vertragen)
▷ Quellwasser mit Sojamilch und
  Sahne
▷ Mandelmilch aus Quellwasser und
  Mandelmus
▷ Quellwasser mit Schafmilch
  (Schafmilch wird häufig ver-
  tragen)
▷ Mit zunehmendem Alter auch un-
  verdünnte Sojamilch

REZEPTE

Flaschennahrung

Mandelmilch

Mandelmus (Reformhaus)
Quellwasser

Mandelmus und Quellwasser verrühren bis eine glatte, völlig klümp-
chenfreie Milch entstanden ist.

Birnenmilch

2 EL ungezuckertes Birnenobstpüree
oder etwas ungezuckerter Birnensaft
100 ml Quellwasser
100 ml Soja- oder Mandelmilch
1 TL Sonnenblumenöl

Die Zutaten miteinander verrühren.

Abwandlungen

Bananenmilch: Statt Birnenpüree
2 EL pürierte Bananen verwenden.
Möhrenmilch: Statt Birnenpüree
2 EL ungesüßten Möhrensaft zugeben.
Papayamilch: Statt Birnenpüree
3 EL Papayasaft (Reformhaus)
nehmen.
Carobmilch: Statt Birnenpüree 2 TL
Carobpulver in der Flüssigkeit auflösen.
Kaffeemilch: Statt Birnenpüree 2 TL
Instant-Getreidekaffee in der Flüssigkeit auflösen und mit 1 TL Feigenmus oder Feigensirup süßen.

Breinahrung

Wasser-Hirse-Schleim

Zum Zufüttern zur Muttermilch.

¼ l reines Quellwasser
1½–2 EL Hirseflocken
1 TL Sonnenblumenöl
1 TL Birnendicksaft, Feigenmus oder
Papayasaft zum Süßen

Das Quellwasser mit den Hirseflocken mit einem Schneebesen verrühren, aufkochen. Das Sonnenblumenöl zugeben. Nur so mild süßen, daß die Süße der Muttermilch gleicht (probieren Sie die Muttermilch, um die Süße richtig zu wählen). Den Schleim durchsieben (hygienisch sauberes Haarsieb dafür verwenden) oder im Mixer pürieren.

Abwandlung

Wasser-Reis-Schleim: Statt Hirseflocken Hafer- oder Reisflocken (keine Vollreisflocken) verarbeiten.

Flockenmischung für Grundbrei

Zum Zufüttern ab dem 6. Monat. Für längere Zeit als Hauptmahlzeit.

6 EL Reisflocken
6 EL Hirseflocken
4 EL Roggenflocken
4 EL Amaranthflocken

Die Flocken mischen und diese Flockenmischung in einem sauberen Einmachglas bevorraten.

Grundbrei

2–3 EL Flockenmischung
¼ l Quellwasser
1 EL Sonnenblumenöl oder
1 TL Butter

Flockenmischung und Quellwasser unter Rühren aufkochen. Es entsteht ein abwandelbarer Grundbrei. Zum Schluß das Sonnenblumenöl oder die Butter einrühren.

Abwandlungen

Süßer Brei: Püriertes oder gewürfeltes Obst mit dem Brei vermischen; je nach Alter des Säuglings Banane, Papaya, Mango, Birne, Feigenmus, Mandelmus.
Pikanter Brei: Püriertes oder gewürfeltes Gemüse mit dem Brei vermischen; je nach Alter des Säuglings Möhre, Fenchel, Blumenkohl, Brokkoli, Kohlrabi, Kartoffeln, Chinakohl u. ä., aber keine blähenden Gemüse wie Hülsenfrüchte, Weißkohl, Rotkohl, Rosenkohl verarbeiten!
Ab dem 8. Monat darf das Gemüse auch mal ungekocht, aber feinstens geraffelt untergemischt werden.

Tagesrezeptur für stillende Mütter von Neurodermitiskindern

Für eine gute Zusammensetzung aller lebensnotwendigen Stoffe in der Muttermilch sorgt die stillende Mutter eines Neurodermitiskindes mit basenbetonter Ernährung und zusätzlicher Mineralisierung:
▷ Kein Schweinefleisch bzw. Produkte daraus verzehren.

- ▷ Süßigkeiten durch etwas Trockenobst oder Reis-Hirse-Kekse (Seite 156) ersetzen.
- ▷ Sparsam mit Kochsalz umgehen, besser frische Kräuter nehmen oder Aromaforce (siehe Glossar).
- ▷ Anstelle von Weißbrot Vollkornbrot und Knäckebrot verzehren.
- ▷ Jeden Morgen ein Hirsemüsli (Seite 175) essen, das stärkt Knochen und Organe des Säuglings.
- ▷ Täglich 2–3 Liter trinken, davon wenigstens 1 Flasche gutes Mineralwasser (siehe Glossar), Kräutertees, Quellwasser und Getreidekaffee sollten dem Bohnenkaffee vorgezogen werden. Bohnenkaffee putscht nicht nur die Mutter, sondern auch das sowieso schon hochsensible Kind auf.
- ▷ Täglich nicht blähende Rohkost und gekeimte Saaten verzehren. Mit einer nicht sauren Salatsoße (Seite 162) zubereiten.
- ▷ Zur Leberstärkung täglich Löwenzahnsaft einnehmen.
  Wichtig: Keinen leberstärkenden Artischockensaft während der Stillzeit einnehmen, er hemmt die Milchsekretion.
- ▷ Täglich 4 × 4 Urticalcin-Tabletten auf der Zunge zergehen lassen.
- ▷ Eventuell biochemische Mineralsalze mit dem behandelnden Therapeuten absprechen.
- ▷ Täglich 3 × 1 Neukönigsförderer Mineraltablette schlucken. Nur eine schwache, entnervte Stillmutter sollte 3 × 2 Tabletten nehmen.
- ▷ Bei starken Blähungen und Völlegefühl 3 × 3 Papaya-Tabletten einnehmen, sie neutralisieren Darmgifte.

Tagesprofile

Tagesprofil für Säuglinge, die noch gestillt werden

1. Morgens
- ▷ Muttermilch

2. Zwischendurch
- ▷ Milder Kräutertee oder abgekochtes Quellwasser

3. Vormittag
- ▷ Muttermilch

4. Mittag
- ▷ Muttermilch
- ▷ Bei nicht genügend Milch Wasser-Hirse-Schleim (S. 185) zufüttern.

5. Zwischendurch
- ▷ Milder Kräutertee oder abgekochtes Quellwasser

6. Nachmittag
- ▷ Muttermilch

7. Abend
- ▷ Etwas Wasser-Hirse-Schleim (Säugling schläft länger)
- ▷ Muttermilch

8. Nacht
- ▷ Muttermilch

Tagesprofil für Säuglinge, die nicht mehr gestillt werden

1. Morgens
- ▷ Kuhmilchfreie Flaschennahrung (Seite 184) oder Wasser-Hirse-Schleim (Seite 185)
1 Tablette Urticalcin auf einem Teelöffel mit Wasser auflösen und auf die Zunge streichen.

2. Zwischendurch

▷ Kräutertee oder abgekochtes Quellwasser (evtl. mit etwas Papayasaft)

3. Vormittags

▷ Wasser-Hirse-Schleim (Seite 185, dünn als Flaschennahrung)

4. Mittag

▷ Grundbrei, süß oder pikant Seite 185) *oder*
etwas Kartoffelbrei mit Gemüse *oder*
eifreie Nudeln mit Gemüse

▷ ½ Flasche abgekochtes Quellwasser mit 1 EL Papayasaft oder 1 TL Birnensaft
1 Tablette Urticalcin (wie oben)

5. Zwischendurch

▷ Milde Kräutertees oder verdünnte Sojamilch oder Mandelmilch (Seite 184)

▷ Eifreies Gebäck zum Knabbern (z. B. Reiswaffeln ohne Salz), Vollkornbrot oder milchfreies Knäckebrot

6. Abend

▷ Grundbrei *oder*
Vollkornbrot mit milchfreier Margarine und erlaubtem Belag (siehe Brotbeläge, Seite 157)

▷ Beruhigende Abendkräutertees *oder*
verdünnte Sojamilch oder Mandelmilch (Seite 184)
1 Tablette Urticalcin (wie oben)

7. Nacht

▷ Bei nächtlichem Durst beruhigenden Abendkräutertee oder abgekochtes Quellwasser

Einfaches Tagesprofil für Jugendliche und Erwachsene

Morgens nüchtern

Leberstärkende Stoffwechseltinktur

½ Glas Quellwasser
1 gestrichener TL Luvos Ultra Heilerde (siehe Glossar)
1 TL Reinlecithinpulver
1 EL Löwenzahnsaft
1 EL Artischockensaft

Alles verrühren und trinken.

Hinweis

Wenn Sie Artischockensaft nicht mögen, statt Saft 3 × 2 Artischokken-Dragees im Laufe des Tages einnehmen.

1. Frühstück

▷ Hirsemüsli (Seite 175) *oder*
Vollkornbrot mit Butter oder milchfreier Margarine und vegetarischem Belag (siehe Glossar)

▷ Getreidekaffee oder säurearmer Kräutertee

Nach dem Frühstück 4 Urticalcin-Tabletten (siehe Glossar) langsam auf der Zunge zergehen lassen.

2. Frühstück

▷ Vollkornbrot mit Butter oder milchfreier Margarine und Sonnenblumenkernen

▷ Kochsalzarmes Mineralwasser

Mittag

▷ Stoffwechseltinktur wie morgens, aber ohne Heilerde

▷ 1 Portion Rohkost mit frischen Rettich- und Alfalfakeimen, säurearme Salatsoße (Seite 162)

▷ 1 Portion gedämpftes Gemüse mit einer schmackhaften, pikanten Soße (Seite 164) und gekochtem Reis, gekochter Hirse oder Pellkartoffeln
▷ Dessert: etwas Bananen- oder Papayapüree mit feingemahlenen Sonnenblumenkernen *oder* ein Dessert nach Rezept (Seite 175)
Nach dem Essen 4 Urticalcin-Tabletten und 2 calc. flour D6 Tabletten langsam auf der Zunge zergehen lassen.

Nachmittag

▷ Eifreies Gebäck *oder* Vollkornbrot mit Butter und Sonnenblumenkernen oder Feigenmus
▷ Getreidekaffee oder säurearmer Kräutertee (siehe Getränke, Seite 180)
Nach dem Kaffee 3 Urticalcin-Tabletten und 1 calc. flour. D6 Tablette langsam auf der Zunge zergehen lassen.

Abend

▷ Stoffwechseltinktur wie morgens, nur ohne Heilerde
▷ 1 Portion Rohkost mit Rettich- und Alfalfakeimen, säurearme Salatsoße (Seite 162)
▷ Vollkornbrot mit vegetarischem Belag *oder* Suppe, Eintopf oder Auflauf (Seite 166)
Nach dem Essen 4 Urticalcin-Tabletten und 1 calc. flour. D6 Tablette langsam auf der Zunge zergehen lassen.

Später Abend

▷ Mineralwasser oder säurearmer Kräutertee
▷ Alternatives Naschwerk (Seite 178)

Zwischendurch im Laufe des Tages

▷ Viel kochsalzarmes Mineralwasser oder Quellwasser trinken!
▷ Bei starken Blähungen während der Ernährungsumstellung 3 × 3 Papaya-Tabletten (siehe Glossar) zu den Mahlzeiten einnehmen.

Aufgewertetes Tagesprofil bei Stoffwechselentgleisung

Für chronische Neurodermitiker

Dieses Tagesprofil sollte etwa 6–8 Wochen durchgeführt werden. Nach Stoffwechselbesserung auf einfaches Tagesprofil übergehen.

Morgens nüchtern

Leberstärkende Stoffwechseltinktur

½ Glas Quellwasser
1 EL Löwenzahnsaft
1 EL Artischockensaft
1 TL Reinlecithinpulver
1 TL Luvos Ultra Heilerde
(siehe Glossar)
1 EL Distelöl

Alles mit einem kleinen Schneebesen verrühren und trinken.
Dazu: 1 Biolipon (siehe Glossar) und 3 Papaya-Tabletten einnehmen.

1. Frühstück

▷ Hirsemüsli (Seite 175) *oder*
  Reis-Hirse-Brot (Seite 154) mit
  Butter oder milchfreier Margarine
  und vegetarischem Belag (siehe
  Glossar)
▷ Kochsalzarmes Mineralwasser
  oder schlackenneutralisierende
  Teemischung (Seite 181)

Nach dem Frühstück 4 Urticalcin-
Tabletten (siehe Glossar) langsam
auf der Zunge zergehen lassen.

2. Frühstück

▷ Reis-Hirse-Brot (Seite 154) mit
  Butter oder milchfreier Margari-
  ne, empfohlener Brotbelag nach
  Rezepten (Seite 157)
▷ Kochsalzarmes Mineralwasser
  oder Quellwasser

Mittag

▷ Stoffwechseltinktur wie morgens,
  nur ohne Heilerde
  Dazu: 1 Biolipon und 3 Papaya-
  Dragees einnehmen.
▷ 1 Portion Rohkost mit frischen
  Rettich- und Alfalfakeimen, säu-
  rearme Salatsoße (Seite 162)
  Bei großem Appetit noch eine
  Portion gedämpftes Gemüse mit
  einer pikanten Soße (Seite 164)
  und ohne Salz gekochtem Reis
  oder Hirsekörnern
▷ Dessert: etwas Bananen- oder
  Papayapüree mit feingemahlenen
  Sonnenblumenkernen *oder* ein
  Dessert nach Rezept (Seite 175)

Nach dem Essen 4 Urticalcin-Tabletten und 2 calc. flour. D6 Tabletten
langsam auf der Zunge zergehen
lassen.

Nachmittag

▷ Reis-Hirse-Kekse (Seite 156)
▷ Kochsalzarmes Mineralwasser
  oder schlackenneutralisierende
  Teemischung (Seite 181)

Nach dem Tee 3 Urticalcin-Tabletten langsam auf der Zunge zergehen
lassen.

Abend

▷ Stoffwechseltinktur wie morgens,
  nur ohne Heilerde
▷ Dazu: 3 Papaya-Tabletten ein-
  nehmen.
▷ 1 Portion Rohkost mit Rettich-
  und Alfalfakeimen, säurearme
  Salatsoße (Seite 162)
▷ Reis-Hirse-Brot (Seite 154) *oder*
  Suppe, Eintopf oder Auflauf
  (Rezepte Seite 166)

Nach dem Essen 4 Urticalcin-Tabletten und 2 calc. flour. D6 Tabletten
langsam auf der Zunge zergehen
lassen.

Später Abend

▷ Kochsalzarmes Mineralwasser
  oder Quellwasser
▷ Schlackenneutralisierende Teemischung (Seite 181)
▷ Alternatives Naschwerk (Seite
  178)

Zwischendurch im Laufe des Tages

▷ Viel kohlensäurefreies Quellwasser trinken (wenigstens 1½–2 Liter). Nur so spülen Sie die Gifte
  aus Ihrem Körper!
▷ Zu Beginn dieser Entgiftungskur
  kann Durchfall auftreten. Das ist
  positiv zu bewerten, um so besser
  entgiftet und reinigt sich der
  Darm.

Hautkosmetik für Neurodermitiker

Basiswissen zur unterstützenden Pflegekosmetik

Mit meinem Wissen über Naturkosmetik und feinstoffliche Zellmineralisierung habe ich eine Hautkosmetik zusammengestellt, die sich als besonders gut verträglich bewährt hat. Sie ist nicht mit einer Cortisonsalbe oder dick aufliegenden Fettcreme zu vergleichen. Durch Cortison werden die Symptome unterdrückt bzw. »nach innen geschmiert«. Reine Fettcremes, die dem natürlichen Hautfett chemisch nicht ähnlich sind, haben keine Heilwirkung. Deshalb ist das Eincremen umstritten. Die in diesem Kapitel beschriebene Pflegekosmetik unterdrückt die Hautkrankheit nicht, sondern gibt der Hautzelle äußerlich die Nahrung, die der entgleiste innere Stoffwechsel nicht mehr zur Verfügung stellt.

Eine äußere Hautbehandlung ist besonders wichtig bei Säuglingen und Kleinkindern, die durch ihre altersbedingte Hilflosigkeit Psyche und Stoffwechsel noch nicht selbst beeinflussen können.

Verträglichkeit und Unverträglichkeit kosmetischer Inhaltsstoffe

Gute Pflanzenfette (Öle) sind dem Hautfett chemisch am ähnlichsten und für jeden Hauttyp grundsätzlich das beste Pflegemittel. Eine Neurodermitishaut reagiert jedoch immer anders als erwartet und verträgt nicht alle Fette, Pflanzeninhaltsstoffe und kosmetischen Wirkstoffe gleich gut.

Hautpflegesubstanzen, die häufig negative Hautreaktionen auslösen

▷ Haselnußöl, Erdnußöl, Weizenkeimöl, Kamillenöl, Karottenöl (Beta Carotine).
▷ Pollenbelastetes Bienenwachs, Propolisextrakte (entzündungshemmendes Kittharz der Bienenwabe) = wichtig für alle Bienenallergiker.
▷ Parfümöle, chemische Duftstoffe und einige ätherische Öle, vor allen Dingen solche ätherischen Öle, die mit chemischen Zusätzen (Fettlösungsmitteln) gewonnen werden. Um ätherische Öle in großen Mengen gewinnbringend zu erzeugen, wird häufig Hexan als Fettlösungsmittel zugegeben; nach der Reinigung bleiben immer Spuren von Hexan zurück.
▷ Einige Kräutermischungen und Cremes aus mehreren Pflanzen. Sie wirken individuell unterschiedlich, da jeder Neurodermitiker gegen bestimmte Pflanzenfamilien sogenannte Einzelallergene aufgebaut hat. Am häufigsten

trifft dies zu auf Cremes mit Zusätzen von Kamille, Karotte, Pollen, Honig, Propolis und konservierten Frischpflanzen-Extrakten.

▷ Sämtliche Konservierungsstoffe, besonders Stoffe mit Säurekomponenten. Deshalb Kosmetik selber unkonserviert herstellen.

▷ Säurehaltige Haut- und Haarwaschmittel mit Zitronen-, Molke- und Joghurtzusätzen.

▷ Alle Seifenkonzentrate auf Eiweißbasis (auch Lamepon, ein mildes Tensid der Hobbythek).

▷ Hautaustrocknende Seifen und Waschmittel.

▷ Weichspüler in der Wäsche.

▷ Stark duftende, parfümierte Textilwaschmittel.

▷ Scharfe, ätzende Putzmittel.

▷ Alle Eiweißkonzentrate: Collagene, Proteine, Proteide, Ellastine, Nutrilan, eiweißhaltige Ampullenkonzentrate, Waschemulsionen und Cremes mit erwähnten Eiweißzusätzen (ich habe Betroffene erlebt, bei denen mit angepriesenen Eiweißflüssigkonzentraten schlimmste Hautreaktionen, ja sogar Allergieschocks mit Fieber ausgelöst wurden).

Gut verträgliche Hautpflegesubstanzen mit hautaufbauender Wirkung

▷ Viele Pflanzenöle, besonders: Jojobaöl (Wachs der Jojobapflanze), Avocadoöl, Olivenöl, Sonnenblumenöl, Distelöl, Nachtkerzenöl, Ringelblumenöl.

▷ Einige feste Fette wie Kakaobutter, gereinigtes Wollwachs (Lanolin).

▷ Ringelblume (Calendula). Wirkt antiseptisch, wundheilend, entzündungshemmend und hautaufbauend. Ein konzentriertes Ringelblumenöl lindert jede Art von Hauterkrankung (selbst hergestelltes Ringelblumenöl siehe Seite 193).

▷ Wallwurzcreme und Echinacea Creme, zwei ausgezeichnete hautberuhigende Cremes.

▷ Violasan (Stiefmütterchenextrakt). Die erkrankte Haut damit abreiben.

▷ Phytocell Schlieper-Hautmilch zur Pflege und Umstimmung von Allergiehaut.

▷ Einige ätherische Öle: Sandelholzöl, Lavendelöl, Muskatellersalbeiöl, Wacholderöl, Pfefferminzöl.

▷ Rückfettende Ölbäder aus Ölen mit einem hohen Gehalt an Gamma-Linolensäure (Distelöl oder Ringelblumenöl).

▷ Ein Meersalzbad aus unbehandeltem, mineralreichem Atlantikmeersalz, das in Verbindung mit rückfettendem Badeöl einen positiven Hauteffekt hat.

▷ Neutralseifen zum Putzen und Waschen.

▷ Eine Waschemulsion aus Tegobetain, ein Seifenkonzentrat (Tensid) der Hobbythek, das in Verbindung mit Pflanzenfetten sehr gut vertragen wird.

▷ Symphytumseife, eine fette Beinwellseife zum Waschen für Haut und Haare.
Anmerkung: Beinwell, Wallwurz, Comfrey, Symphytum = viele Namen für eine Pflanze.

▷ Für die Bekleidung nur parfümfreie, milde Naturwaschmittel auf Neutralseifenbasis verwenden.

▷ Zum Wischen und Reinigen dem Putzwasser einige Tropfen ätherische Öle zugeben (Lavendel, Salbei, Basilikum = hemmt die Vermehrung der Hausstaubmilbe und der Pilssporen).

▷ *Sonderhinweis Sojalecithin* Sojalecithin ist Emulgator und Hautpflege zugleich. Es emulgiert kalt und warm und benötigt keine genaue Temperaturmessung. Das bedeutet einfaches Verarbeiten beim Herstellen eigener Kosmetik. Bisher habe ich nur beste Erfahrungen mit der Verträglichkeit von Sojalecithin gemacht. Dieses Buch wird jedoch von vielen Neurodermitikern gelesen, die auch Soja-Allergiker sind. In der Regel erzeugt das Sojaeiweiß die allergische Reaktion. Dennoch sollte ein Soja-Allergiker das Sojalecithin testen (siehe Austesten von Hautreaktionen, rechts). Der Kosmetikmarkt bietet Sojalecithine unterschiedlich konzentriert an. Sojalecithin 63 Prozent ist die preiswerteste Rohlecithinsubstanz. Durch viele Rückmeldungen von Lesern erfuhr ich, daß der Emulgator Mulsifan besser vertragen wurde als Sojalecithine.

Austesten von Hautreaktionen auf verdächtige Hautpflegesubstanzen

Die verdächtige Substanz wird mit etwas Wasser oder Öl verdünnt und dann auf einer kleinen Hautstelle (am besten am Arminnenraum oder hinter dem Ohrläppchen, durch diese dünnen Hautstellen dringt das Allergen besonders schnell in den Stoffwechsel ein) aufgerieben und die Reaktion abgewartet. Es kann sehr bald an verschiedenen Stellen des Körpers zu Juckreiz kommen, sogar ein fiebriger Allergieschock kann ausgelöst werden. Die Reaktionen von Neurodermitishaut können völlig verschieden und völlig unerwartet auftreten.

Konservierungsstoffe

Vorsicht bei allen als noch so natürlich angepriesenen Konservierungsstoffen! Selbst natürlichste Konservierungsstoffe können Hautverschlimmerungen erzeugen. Wasserhaltige, feuchtigkeitsspendende Kosmetik darf nur konserviert verkauft werden, damit keine Bakterien in die Haut eingeschleust werden. Die auf den folgenden Seiten empfohlenen Kosmetika, selbst hergestellt, kommen ohne Konservierungsstoffe aus und sind deshalb zum baldigen Verbrauch gedacht.

REZEPTE

Die eigene Herstellung von Ölen
und Cremes ist gar nicht schwer und
gibt Ihnen Sicherheit in der Zusammensetzung der enthaltenen Stoffe.
Als technische Aufrüstung brauchen
Sie lediglich einen großen Topf, ein
1-Liter-Einmachglas mit Deckel, ein
großes Haarsieb und ein Thermometer bis 100 °C.

In den Rezepten verwendete Abkürzungen

TL   Teelöffel
EL   Eßlöffel
ml   Milliliter
l   Liter

Empfehlenswerte Hautpflege auf einen Blick

▷ Kaltgepreßtes Distel- oder Avoca-
  doöl hauchdünn mit etwas Mine-
  ralwasser auf die Haut reiben
▷ Ringelblumenöl (rechts) bei stark
  entzündeter Haut
▷ Phytocell-Schlieper-Hautmilch
  (Seite 195) – das mineralische
  Dermokosmetikum (für Allergi-
  ker, die schon viele Einzelaller-
  gene auf Pflanzen aufgebaut ha-
  ben)
▷ Selbst hergestellte Hautcreme aus
  Distel-, Avocado- und Ringelblu-
  menöl
▷ Rückfettende Waschemulsion
▷ Meersalzbäder mit Pflanzenölen
  (Kombinationsbad)

Ringelblumenöl

10 gehäufte EL getrocknete
Ringelblumenblüten (sie sollten aus
biologischem Anbau stammen)
etwa ¾ l kaltgepreßtes Distelöl
(Erstpressung)
reines zähflüssiges Vitamin E (kein
Nicotinat 50 Prozent verwenden)

Die Ringelblumenblätter in das Einmachglas geben und mit dem Distelöl begießen, so daß eine dickliche
Kräuterölmasse entsteht. Diese
Masse 2–3 Wochen abgedeckt im
Einmachglas stehen lassen, anschließend im Wasserbad erwärmen. Dafür einen großen Topf zur Hälfte mit
Wasser füllen und bei mittlerer Hitze auf die Herdplatte stellen (Auto-
matikplatte Stufe 3–4). Das Einmachglas mit der Kräuterölmasse in
den Topf stellen (Wasserbad), so
daß das Glas gut zur Hälfte im Wasser steht, 2–3 Stunden im heißen
Wasserbad stehen lassen. Das Thermometer ins Kräuteröl stellen und
die Wasserbadtemperatur so regeln,
daß das Thermometer immer
50–60 °C Kräuteröltemperatur an-
zeigt – nicht höher, sonst gehen zu
viele wertvolle Pflanzenbestandteile
verloren. Nach 2–3 Stunden sind
auch die wärmelöslichen Pflanzen-
wirkstoffe ins Öl übergegangen. Ein
sauberes, großes Haarsieb auf eine
saubere Schüssel legen, das heiße
Kräuteröl in das Haarsieb gießen
und 1 Tag oder 1 Nacht austropfen
lassen. Das fertige Kräuteröl in eine
saubere, dunkle Glasflasche abfüllen
– die ausgelaugten Kräuter sind
wertlos und jetzt Abfall.

Hinweise

▷ Dieses Öl dient als Basisbehandlung für die Gesichts- und Körperhaut (siehe auch Abwandlungen). Es ist maximal ½ Jahr haltbar und sollte kühl und dunkel gelagert werden.

▷ Um ein Ranzigwerden des Fettes zu vermeiden, wird dem Kräuteröl auf ½ l Menge 1 TL reines Vitamin E dazugegeben.

Abwandlungen

Gesichts- und Körperöl: 80–100 ml Ringelblumenöl in eine Flasche füllen und die Körperhaut morgens und abends einölen. Nach Belieben 2 Tropfen Lavendelöl, 2 Tropfen Wacholderöl und 2 Tropfen Salbeiöl zufügen.

Gesichts- und Körperöl mit Emulgator: 80–100 ml Ringelblumenöl mit 1 EL flüssigem Sojalecithin 63 Prozent verschütteln – fertig. Mit dem hautpflegenden Emulgator Sojalecithin zieht das Öl schnell ein und liegt nicht auf. Auch können ätherische Öle zugefügt werden.

Wichtig: Kräuteröle immer erst ohne ätherische Öle ausprobieren, damit die Verträglichkeit einzelner Zutaten besser eingeordnet wird.

Schnelle Feuchtigkeitshautpflege: ½ TL Körperöl mit Emulgator und 1 TL Mineralwasser in die Hand geben, kurz verreiben und sofort auf die Körperhaut/Gesichtshaut auftragen.

Sonnenöl

Eine Empfehlung für sonnenempfindliche Haut bei reichlich Urlaubssonne.

80–100 ml Ringelblumenöl oder Sojaöl
½ TL reines Vitamin E
½ TL D. Panthenol flüssig (B-Vitamine)
3 Tropfen Pfefferminzöl
10 Tropfen Lavendelöl

Alle Zutaten in einer Gebrauchsflasche verschütteln – fertig.

Hinweis

Soll das Sonnenöl länger auf der Haut liegen bleiben, keinen Emulgator dazugeben. Vitamin E dient als natürlicher Sonnenschutzfaktor, Pfefferminzöl kühlt die Haut.

Sonnenschutzfaktorzugabe

Bei überempfindlicher Sonnenallergiehaut empfiehlt sich die Zugabe eines Sonnenschutzfaktors. Der Sonnenschutzfaktor Parsol MCX ist eine Empfehlung der Hobbythek, den Sie vor Anwendung austesten sollten (siehe Seite 192).

Auf 100 ml Sonnenöl

▷ 4 g Parsol MCX = Schutzfaktor 4
▷ 6 g Parsol MCX = Schutzfaktor 6
▷ 8 g Parsol MCX = Schutzfaktor 8
Den Sonnenschutzfaktor zum fertigen Öl geben und alles gut durchschütteln.

Feuchtigkeitscreme

Diese Creme ist eine Empfehlung für Neurodermitiker, die Fettcremes nicht mehr vertragen. Sie bewirkt *kein* fettig-klebriges Hautgefühl.

4 EL Ringelblumen- oder Distelöl
1 gestrichener EL Tegomulspulver
(Emulgator)
8 EL reines Quellwasser (siehe
Glossar) oder destilliertes Wasser

Öl und Tegomulspulver in ein leeres, sauberes Marmeladen- oder Becherglas geben. Das Glas ins Wasserbad stellen und den Inhalt auf 75 °C erhitzen. Dabei mit einem 100 °C-Thermometer messen. Das Quellwasser in einem zweiten sauberen Becherglas im Wasserbad ebenfalls auf 75 °C erhitzen. Bei gleicher Temperatur von Wasser und Fettmasse (75 °C) das Wasser langsam in die Fettmasse gießen und dabei mit einem Holzspatel rühren. Es entsteht eine dickliche, milchige Masse, die langsam kalt gerührt und dann in einen sauberen Cremetopf gefüllt wird.
Die Creme in 1–1½ Wochen verbrauchen. Größere Mengen portionsweise einfrieren und nach Bedarf auftauen. Nur im Urlaub sollten Sie wegen der sicheren Haltbarkeit das heilende Ringelblumenöl der Creme vorziehen.

Abwandlungen

▷ 2 TL reines Lanolin beim Auflösen und Erhitzen zur Fettmasse geben.
▷ Ätherische Öle (siehe Mischempfehlungen auf Seite 198) zugeben.

Phytocell-Schlieper-Hautmilch

Dieses pflanzenfreie, mineralische Dermokosmetikum ist eine ideale Hautpflege für Neurodermitiker, die schon viele Einzelallergene gegen Pflanzen aufgebaut haben. Hauchdünn auf die Haut auftragen, am besten mit etwas Mineralwasser, damit Sie die Haut nicht überfetten. Sie können diese Creme über die Biopost GmbH (siehe Bezugsquellen Seite 205) beziehen.

Waschmittel für Haut und Haare

Dieses einfache Rezept ergibt eine rückfettende Waschlotion, die garantiert nicht austrocknet.

50 ml Tegobetain (mildes Tensid) oder
flüssige, einfache Neutralseife
3 EL Ringelblumen- oder Distelöl
1 TL Mulsifan (besonders gut
verträglicher Emulgator)

Alle Zutaten in ein leeres Marmeladenglas füllen und mit einer Gabel oder einem Minischneebesen verschlagen, es entsteht eine milchige Masse. Entscheiden Sie selber, ob Sie das heilende Ringelblumenöl (Seite 193) oder Distelöl verwenden, das ist eine Kostenfrage.

Hinweise

▷ Sollte sich nach längerem Stehen die Lotion etwas absetzen, einfach vor Gebrauch kurz schütteln oder noch etwas mehr Emulgator zusetzen.
▷ Die Lotion ist sehr sparsam im Gebrauch.

▷ Diese Waschlotion brennt nicht in den Augen, sie ist daher auch ideal für Kleinkinder!

Abwandlungen

▷ Mit Vitamin: ½ TL flüssiges reines Vitamin E dazugeben.
▷ Mit Duft: 3–4 Tropfen ätherisches Öl dazugeben (evtl. Lavendelöl, es beruhigt die Haut).

Ölbad

5–6 EL Distelöl oder Ringelblumenöl
1 TL Mulsifan (Badeöl-Emulgatoren)

Das Öl mit dem Emulgator gut verrühren, dann ins Badewasser geben. Das Rezept ist für eine große Badewanne ausreichend.
Dieses Ölbad salbt die Haut während des Badens, trocknet nicht aus und ermöglicht auch neurodermitiskranken Kleinkindern unbeschwertes Planschen im Wasser.

Abwandlungen

▷ Bei unruhigen, nervösen Kleinkindern einige Tropfen Lavendelöl dazugeben.
▷ Erwachsene setzen einige Tropfen Neroliöl zu, damit der Tagesstreß besser abgebaut wird.

Kombinationsbad

Dem Badewasser Meersalz (2–3 Tassen auf ein Vollbad) und Öl (wie beim Ölbad) zugeben.

Aromatherapie

Basiswissen zum Umgang mit ätherischen Ölen

Aromatherapie ist der Fachausdruck für eine konzentrierte Kräuteröl-Behandlung, die innerlich und äußerlich angewendet werden kann. Diese konzentrierten Kräuteröle werden als ätherische Öle oder Essenzen bezeichnet, da sie sich in der Luft verflüchtigen. Ätherische Öle sind vielseitig einsetzbar, sie wirken auf Haut, Stoffwechsel und Psyche.

▷ Mit dem Hautöl werden ätherische Öle in die verschiedenen Hautebenen und in die Blutbahn eingeschleust.
▷ Mit einem Emulgator innerlich in kleinsten Mengen eingenommen, entgiften sie den Stoffwechsel.
▷ Mit dem Duft (Duftlampe/Duftkissen) gelangen diese Öle über die Riechsinneszellen sofort zum Gehirn und entfalten dort ihre wohltuende Wirkung auf den gesamten Stoffwechsel.

Hinweise

▷ Die Verwendung ätherischer Öle in Hautölen oder Cremes hängt vom jeweiligen Stadium der Neurodermitis ab. Die folgende Beschreibung der Öle dient als Verwendungshilfe. Die Entscheidung, ob sie für die Haut von außen oder besser über den Stoffwechsel von innen bzw. durch Einatmen wirken sollen, muß jeder selbst treffen.

▷ Die Öle sollen bis auf einige Ausnahmen, nicht unverdünnt angewendet werden, die empfohlenen Dosierungen sind zu beachten.

Empfehlenswerte Öle

Sandelholzöl

Ein sehr mildes Öl mit positiver Wirkung auf Haut, Psyche und Drüsenfunktionen. Laut Tisserand das klassische Öl bei trockener, juckender und entzündeter Haut. Sandelholzöl aus Mysore (Indien) besitzt aufgrund seines Pflanzenstandortes besonderen Wert. Die milde, sanfte Note der Sandelholzpflanze paßt gut zu allen seelisch empfindsamen Menschen. Der Duft entspannt und hilft, negative Gedanken zu vertreiben.
Dosierung: 4–6 Tropfen auf 50 ml Hautöl/50 g Creme.
Duftmöglichkeit: 2–3 Tropfen auf den Kopfkissenrand oder 8 Tropfen in die Duftlampe geben.

Lavendelöl

Antibakterielle, entgiftende, stark zellerneuernde und entspannende Wirkung. Pur angewandt gilt es als die »Rettung« bei allen Insektenstichallergien, da sich Insektenstiche auf Neurodermitishaut besonders schnell entzünden. Bei unruhig und schlecht schlafenden Neurodermitiskindern erzielt Lavendelduft bessere Schlafergebnisse.
Dosierung: 5–6 Tropfen auf 50 ml Hautöl/50 g Creme.

Duftmöglichkeiten: 1–3 Tropfen auf den Kopfkissenrand oder 6 Tropfen in die Duftlampe geben.

Muskatellersalbeiöl

Öl einer besonders milden Salbeisorte. Beeinflußt günstig nervöse, überreizte, überaktive Menschen und besitzt hormon- und darmregenerierende Eigenschaften. Auf entzündete Haut hat dieses Öl eine kühlende, keimhemmende, heilende Wirkung.
Dosierung: 5–6 Tropfen auf 50 ml Hautöl/50 g Creme.
Duftmöglichkeiten: 2 Tropfen auf den Kopfkissenrand oder 6 Tropfen in die Duftlampe geben.

Salbeiöl

Ähnlich wie Muskatellersalbeiöl, aber weniger mild. Wirkt kühlend, keim- und entzündungshemmend.
Dosierung: 5 Tropfen auf 50 ml Hautöl oder Hautmilch.
Duftmöglichkeiten: Als Duft nicht immer beliebt.

Pfefferminzöl

Dieses Öl besitzt einen erfrischenden Geschmack und anregenden Duft. Es hebt die Leberfunktion. Äußerlich angewandt, hat es entzündungshemmende und kühlende Eigenschaften. Besonders hilfreich im Sommer bei schwitzender, nicht aber bei offener Neurodermitishaut, die allgemein auf Wärme symptomverschlimmernd reagiert.
Dosierung: 2–4 Tropfen auf 50 ml Hautöl/50 g Creme.
Duftmöglichkeit: 1 Tropfen auf den Kopfkissenrand oder 5 Tropfen in die Duftlampe geben.

Wacholderöl

Besitzt eine günstige Wirkung auf Haut, Blut und Nerven. Reinigt den Darm und neutralisiert Streß- und Angstzustände. Entwässert und bringt dadurch Gifte aus dem Körper.
Dosierung: 8 Tropfen auf 50 ml Hautöl.
Duftmöglichkeiten: 2 Tropfen auf den Kopfkissenrand oder 6 Tropfen in die Duftlampe geben.

Neroliöl

Wird aus den Blüten des Bitterorangenbaumes gewonnen und besitzt eine stark antidepressive Wirkung. Es gehört zu den Blütenessenzen, die, in die Duftlampe gegeben oder auf das Kopfkissen geträufelt, einen verkrampften Körper entspannen.
Dosierung: 4 Tropfen auf 50 ml Hautöl/50 g Creme.
Duftmöglichkeiten: 1 Tropfen auf den Kopfkissenrand oder 3 Tropfen in die Duftlampe geben.

Mischempfehlungen

Auf 50 ml Hautöl oder 50 g Creme:

Empfehlung 1

▷ Kühlend
▷ Juckreizlindernd
▷ Entzündungshemmend

---
3 Tropfen Muskatellersalbeiöl
2 Tropfen Pfefferminzöl
4 Tropfen Wacholderöl

Empfehlung 2

▷ Mild
▷ Hautaufbauend
▷ Juckreizlindernd
▷ Gut duftend

---
5 Tropfen Sandelholzöl
3 Tropfen Lavendelöl
2 Tropfen Muskatellersalbeiöl

Empfehlung 3

▷ Eigene Mischung nach Beschreibung der ätherischen Öle.

Etwa 4–8 Tropfen ätherische Ölmischung als Gesamtempfehlung

Stoffwechselentgiftungstinktur für den Darm

Sollte morgens nüchtern und abends vor dem Schlafen getrunken werden. Beeinflußt zusätzlich günstig die Darmsymbiose und hilft pilzbefallenen Därmen, sich zu regenerieren.

---
1 EL ganze Leinsamensaat
1 EL ganze Alfalfasaat
½ Glas kohlensäurefreies Wasser oder kalter Tee zum Auffüllen
1 Tropfen kaltgepreßtes Orangenschalenöl
eventl. 1 TL Molkosan

In einem halben Glas Wasser (Trinkglas) etwa 8–10 Stunden quellen und ankeimen (jeweils morgens und abends ansetzen). Mit allen anderen Zutaten in dem Trinkglas mit einer Kuchengabel kräftig verrühren. Durch das köstliche Aroma des Orangenschalenöles lassen sich diese schleimigen Saaten gut schluckweise trinken (dabei immer wieder mit der

Kuchengabel rühren). Bei einem verpilzten Darm oder starker Verschiebung der Darmflora ist es günstig, der Tinktur 1 TL Molkosan zuzusetzen.

Hinweise

▷ Die meisten Neurodermitiker vertragen Molkosan, da es milcheiweißfrei ist.
▷ Erfahrungshinweis: Bei der letzten alternativen Tagung zum Thema Neurodermitis war das Thema Darmpilze hochaktuell.

Duftölmischung zum Entspannen

8 Tropfen Neroliöl = herrlich entspannender Duft
6 Tropfen Lavendelöl extra = Giftneutralisation
3 Tropfen Muskatellersalbeiöl = Leberstärkung

In einer kleinen Ölflasche die drei Öle verschütteln. 2–3 Tropfen auf den Kopfkissenrand träufeln. Schlechte und böse Gedanken verblassen, das Einschlafen wird leichter.

Hinweise für Neurodermitiker mit Hausstauballergie

Viele Neurodermitiker sind nicht nur Lebensmittel-, sondern zusätzlich Hausstauballergiker. Sie reagieren auf das eiweißhaltige Sekret der Hausstaubmilbe. Allergiefördernde Nahrungsmittel können gemieden werden, die Hausstaubmilbe jedoch nicht. Der Hausstauballergiker wird täglich mit dem Allergen konfrontiert, wodurch die Immunsystemanhebung erheblich erschwert wird und die Diät häufig nicht den erhofften Erfolg bringt. Von Betroffenen konnte ich viele nützliche Informationen sammeln, die ich an dieser Stelle weitergeben möchte:
1. Fußböden, Möbel und Betten unter Mitverwendung ätherischer Öle im Putzwasser reinigen (behindert die Hausstaubmilbe im Wachstum).
2. Keine Textiltapeten wählen, sie binden mehr Staub als glatte Tapeten ohne Struktur und glatte Farbe.
3. Federbetten, Schafwolldecken, Wolldecken und Wollbekleidung sind in Verbindung mit warmer Feuchtigkeit, zum Beispiel Schweiß, ein idealer Vermehrungsort für Hausstaubmilben. *Besser:* Synthetische Bettdecken, zum Beispiel Spezialbootswäsche (siehe Kataloge für Bootsbedarf), die keine Feuchtigkeit binden und

damit den Milben den Aufenthaltsort verderben. Bettbezüge, die regelmäßig gewaschen werden, sollten natürlich aus Naturmaterialen sein (Leinen, Seide; aber Vorsicht mit Seide, sie kann Allergien auslösen).

4. Wollteppichbeläge sind ebenfalls ein idealer Vermehrungsort für Milben.
   Besser: Steinböden, Parkettböden, Linoleumbeläge oder synthetische, antistatische Teppichböden mit kurzer Faser.

5. Bei starken Klimaschwankungen mit plötzlicher feuchter Wärme, die durch weltweite Klimaverschiebungen in Zukunft vermehrt auftreten werden, vermehren sich Milben besonders gut. Bei derartig feucht-warmen Wetterumschwüngen Räume mit Kondenswasserausfall meiden.

6. Achten Sie auf Schimmelausfall (Pilze in der Luft) durch Kondensfeuchtigkeit, auch bei oben erwähnten Wetterschwankungen.

7. Vorsicht bei Holzmöbeln, Holzfußböden, Holzpaneelen, Spanplatten, die mit Holzschutzmitteln behandelt wurden. Bei Anwendung dieser Mittel in Wohnräumen dünstet das Holz lange Zeit giftige Dämpfe aus – zum Beispiel Formaldehyd, Pentachlorphenol (PCP) –, die zu einer Unbewohnbarkeit der Räume führen können.

8. Alle ätherischen Öle desinfizieren die Raumluft, Mikroorganismen werden im Wachstum gehemmt. Zum Reinigen von Fußböden ist folgende Mischung zu empfehlen:

8–10 l Wasser
etwas Neutralseife
8 Tropfen Lavendelöl
6 Tropfen Salbeiöl
6 Tropfen Basilikumöl

Dieses Wisch- und Reinigungswasser sorgt für echte Naturhygiene mit weniger Hausstaubmilben und Mikroorganismen.

9. *Moderne Luftverteilsysteme* – sind sie eine Hilfe für schwerste Hausstauballergiker?
   Speziell für die Patientengruppe Neurodermitiker mit Hausstauballergie habe ich Informationen über preiswerte Luftverteilsysteme eingeholt, die erhebliche Krankheitslinderung und Besserung bewirken. Da dieses Thema in Zukunft noch aktueller wird, habe ich Klimafachleute befragt mit folgendem Ergebnis: Es gibt neuartige Luftverteilsysteme zur Be- und Entlüftung im privaten Wohnungsbau oder in speziellen Hygieneräumen.
   Diese Luftschlauchsysteme aus gesponnenen Kunstfasern bieten Mikroorganismen keinen Nährboden, lassen weder Pilzsporen, Pollen noch Hausstaubmilben durch ihre Fasern und verhindern durch feinste Filter die Streuung feinster Staubpartikel. Die mikrobiologischen Versuche zur Bestätigung des Herausfilterns von Mikroorganismen wurden in Dänemark durchgeführt.

Anschrift des Herstellers siehe Seite 205.

Glossar

Einkaufshilfe

Agar-Agar Pflanzliches, mineralreiches Geliermittel (Pflanzengelatine). Ideal als Zugabe zum eifreien Backen oder zum Herstellen von Marmeladen, Gelees, Obstsülzen, Gemüsesülzen. Geliert durch Erhitzen.

Ahornsirup Dicksaft des kanadischen Ahornbaumes, unverdünnt dick wie Rübenkraut. Zum milden Süßen für Neurodermitiker empfehlenswert.

Alfalfa oder Luzerne Zwei Bezeichnungen für eine Pflanze. Alfalfasaat in einem Keimgerät ankeimen und täglich verzehren. Stärkt Darm und Leber.

Aromaforce Kochsalzarmes, schmackhaftes Kräutersalz der Firma Bioforce. Enthält nur 40 Prozent Kochsalz.

Artischocke Als Saft oder Dragee erhältlich. Saft und Pflanze haben eine ausgezeichnete, die Leber stärkende und Gift neutralisierende Wirkung.

Basica Ein Mineralstoffpräparat zur Säuren-Neutralisation. Man nimmt 2 × 1 TL Pulver pro Tag. Nachteil: macht hungrig und enthält etwa 70 Prozent Milchzucker. *Hinweis* Bei regelmäßiger Einnahme gründlich die Zähne putzen, da kariesfördernd! Ideal für Kinder, die schlechte Eßphasen haben.

Biobin/Johannisbrotkernmehl/ Nestargel Drei verschiedene Bezeichnungen für ein Produkt. Zum Binden von Soßen, Fruchtsäften und anderen Flüssigkeiten. Bindet in kleinsten Mengen. Auf 1 Tasse Flüssigkeit (⅛ l) = ½ TL oder 1 kleinen Minilöffel (ist der Verpackung beigegeben) Pulver.

Biolipon Ein stoffwechselstärkendes Ölpräparat aus dem Reformhaus mit einem hohen Gamma-Linolensäure-Gehalt. Biolipon-Kapseln innerlich einnehmen.

Bio-Snacky Spezialgerät zur Keimzucht aus kleinen Saaten (Rettich, Alfalfa, Kresse).

Birnensaft Säurearmer, ungezukkerter Birnensaft aus dem Naturkostladen. Darf keine Vitamin-C-Zusätze haben!

Bösser Salz Ein Entsäuerungssalz nach Lothar Hoffmann (nur in Apotheken). Dem Brotteig zugeben (1 TL auf 1 kg) oder pur einnehmen.

Butter Ungefärbte, Beta-Carotinfreie Sauerrahmbutter wird von Neurodermitikern besonders gut vertragen.

Calc. flour D6 Ein isoliertes Heilwasser-Mineralsalz nach Schüssler.

Carob Ein Kakaoersatz aus gemahlenen Johannisbrotschalen.

Corn Flakes Vollwertige, salz- und zuckerfreie Corn Flakes (Mais-Knusperflocken) erhalten Sie in Naturkostläden und Reformhäusern.

Dattelpaste/-mus/-sirup Zum milden Süßen für alle Speisen und als Brotbelag. Erhältlich im Naturkostladen.

Doppelrahmfrischkäse Sehr fetter Sahnekäse (70–80 Prozent Fett) mit nur geringen Spuren von Milcheiweiß. Wird häufig von Neurodermitikern gut vertragen.

Gelatine Gern gebrauchtes Binde-
mittel mit einem hohen Gehalt an
tierischem Eiweiß, daher für Neurodermitiker nicht geeignet!

Gemüsebrühe (Pulver oder Paste)
Verschiedene Sorten sind im Naturkostladen oder Reformhaus erhältlich. Chronische Neurodermitiker
sollten auf geringe Hefe- und Möh-
renanteile achten! Gemüsebrühen
sind nicht kochsalzfrei, sondern enthalten 60–70 Prozent Kochsalz!

Gersten-Miso Gemüsepaste aus
Sojabohnen, Gerste und Meersalz.
Der Fachhandel bietet auch andere
Misoarten an.

Getreidekaffee Bohnenkaffeefrei-
es Kaffeegetränk, das den Stoffwechsel nicht belastet.

Griechischer Bergtee Kräutertee
aus dem griechischen Hochgebirge.
Dieser Tee enthält natürliche, anti-
biotische Wirkstoffe.

Guarkernmehl Pflanzliches Dik-
kungsmittel aus der indischen Guar-
pflanze. Bindet schnell und einfach
Flüssigkeiten, eifreie Gebäcke, Tor-
tenguß, kalte Soßen aus Saft oder
Sojamilch. Bindet schon in kleinsten
Mengen. Auf 1 Tasse Saft ($\frac{1}{8}$ l) =
1 TL-Spitze Guarkernmehl.

Hefe Als Frischhefe oder Trok-
kenhefe im Lebensmittelhandel. Die
Eiweiße der Hefepilze werden häufig von chronischen Neurodermitikern schlecht vertragen!

Hirsevollkornflocken Auf gute,
nicht muffige Ware achten! Zum
Müsli, zum eifreien Panieren, zum
Binden für Hackfleischteige und
zum Backen geeignet.

Ingweröl Echtes ätherisches Ingweröl stärkt die Entgiftungsorgane

und aromatisiert auf natürliche Weise Speisen und Tees.

Keime und Sprossen Frisches,
selbst gezogenes Gemüse ohne Che-
mie! Jeden Salat und Brotbelag mit
Keimen aufwerten!

Knäckebrot Beim Einkauf auf
milchfreie Sorten achten!

Kokosnuß / Kokosraspel Frucht-
mark oder getrocknete Flocken,
zum Backen oder als Brotbelag
empfehlenswert.

Kräutersalz Die bekanntesten Sorten sind Brecht- und Herbamare-
Kräutersalz mit etwa 70 Prozent
Meersalz und 30 Prozent Kräutern.
Herbamare hat durch die Meeresal-
ge Kelp einen natürlichen Jodanteil
und ersetzt das jodierte Speisesalz.

Kräutertees Nach persönlichem
Geschmack aussuchen. Verträgliche
Kräutertees für Neurodermitiker
sollen säurearm sein!

Kukicha Tee Ein besonderer japa-
nischer Tee, der koffein- und tein-
frei ist. Eine besonders mineralrei-
che Teesorte, die Säuren neutralisiert. Kann auch von Kindern getrunken werden.

Lecithin Eifreie Backhilfe und
Nervenaufbaustoff zugleich. Als
Reinlecithinpulver oder Granulat im
Handel.

Leinsamen Schleimhaltige Saat
zur Darmreinigung. Natürliche Hilfe
bei Verstopfung. Zum Müsli oder
Brotbacken verwenden.

Löwenzahn Leberstärkendes Na-
turmittel. Als Saft oder frische Blätter zu empfehlen. Im Reformhaus
erhältlich.

Luvos Ultra Heilerde Mineralrei-
che, sehr fein gemahlene Spezialer-

de zur Entgiftung des Darmes. Im Reformhaus erhältlich.

Mandelmus Sehr fein pürierte Mandeln zum Herstellen von Mandelmilch, als Brotaufstrich, zum Backen oder als Müslizugabe. Die einzige Nußart, die Neurodermitikern zu erlauben ist. Im Reformhaus oder Naturkostladen erhältlich.

Margarine Beim Einkauf auf milchfreie Sorten achten, zum Beispiel Becel oder Vitaquell.

Meersalz Natürliches, mineralhaltiges Würzmittel mit einem hohen Kochsalzanteil.

Mineralwasser Auf kochsalzarme Sorten achten! Kochsalzgehalt sollte 50 mg Natrium pro Liter nicht überschreiten. Schauen Sie genau auf das Analyseetikett. Ich empfehle in der Ernährungsberatung die St. Margarethen Quelle oder Hirschquelle, da diese Mineralwasser eine besonders gute Mineralmischung aufweisen und sehr kochsalzarm sind.
Empfehlung: 1 Flasche pro Tag trinken (für Erwachsene).

Molkosan Ein milcheiweißfreies Molkenkonzentrat der Firma Bioforce mit viel rechtsdrehender Milchsäure (wichtig für gesunde Darmflora). Ideal als Brotteigzugabe oder als Salatsoße. Nach Besserung des Hautbildes austesten, da unterschiedliche Verträglichkeit.

Mungbohne Kleine, grüne Sojabohne, die sich besonders gut keimen läßt. Sojakeime vor Gebrauch immer gut abspülen.

Obst und Gemüse Säurearme Obstsorten und chemiearmes Frischgemüse 1–2mal wöchentlich nach Marktangebot frisch einkaufen.

Öle Möglichst kaltgepreßte Öle, schonend zubereitet, den Speisen zusetzen. Besonders empfehlenswert ist kaltgepreßtes Distelöl.

Papaya Eine säurearme, enzymhaltige Pflanze mit guter Leberwirkung. Als Saft (Reformhaus), milchfreie Tabletten (Bioforce) oder getrocknet im Handel (Naturkostladen) oder auch frisch verzehren.

Psylliumsamen Stark schleimbildende Saat (wie Leinsamen) zur Darmreinigung und bei chronischer Verstopfung.

Quellwasser Mineralarme, kohlensäurefreie Wässer, die eine ausgezeichnete entgiftende Wirkung auf den Stoffwechsel haben. Bekannte Quellwässer sind Volvic, Vittel, Spa, Contrex. Bevorzugen Sie Glasflaschen! Für Säuglinge bis zu ¾ Jahr Quellwasser abkochen!
Empfehlenswert: Täglich 1½–2 Liter Quellwasser trinken.

Schafmilch Milch und Käse vom Schaf werden häufig vertragen.

Sesamsaat Ölhaltige Saat zum Panieren, Backen, Verzieren, als Brotbelag.

Sojamehl Eiweißreiches, kleberreies Mehl zum Binden und Backen, zur Konfektherstellung.

Sojasauce Zum Würzen für viele Speisen. Achten Sie auf gute Sorten!

Sonnenblumenkerne Energiespendende Kraftnahrung als Brotbelag, zum Naschen für zwischendurch, als Backzutat. Feingemahlenes Sonnenblumenkernmehl unter süße Obstpürees mischen. Neurodermitiker, durch einseitige Ernährung oft untergewichtig, können hiermit eine schnellere Gewichtszunahme erreichen.

Stutenmilch Eine sehr vitalstoffhaltige Milch, die von Neurodermitikern oft vertragen wird (aufpassen bei Pferdeallergie!).

Trockenobst Verträgliche Trockenobstsorten sollten ungeschwefelt und unbegast sein. Geeignet sind Feigen, Aprikosen, Papaya-, Bananen-, Ananasstücke (nur in kleinen Mengen). Rosinen sollte ein Neurodermitiker zu Beginn der Ernährungsumstellung meiden.

Urticalcin-Tabletten Sogenannte »Heilwasserbonbons«. Ein feinstoffliches Mineralgemisch aus Muschelkalk, Brennessel und Heilwassermineralien. Es mineralisiert und entsäuert. Ein Produkt der Firma Bioforce.

Vegetarische Brotbeläge Verschiedene Sorten im Handel (Reformhaus, Naturkostladen). Reine Gemüsepasten werden im allgemeinen besser vertragen als Gemüse-Hefepasten. Feingeraffeltes Frischgemüse und frische Keime sind der beste Brotbelag!

Vanillepulver Zuckerfreie Naturvanille zum Würzen und Aromatisieren von Süßspeisen und Gebäcken. Im Reformhaus und Naturkostladen erhältlich.

Vollkornbrot Nur echtes Vollkornbrot (Vollwertbrot) aus frisch gemahlenem Getreide einkaufen! Leider hat gekauftes Vollkornbrot häufig einen sehr hohen Kochsalzanteil. Nach Möglichkeit sollten Sie das Brot selber backen! Es ist viel weniger Arbeit, als die meisten Leute meinen bzw. fürchten.

Wacholderöl Die Leber stärkendes, Gift neutralisierendes Öl.

Ziegenmilch Ziegenmilch und daraus hergestellter Käse werden häufig von Neurodermitikern vertragen.

Zitronenöl Echtes ätherisches Zitronenöl stärkt die Leber, aromatisiert Tees. Hat eine andere Zusammensetzung als saurer Zitronensaft und ist daher in kleinsten Mengen verträglich.

Die hier beschriebenen Produkte erhalten Sie in Naturkostläden und Reformhäusern. Bei Einkaufsschwierigkeiten siehe Bezugsquellen.

Bezugsquellen

Apotheken

Irrigator von Hartmann (Darmreinigungsgerät) – calc. flour. D6 (biochemisches Mineralsalz) – Bösser Salz (Entsäuerungssalz nach Lothar Hoffmann).

Naturkostläden

Kaltgepreßtes Distelöl – Ringelblumenblüten – flüssige, milde Bioseifen und Neutralseifen – Vollwertnahrungsmittel.

Reformhäuser

Kaltgepreßtes Distelöl – Ringelblumenblüten – Nachtkerzenöl – Biolipon – diätetische Produkte – Vollwertnahrungsmittel.

Spinnrad Kosmetikprodukte

Am Luftschacht 3a
4650 Gelsenkirchen
Tel. (0209) 1700011
Läden im gesamten Bundesgebiet.

Hier erhalten Sie die Zutaten, die Sie zur Herstellung Ihrer Allergiehautkosmetik benötigen:
Kaltgepreßtes Distelöl – Emulgatoren: Tegomuls 90 S, Fluidlecithin BE, Mulsifan, Sojalecithin flüssig 63 Prozent – reines Vitamin E – D Panthenol (B-Vitamine) – Parsol MCX (Sonnenschutzfaktor) – Tegobetain L7 (mildes, eiweißfreies Seifenkonzentrat) – Thermometer bis 100 °C – Cremetöpfe aus Kunststoff (gut zum Einfrieren) – Flaschen aus Kunststoff zum Verschrauben, besonders praktisch für Hautöle und Waschemulsionen (100 ml Inhalt) – Holzspatel zum Rühren – Becherglas mit Meßskala – Lecithinpulver zum Backen und zur Zellmineralisation – Guarkernmehl zum Binden und eifreien Backen.

Schweiz
Spinnrad Kosmega AG
Sarganser Str. 48
CH – 8887 Melz
Tel. (0041) 8527070

Primavera

Duftende Essenzen
8961 Sulzberg
Tel. (08376) 784

Eine Spezialfirma für besonders hochwertige, chemiefreie ätherische Öle, die für Hautallergiker zu empfehlen sind. Duftlampen zur Raumbeduftung und Luftsäuberung – Wacholderöl – Lavendelöl – Sandelholzöl – Neroliöl – alle anderen in den Rezepten dieses Buches empfohlenen ätherischen Öle.

Österreich
Naturgarten
Naturkostladen GmbH
Grünangergasse 14
A – 2700 Wiener Neustadt
Tel. (02622) 24941–14

Biopost GmbH

Postfach 1155
7145 Markgröningen
Tel. (07145) 4075

Ein Versandhaus für *Bioforce Produkte,* Vollwertnahrungsmittel, Teespezialitäten, Naturkosmetik und andere Produkte zur gesunden Lebensführung.

Phytocell-Schlieper-Hautmilch, das mineralische Dermokosmetikum zur Pflege und Umstimmung problematischer Haut bei Neurodermitis und Allergie, erhalten Sie nur direkt bei der Biopost GmbH.

In *Österreich* beantwortet Fragen zu Bioforce Produkten die Firma
Hauser-Chepharin
Flatschacher Straße 57
A – 9020 Klagenfurt

In der *Schweiz* führen Apotheken, Drogerien und Reformhäuser Bioforce Produkte – Ausnahme ist die Phytocell-Schlieper-Hautmilch.

Luftverteilsystem

Hersteller

KE-Filter AIS
Park Allee 34
DK – 6600 Vejen
Tel. (0045) 5364200

Beratung und Verkauf

Gerhard Frieling
Friedhofstr. 64
4755 Holzwickede
Tel. (02301) 7483

Firma Pojar
Tharasgasse 8/8
A – 1030 Wien
Tel. (0222) 7139560

Handte AG
Steinächer
CH – 5316 Leuggers
Tel. (056) 401125

Die beratende Firma in der BRD hat ein kleines, preiswertes, transportables Gerät für private Wohnräume entwickelt, dessen Luftschlauchfilter nach Belieben in der häuslichen Waschmaschine gereinigt werden kann.

Register

Sachregister

Rezepte Ernährung

Rezepte Kosmetik und Aromatherapie

BLV Gesundheits-Ratgeber
zur Stärkung von Psyche und Immunsystem

Jutta Poschet
Dr. med. Jürgen K. Juchheim

Allergie

Die biologische Allergietherapie führt die Betroffenen Schritt für Schritt aus der Allergie. Dieses neue Konzept versucht neben den Allergieauslösern auch die Ursachen rechtzeitig zu erkennen. Deshalb wurde eine Therapie entwickelt, die die Zusammenhänge von Allergie und Ernährung, Umweltgiften und psychischer Belastung berücksichtigt. Die derzeit gebräuchlichsten Testmethoden werden ausführlich vorgestellt. Ein großer Nachschlageteil über Allergieauslöser und -krankheiten, Symptome, Nahrungsmittelzusätze, Gifte und Allergene im Wohnbereich, Arzneimittel und vieles andere ermöglicht eine praktikable Selbsthilfe.

143 Seiten, 11 Fotos, 3 Zeichnungen

Jutta Poschet
Dr. med. Jürgen K. Juchheim

Immun-Diät

Die Erfolge einer gezielten Ernährung, die den Körper entgiftet, das Immunsystem stärkt und Krankheiten vorbeugt, sind unbestritten. Das Grundprinzip einer solchen gesunden, abwechslungsreichen Ernährung ist der Wechsel von Nahrungsmitteln im Vier-Tage-Rhythmus, die Rotationsdiät. Die IMMUN-DIÄT führt kurz in die Rotationsdiät ein und enthält zahlreiche Rezepte für Frühstück, warme und kalte Mahlzeiten sowie Desserts. Sie sind nach den vier Rotationstagen gegliedert und berücksichtigen alle Ernährungsweisen (vegetarisch, vollwertig usw.).

144 Seiten

Dr. Deepak Chopra

Gesundsein aus eigener Kraft

Jeder Mensch kann gesund und glücklich sein, ja sogar seine Gesundheit kraft der Gedanken selber steuern. Das ist der Grundgedanke des Ayurveda, einem altindischen Naturheilkundeverfahren. Mit Hilfe der Transzendentalen Meditation (TM) lassen sich Krankheiten vermeiden, Heilungsprozesse beschleunigen, Abwehrkräfte stärken und Alterserscheinungen verzögern. Dieses Buch ist ein Wegweiser für alle, die nach körperlicher und seelischer Gesundheit streben! Es stellt bei uns verbreitete Krankheitsbilder und Störungen (z. B. Bluthochdruck, Magen-Darm-Störungen, Krebs, Schlaflosigkeit, Depression) vor und bietet konkrete Lösungsmöglichkeiten für ein harmonisches, gesundes Leben an.

3. Auflage, 192 Seiten